Stress e Qualidade de Vida no Trabalho

Conceito e Avaliação do *Stress*

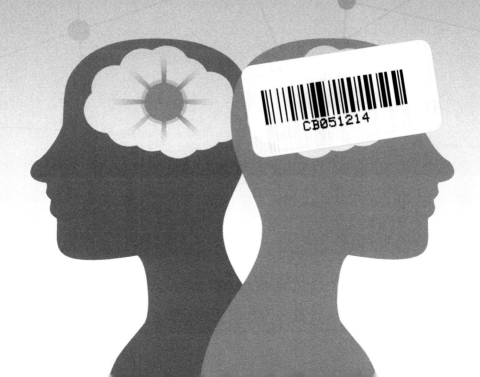

©TODOS OS DIREITOS RESERVADOS À EDITORA DOS EDITORES LTDA.

Produção editorial: Equipe Ee.

Dados Internacionais de Catalogação na Publicação (CIP)
Angélica Ilacqua CRB-8/7057

Stress e Qualidade de Vida no Trabalho: Conceito e Avaliação do *Stress* / editado por Ana Maria Rossi, James A. Meurs, Pamela L. Perrewé. — São Paulo : Editora dos Editores, 2020.
 232 p.

 ISBN 978-85-85162-26-9

 1. Stress ocupacional 2. Administração do *stress* 3. Qualidade de vida no trabalho 4. Ambiente de trabalho I. Rossi, Ana Maria II. Meurs, James A. III. Perrewé, Pamela L.

CDD 158.72

Índices para catálogo sistemático:
1. *Stress* e Qualidade de Vida no Trabalho

RESERVADOS TODOS OS DIREITOS DE CONTEÚDO DESTA PRODUÇÃO.
NENHUMA PARTE DESTA OBRA PODERÁ SER REPRODUZIDA ATRAVÉS DE QUALQUER MÉTODO, NEM SER DISTRIBUÍDA E/OU ARMAZENADA EM SEU TODO OU EM PARTES POR MEIOS ELETRÔNICOS SEM PERMISSÃO EXPRESSA DA EDITORA DOS EDITORES LTDA., DE ACORDO COM A LEI Nº 9610, DE 19/02/1998.

Este livro foi criteriosamente selecionado e aprovado por um Editor científico da área em que se inclui. A **Editora dos Editores** assume o compromisso de delegar a decisão da publicação de seus livros a professores e formadores de opinião com notório saber em suas respectivas áreas de atuação profissional e acadêmica, sem a interferência de seus controladores e gestores, cujo objetivo é lhe entregar o melhor conteúdo para sua formação e atualização profissional.

Desejamos-lhe uma boa leitura!

EDITORA DOS EDITORES
Rua Marquês de Itu, 408 – sala 104 – São Paulo/SP
CEP 01223-000
Rua Visconde de Pirajá, 547 – sala 1.121 – Rio de Janeiro/RJ
CEP 22410-900

+55 11 2538-3117
contato@editoradoseditores.com.br
www.editoradoseditores.com.br

Stress e Qualidade de Vida no Trabalho
Conceito e Avaliação do *Stress*

Editores
Ana Maria Rossi
James A. Meurs
Pamela L. Perrewé

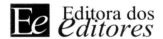

Sobre os Editores

ANA MARIA ROSSI, PhD, é presidente da *International Stress Management Association* no Brasil (ISMA-BR) e copresidente da seção de psiquiatria ocupacional da *World Psychiatric Association* (WPA). É diretora da Clínica de *Stress & Biofeedback*, em Porto Alegre, e atua na área de gerenciamento do *stress* há 35 anos. É *fellow* do *American Institute of Stress* (AIS) e pioneira em técnicas de autocontrole e *biofeedback* no Brasil. Publicou artigos em revistas nos Estados Unidos, é autora de sete livros publicados no Brasil e é co--organizadora de cinco livros publicados pela ISMA-BR no Brasil e nos Estados Unidos.

JAMES A. MEURS, PhD, é professor-associado da *Haskayne School of Business* da *University of Calgary*. Tem interesses de pesquisa em *stress* ocupacional, habilidade política e personalidade no trabalho. Atua nos comitês de revisão editorial do *Journal of Occupational Health Psychology and Occupational Health Science*. Publicou mais de 25 artigos em revistas como *Journal of Management, Journal of Organizational Behavior, Journal of Occupational Health Psychology, Journal of Vocational Behavior, Work & Stress, Human Performance* e *The International Journal of Human Resource Management*.

PAMELA L. PERREWÉ é *Haywood and Betty Taylor Eminent Scholar* em Administração de Empresas e *Distinguished Professor* em Pesquisa na *Florida State University*. Concentrou seus interesses de pesquisa nas áreas de *stress* no trabalho, enfrentamento, política organizacional, emoção e personalidade. A Dra. Perrewé publicou mais de 30 capítulos de livros e mais de 125 artigos em periódicos, como o *Academy of Management Journal, Journal of Management, Journal of Applied Psychology, Organizational Behavior and Human Decision Processes, Journal of Organizational Behavior and Personnel Psychology*. Tem *status* de *fellow* na *Southern Management Association, Society for Industrial and Organizational Psychology, American Psychological Association* e *Association for Psychological Science*. Finalmente, é coeditora de uma série anual, intitulada *Research in Occupational Stress and Well Being*.

Sobre os Colaboradores

Capítulo 1 – Toda Luz Cria uma Sombra: Rumo a uma Perspectiva Equilibrada da Psicologia Positiva no Trabalho

ARLA DAY é professora e ex-presidente de pesquisa do Canadá em psicologia industrial e organizacional na *Saint Mary's University*. É diretora do *CN Centre for Occupational Health & Safety* e *fellow* da *Canadian Psychological Association*. Foi editora associada no *Journal of Occupational Health Psychology* e atua como consultora internacional no conselho consultivo do *Stockholm Stress Centre*. Day foi *Erskine Fellow* na *University of Canterbury*, da Nova Zelândia. Sua pesquisa concentra-se no desenvolvimento de iniciativas eficazes no local de trabalho que visam à eficácia e ao bem-estar individuais, do grupo, de líderes e organizacionais.

E. KEVIN KELLOWAY é o presidente de pesquisa em psicologia da saúde ocupacional no Canadá e professor de psicologia na *Saint Mary's University*. Um prolífico pesquisador, é membro da *Association of Psychological Science*, da *Canadian Psychological Association*, da *International Association of Applied Psychology*, e da *Society for Industrial/Organizational Psychology*. Recebeu o Prêmio de Contribuição Notável para a Psicologia Industrial/Organizacional Canadense (CSIOP) e o Prêmio de Psicólogo Notável em Administração (SPIM). É editor associado do *Work & Stress, Journal of Occupational Health Psychology, Journal of Organizational Effectiveness: People and Performance,* bem como editor do *Canadian Journal of Behavioral Science*. É ex-presidente da *Canadian Psychological Association*, associação nacional do Canadá para psicologia.

STEPHANIE GILBERT é professora-assistente na *Shannon School of Business da Cape Breton University*. Obteve seu doutorado em psicologia industrial e organizacional na *Saint Mary's University*. Sua pesquisa concentrou-se principalmente em promover o bem-estar dos funcionários no local de trabalho. Especificamente, seu trabalho examina as aplicações da psicologia positiva no local de trabalho, as motivações dos líderes para um bom desempenho no trabalho e como os líderes motivam e empoderam seus seguidores.

Capítulo 2 – Estressado com o *Stress*: As Percepções das Pessoas sobre *Stress* Importam?

NILI BEN-AVI é psicóloga clínica com experiência em transtornos psicossomáticos. Ben-Avi está atualmente concluindo seu doutorado em comportamento organizacional na *Coller School of Management*, na *Tel-Aviv University*, em Israel. A tese de Ben-Avi enfoca os diferentes efeitos fisiológicos e psicológicos das percepções sobre o *stress* e o mecanismo cognitivo subjacente a essas associações. Está aplicando projetos de pesquisa experimentais e observacionais, e seu trabalho foi apresentado em várias conferências de prestígio.

SHARON TOKER é professora-associada e diretora do programa de consultoria organizacional da *Coller School of Management, Tel Aviv University*, em Israel. A pesquisa de Toker enfoca o efeito do *stress* e do *burnout* na saúde física e mental. É autora de mais de 30 artigos revisados por pares e recebeu o Prêmio de 2013 da *American Psychological Association* e do *National Institute of Occupational Safety and Health Early Career Research*. Lidera um comitê nacional israelense com o objetivo de reduzir o *burnout* entre os profissionais de saúde e é defensora ativa da promoção de mulheres em institutos acadêmicos.

Capítulo 3 – Teoria da Ativação Cognitiva do *Stress* (CATS) na Saúde Ocupacional

HEGE R. ERIKSEN é professora, bióloga e médica no *Bergen University College*. É doutora pela *University of Bergen*, e defendeu sua tese de doutorado sobre *stress*, enfrentamento e queixas subjetivas de saúde em 1998. Tem um mestrado em esporte pela *Norwegian School of Sport Sciences* e um mestrado em epidemiologia da *Erasmus University* na Holanda. Publicou mais de 110 artigos internacionais revisados por pares e vários capítulos de livros. Eriksen é ex-diretora da *Uni Research Health* e ex-presidente da *International Society of Behavioral Medicine*.

Capítulo 4 – Bem-Estar Psicológico no Trabalho: Onde Estamos e Para Onde Vamos a Partir Daqui?

VÉRONIQUE DAGENAIS-DESMARAIS, PhD, é professora-associada de psicologia industrial e organizacional na *Université de Montréal*, no Canadá. Seus principais interesses de pesquisa são o bem-estar psicológico no trabalho, a saúde psicológica e a saúde organizacional.

HELENIDES MENDONÇA, PhD, é professora titular da Universidade Católica de Goiás, onde realiza atividades de ensino, pesquisa e extensão. Suas principais áreas de interesse são saúde, bem-estar no trabalho e comportamento organizacional.

MARIA CRISTINA FERREIRA tem bacharelado, mestrado e doutorado em psicologia. É professora titular e coordenadora do programa de pós-graduação em psicologia da Universidade Salgado Oliveira, no Brasil. Seus principais interesses de pesquisa são comportamento organizacional positivo, saúde e bem-estar dos trabalhadores, cultura organizacional, imparcialidade organizacional e medidas psicológicas.

ANDRÉ SAVOIE, PhD, é professor titular de psicologia industrial e organizacional na *Université de Montréal*, no Canadá. Seus interesses de pesquisa são saúde psicológica no local de trabalho, clima de trabalho, comportamentos de trabalho contraproducentes, equipes de trabalho e mudança organizacional.

Capítulo 5 – *Job Crafting*: uma Nova Abordagem de Reestruturação do Trabalho

EVANGELIA DEMEROUTI é professora titular da *Eindhoven University of Technology*, na Holanda. Seus interesses de pesquisa incluem tópicos da área de bem-estar e desempenho, incluindo comportamento organizacional positivo, modelo de demandas-recursos de trabalho, *job crafting* e interface trabalho-família. É editora associada do *Journal of Occupational Health Psychology* e do *European Journal of Work and Organizational Psychology*, e publicou mais de 180 artigos e capítulos de livros.

Capítulo 6 – A Dignidade do Trabalho: Dignidade como Recurso Principal

E. KEVIN KELLOWAY é o presidente de pesquisa em psicologia da saúde ocupacional no Canadá e professor de psicologia na *Saint Mary's University*. Um prolífico pesquisador, é membro da *Association of Psychological Science*, da *Canadian Psychological Association*, da *International Association of Applied Psychology*, e da *Society for Industrial/Organizational Psychology*. Recebeu o Prêmio de Contribuição Notável para a Psicologia Industrial/Organizacional Canadense (CSIOP) e o Prêmio de Psicólogo Notável em Administração (SPIM). É editor associado do *Work & Stress, Journal of Occupational Health Psychology, Journal of Organizational Effectiveness: People and Performance*, bem como do editor do *Canadian Journal of Behavioral Science*. É ex-presidente da *Canadian Psychological Association*, associação nacional do Canadá para psicologia.

Capítulo 7 – Presenteísmo: Impacto Social na Saúde do Trabalhador

BEATRIZ MACHADO DE CAMPOS CORRÊA SILVA é fisioterapeuta com mestrado em saúde coletiva pela Faculdade de Ciências Médicas da Universidade Estadual de Campinas (FCM-Unicamp), no Brasil. Realizou trabalhos de pesquisa sobre presenteísmo, *stress* e *burnout*, é estudante de doutorado na FCM-Unicamp e ex-professora do programa de fisioterapia das Escolas de Anhanguera.

SÉRGIO ROBERTO DE LUCCA é professor-associado de saúde do trabalhador do Departamento de Saúde Coletiva da Faculdade de Ciências Médicas da Universidade Estadual de Campinas (FCM-Unicamp). De Lucca é membro do corpo docente do programa de graduação em medicina e do programa de pós-graduação em saúde coletiva. Seu trabalho de pesquisa concentra-se em epidemiologia, saúde mental e trabalho.

ALINE BEDIN ZANATTA é aluna de doutorado em saúde coletiva da Faculdade de Ciências Médicas da Universidade Estadual de Campinas (FCM-Unicamp), onde realiza pesquisas sobre *stress*, síndrome de *burnout*, enfrentamento e violência no local de trabalho. É mestre em saúde coletiva pela Unicamp, professora do programa de pós-graduação em enfermagem e exerce a prática profissional com foco na saúde mental dos trabalhadores.

Capítulo 8 – Atravessamentos das Tecnologias da Informação e Comunicação nas Relações Interpessoais

CAROLINA SARAIVA DE MACEDO LISBOA é psicóloga pela Pontifícia Universidade Católica do Rio Grande do Sul (PUCRS), no Brasil, com mestrado e doutorado em psicologia pela Universidade Federal do Rio Grande do Sul (UFRGS). Estagiou na Universidade do Minho, em Portugal, e é bolsista do CNPq. Além disso, é professora do programa de graduação e pós-graduação em psicologia (PUCRS), coordenadora do grupo de pesquisa em relações interpessoais e violência, e coordena o programa de pós-graduação *lato sensu* em psicologia cognitivo-comportamental (PUCRS). Psicoterapeuta cognitiva, é certificada pela Federação Brasileira de Terapias Cognitivas (FBTC).

ANDRÉ VERZONI é doutorando em psicologia clínica pela Pontifícia Universidade Católica do Rio Grande do Sul (PUCRS) e faz parte do grupo de pesquisa sobre relações interpessoais e violência: contextos clínico, social, educacional e virtual. Seu mestrado e bacharelado em psicologia foram realizados na PUCRS. Verzoni é psicanalista e recebeu formação em psicanálise na Associação Psicanalítica de Porto Alegre; é professor da escola Factum; e tem experiência em psicologia clínica.

DANIEL CAPELLI FULGINITI é aluno de graduação em psicologia da Pontifícia Universidade Católica do Rio Grande do Sul (PUCRS) e pesquisador do curso de graduação do grupo de pesquisa sobre relações interpessoais e violência: contextos clínico, social, educacional e virtual.

Capítulo 9 – *Burnout* na Contramão da Saúde Mental

ROBERTA ROSSI GRUDTNER é psiquiatra e presidente da Associação para a Defesa da Saúde Mental Total. Coordenadora da residência médica em psiquiatria do Hospital Psiquiátrico São Pedro (HPSP), é também chefe da Clínica de Transtornos de Ansiedade do HPSP, especialista em medicina familiar e comunitária, psicoterapeuta analítica na CELG e atua como membro do Comitê Estadual de Promoção da Vida e Prevenção ao Suicídio.

Capítulo 10 – *Stress*, Distúrbios do Sono e a Atividade Médica

ELISABETH ARAUJO é mestre e doutora em medicina pela Universidade Federal do Rio Grande do Sul (UFRGS). Médica otorrinolaringologista do Hospital Moinhos de Ventos, em Porto Alegre, também é professora do programa de pós-graduação da UFRGS. Anteriormente, foi presidente da Sociedade Brasileira de Rinologia.

MONICA AIDAR MENON MIYAKE, médica, PhD, é especialista em otorrinolaringologia e alergia no Departamento de Otorrinolaringologia do Hospital Sírio-Libanês, São Paulo. Sua pesquisa é sobre fitoterapia (*Luffa operculata*). Como especialista em pesquisa clínica, sua pesquisa é sobre fitoterapia (*Luffa operculata*) e sobre distúrbios do sono. Menon Miyake trabalha em um consultório particular na Clínica Menon, São Paulo.

Capítulo 11 – Ritmicidade e Valores de Cortisol Produzidos por Brasileiros sob Diferentes Condições Estressantes

DORA MARIA GRASSI KASSISSE é graduada em ciências farmacêuticas pela Pontifícia Universidade Católica (PUC-Campinas), mestre em ciências biológicas-fisiologia pela da Universidade Estadual de Campinas (Unicamp), doutora em ciências biológicas-farmacologia pela Universidade de São Paulo (USP) e tem um pós-doutorado na Unicamp e na *Université Claude Bernard*, em Lyon, na França. Membro do corpo docente do Instituto de Biologia da Unicamp, Grassi Kassisse é chefe do Laboratório de Estudos do *Stress* (Labeest).

Capítulo 12 – Avaliação do *Stress* no Local de Trabalho: Diagnóstico do Problema

DOROTHY A. SIMPSON é psicóloga industrial e organizacional e estudante de doutorado na *Central Michigan University*. Seus principais interesses de pesquisa incluem emoções no ambiente de trabalho, *stress* ocupacional e dinâmica de líder e equipe. Também realizou pesquisas sobre personalidade, seleção e avaliação e psicometria.

KIMBERLY E. O'BRIEN é professora-assistente de psicologia industrial/organizacional na *Central Michigan University*. Concluiu seu doutorado pela *University of South Florida* em 2008. Seu programa de pesquisa enfatiza comportamentos de cidadania organizacional e comportamentos de trabalho contraproducentes a partir de uma perspectiva de psicologia da saúde ocupacional. Também publicou sobre *mentoring* positivo e negativo, conflito interpessoal e questões psicométricas/estatísticas.

TERRY A. BEEHR é professor de psicologia na *Central Michigan University*. Concluiu seu doutorado em psicologia organizacional na *University of Michigan* em 1974 e realiza pesquisas sobre uma variedade de tópicos em psicologia organizacional, como psicologia da saúde ocupacional, aposentadoria de funcionários, liderança, atitudes e motivação de funcionários e carreiras.

Preâmbulo

Nesta sexta edição de *Stress e Qualidade de Vida no Trabalho* temos o prazer de apresentar nosso livro de leituras, cujos temas são o conceito e a avaliação do *stress*. Nossos especialistas multidisciplinares e internacionais forneceram uma compreensão profunda sobre saúde e bem-estar ocupacionais de uma maneira facilmente acessível a qualquer leitor. Nossos 12 capítulos começam com quatro capítulos que revisam nossas conceituações de *stress* e bem-estar. Os quatro capítulos seguintes cobrem vários fatores sociais e psicológicos que podem ter uma influência drástica na saúde e no bem-estar dos funcionários. Finalmente, nossos quatro últimos capítulos discutem a avaliação das experiências de *stress* no local de trabalho a partir de uma variedade de perspectivas. Dividimos nosso livro de leituras em três seções principais. A primeira seção, Conceituações de *Stress* e Bem-Estar, inclui quatro capítulos. O Capítulo 1, escrito por Day, Kelloway e Gilbert, levanta uma série de perguntas sobre se a aplicação da psicologia positiva aos ambientes de trabalho tem sido útil para a saúde e o bem-estar dos funcionários. Ben-Avi e Toker, no Capítulo 2, revisam a pesquisa sobre as percepções sobre *stress* e discutem limitações e direções para futuras pesquisas nesse campo em desenvolvimento. O Capítulo 3, de Eriksen, explica a teoria da ativação cognitiva do *stress* e elabora sua aplicação na saúde ocupacional. O capítulo final desta seção, Capítulo 4, de Dagenais-Desmarais, Mendonça, Ferreira e Savoie, apresenta diferentes abordagens para o bem-estar psicológico no trabalho e propõe orientações para pesquisas futuras nessa área.

A segunda seção, Fatores Sociais e Psicológicos do Local de Trabalho no *Stress* e na Saúde, inclui quatro capítulos. No Capítulo 5, Demerouti revisa a natureza do *job crafting* e destaca sua importância na mudança organizacional. Kelloway, no Capítulo 6, explica como a dignidade é um recurso fundamental para os indivíduos no trabalho e elabora a maneira como a dignidade se relaciona com a importância dos desfechos no trabalho. O Capítulo 7 de Silva, de Lucca e Zanatta analisa pesquisas sobre o presenteísmo, mostrando como o conceito mudou ao longo do tempo, bem como suas causas e consequências. O último capítulo da seção, o Capítulo 8, de

Lisboa, Verzoni e Fulginiti, discute como a tecnologia da informação e da comunicação influencia o comportamento, a cognição e os relacionamentos.

A terceira seção, Avaliação do *Stress*, tem quatro capítulos e começa com o Capítulo 9 escrito por Grudtner, que discute o esgotamento (*burnout*) e sua influência na saúde mental. O Capítulo 10, de Araujo e Miyake, examina o impacto da privação do sono e dos distúrbios do sono na saúde física e mental de profissionais da área médica. No Capítulo 11, Kassisse apresenta dados de cortisol coletados em diferentes momentos e graus de atividade, com foco particular nos níveis diários e na ritmicidade do cortisol. O capítulo final (Capítulo 12), de Simpson, O'Brien e Beehr, fornece orientações para os profissionais com relação ao desenvolvimento e à implementação de uma pesquisa que diagnostique o *stress* no trabalho.

Um grande número de estudiosos especializados no local de trabalho contribuiu com sua pesquisa inovadora para o enfoque deste livro, no que se refere à conceituação e avaliação do *stress*, juntamente com seus fatores sociais e psicológicos. Somos gratos por suas contribuições consideráveis para nossa compreensão dos fenômenos de *stress* no trabalho e esperamos que você aprecie nosso sexto volume desta série, Stress *e Qualidade de Vida no Trabalho: Conceito e Avaliação do* Stress.

Ana Maria Rossi
James A. Meurs
Pamela L, Perrewé

Prefácio

O ambiente corporativo foi identificado como um dos vilões que afetam a saúde dos trabalhadores. O custo do *stress* ocupacional é alto. De acordo com o *American Institute of* Stress (AIS), os efeitos do *stress* excessivo custam 300 bilhões de dólares por ano nos Estados Unidos. No Brasil, a perda é estimada em 3,5% do produto interno bruto anual. As doenças ocupacionais estão relacionadas com atividades realizadas pelos trabalhadores e com as condições de trabalho, que podem desencadear novos sintomas ou agravar aqueles já existentes.

O diagnóstico adequado e as informações relevantes são essenciais para que gerentes e trabalhadores se conscientizem sobre os estressores e adotem medidas eficientes para gerenciar o *stress*. Embora a qualidade de vida seja responsabilidade de cada indivíduo, as empresas definitivamente poderão se beneficiar da implementação de ações preventivas, evitando assim o pagamento de um preço alto como resultado de absenteísmo, licenças médicas, queda de produtividade e baixa qualidade do trabalho. A prevenção do *stress* ocupacional reduz os transtornos mentais e melhora o ambiente nas empresas. A prevenção pode ser primária, quando a situação que causa o *stress* é evitada; secundária, quando são fornecidas alternativas para minimizar os danos resultantes do problema; e terciária, que envolve a contenção do dano que já ocorreu para tentar evitar que ele se agrave. Um livro sobre esse assunto foi elaborado com o intuito de ser uma ferramenta adicional para fornecer informações e sugerir maneiras de lidar com pressões e demandas, porque os níveis de *stress* ainda estão aumentando. Acreditamos que pela informação – e aqui você poderá encontrar a experiência e a opinião de profissionais reconhecidos nessa área – os trabalhadores poderão ter uma vida melhor e mais equilibrada. É isso que a ISMA-BR deseja. Aproveite o livro.

Ana Maria Rossi
Presidente da ISMA-BR

Sumário

Preâmbulo xiii

Prefácio xv

SEÇÃO I

Conceituação de *Stress* e Bem-Estar

1 Toda Luz Cria Uma Sombra
Rumo a uma perspectiva equilibrada da psicologia positiva no trabalho 3
Arla Day, E. Kevin Kelloway e Stephanie Gilbert

2 Estressado com o *Stress*
As percepções das pessoas sobre *stress* importam? 25
Nili Bem-Avi e Sharon Toker

3 Teoria da Ativação Cognitiva do *Stress* (CATS) na Saúde Ocupacional 45
Hege R. Eriksen

4 Bem-Estar Psicológico no Trabalho;
Onde estamos e para onde vamos a partir daqui? 71
*Véronique Dagenais-Desmarais, Helenides Mendonça,
Maria Cristina Ferreira e André Savoie*

SEÇÃO II

Fatores Sociais e Psicológicos do Local de Trabalho no
Stress e na Saúde

5 *Job Crafting*
Uma nova abordagem de reestruturação do trabalho 91
Evangelia Demerouti

6 A Dignidade do Trabalho
Dignidade como recurso principal *109*

E. Kevin Kelloway

7 Presenteísmo
Impacto social na saúde do trabalhador *125*

Beatriz Machado de Campos Corrêa Silva,
Sérgio Roberto de Lucca e Aline Bedin Zanatta

8 Atravessamentos das Tecnologias da Informação e
Comunicação nas Relações Interpessoais *139*

Carolina Saraiva de Macedo Lisboa,
André Verzoni e Daniel Capelli Fulginiti

SEÇÃO III
Avaliação do *Stress*

9 *Burnout* na Contramão da Saúde Mental.. *157*

Roberta Rossi Grudtner

10 *Stress*, Distúrbios do Sono e a Atividade Médica *165*

Elisabeth Araujo e Mônica Aidar Menon Miyake

11 Ritmicidade e Valores de Cortisol Produzidos por
Brasileiros sob Diferentes Condições Estressantes *183*

Dora Maria Grassi Kassisse

12 Avaliação do *Stress* no Local de Trabalho
Diagnóstico do problema... *195*

Dorothy A. Simpson, Kimberly E. O'Brien e Terry A. Beehr

SEÇÃO I
Conceituação de *Stress* e Bem-Estar

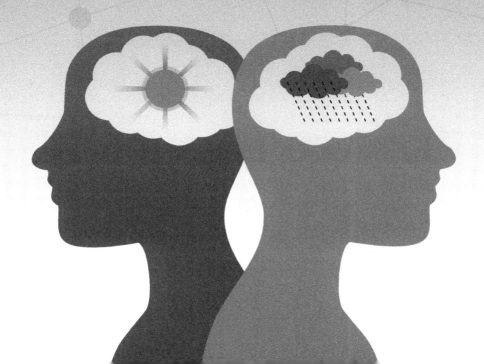

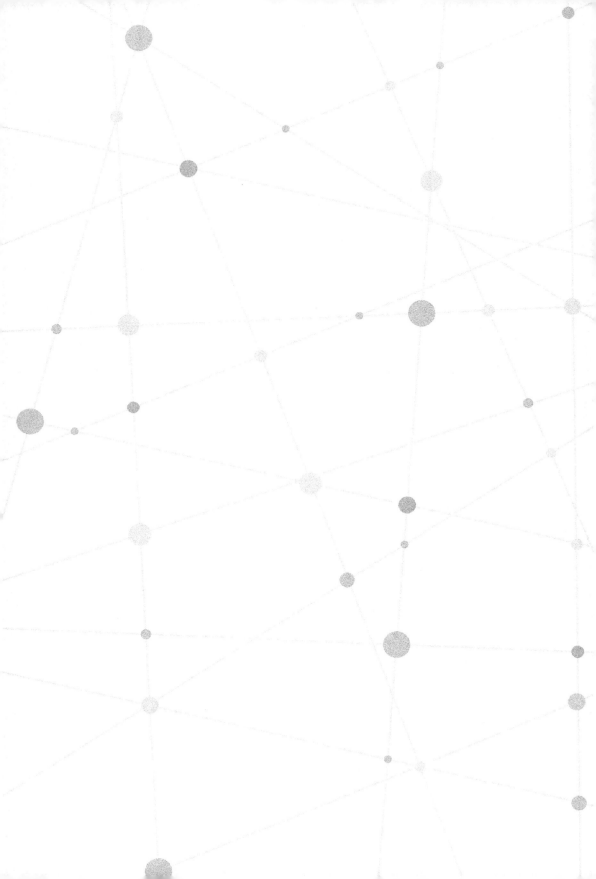

Toda Luz Cria uma Sombra

Rumo a uma perspectiva equilibrada da psicologia positiva no trabalho

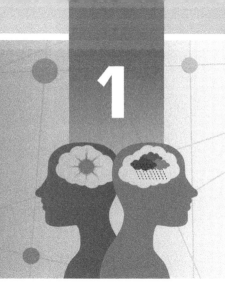

Arla Day
E. Kevin Kelloway
Saint Mary's University

Stephanie Gilbert
Cape Breton University

RESUMO

Os princípios orientadores da psicologia positiva (p. ex., incentivo à prosperidade, promoção do crescimento) são admiráveis, mas sua aplicação nos locais de trabalho tem sido questionada em várias frentes. Por exemplo, ter um construto positivo demais, como engajamento, pode ter consequências negativas, tais como sobrecarga ou conflito trabalho-não trabalho. As organizações podem ter desviado um pouco do sentido da motivação ao incentivarem a felicidade ao mesmo tempo em que descartam questões de saúde mental ou ignoram as informações que surgem de emoções negativas (p. ex., injustiça no trabalho). Portanto, consideramos situações em que "se sentir bem pode ser ruim" e "sentir-se mal pode ser bom". Identificamos maneiras pelas quais a pesquisa organizacional pode avançar, garantindo uma metodologia sólida e entendendo como usar informações negativas (p. ex., incentivando o respeito mas possibilitando a divergência). Argumentamos que a responsabilidade pelo bem-estar dos funcionários deve ser compartilhada, de modo que os indivíduos assumam a responsabilidade por sua própria saúde e as organizações forneçam estruturas e recursos que possibilitem aos indivíduos maximizar sua própria saúde e potencial enquanto acolhem os funcionários com problemas de saúde física e mental.

Desde o discurso de Seligman como presidente da APA, em 1998, e do artigo inspirador de Seligman e Csikszentmihalyi (2000), a psicologia positiva tornou-se o *zeitgeist* dos novos milênios, enfatizando uma nova perspectiva no estudo e na compreensão da psicologia e do comportamento humano por meio da concentração no positivo. O interesse nesse assunto disseminou-se para o local de trabalho com áreas em desenvolvimento, como comportamento organizacional positivo (Luthans, 2002) e bolsa de estudos organizacional positiva (Cameron, Dutton, & Quinn, 2003), e com foco em construtos como engajamento, florescimento no trabalho e capital psicológico positivo (que consiste em esperança, resiliência, otimismo e eficácia; Luthans, Luthans, & Luthans, 2004).

Há evidências que sustentam a relação entre construtos positivos e saúde e bem-estar. Por exemplo, pessoas que têm um envolvimento mais positivo tendem a ser mais bem-sucedidas, engajar-se em comportamentos mais saudáveis e ser mais pró-sociais (ver Lyubomirsky, King & Diener, 2005) e a autoestima e o otimismo tendem a ser associados a menor tensão/angústia (Makikangas & Kinnunen, 2003). Apesar das importantes contribuições que o campo da psicologia positiva fez para a maneira como encaramos a saúde mental e o bem-estar, pode haver um lado negativo dessa positividade, de tal modo que sua influência, no trabalho, seja um tiro que saiu pela culatra?

Exploramos várias questões para criar uma agenda para as organizações, sobre como elas podem incorporar a psicologia positiva no local de trabalho. Em vez de nos concentrarmos nas críticas metodológicas que cercam a medição de construtos psicológicos positivos e no projeto de pesquisa baseado em trabalho, examinamos críticas dirigidas aos pressupostos subjacentes da psicologia positiva, e também como o movimento da psicologia positiva foi interpretado e implementado no trabalho, e sugerimos maneiras de avançar.

O QUE É PSICOLOGIA POSITIVA?

Em resposta à sua própria crítica de que o campo da psicologia se centrou predominantemente no lado negativo da existência humana e da psicopatologia, Seligman (1998) sugeriu abordar esse desequilíbrio concentrando-se nos aspectos positivos das pessoas e da humanidade. Como Seligman e Csikszentmihalyi (2000) argumentaram, a base primária do movimento é afastar-se de um "foco exclusivo na patologia" (p. 5), porque limita nossa visão da experiência humana. A essência da psicologia positiva engloba experiências individuais de bem-estar, satisfação, esperança, felicidade e otimismo. Pode pertencer a características individuais (p. ex., resiliência) ou a um comportamento em nível de grupo (p. ex., tolerância, cidadania, altruísmo;

Seligman & Csikszentmihalyi, 2000). Portanto, o objetivo da psicologia positiva é começar a deixar de se concentrar apenas em "consertar as piores coisas da vida para também construir qualidades positivas", examinando "quais ações levam a um bem-estar [e] quais configurações de trabalho sustentam maior satisfação entre os trabalhadores" (Seligman & Csikszentmihalyi, 2000, p. 5).

A psicologia positiva gerou um novo interesse em tópicos relacionados dentro do local de trabalho, incentivando as organizações e os trabalhadores a promover comportamentos virtuosos e alcançar desempenhos extraordinários, e promover a força, resiliência, cura e florescimento humanos. Por exemplo, Luthans (2002) estudou essa abordagem voltada para o positivo no local de trabalho, definindo o comportamento organizacional positivo como sendo uma "abordagem proativa e positiva que enfatiza os pontos fortes, em vez de continuar na espiral descendente da negatividade tentando corrigir os pontos fracos" (p. 695). Além dos construtos de trabalho positivo de base (p. ex., engajamento, comportamentos de cidadania, satisfação no trabalho), surgiram novos construtos, como a propriedade psicológica (Pierce, Kostova & Dirks, 2001), florescimento no trabalho (Frederickson & Losada, 2005), virtuosidade organizacional (Cameron, Bright & Caza, 2004), capital psicológico positivo (Luthans *et al.*, 2004) e progresso no trabalho (Spreitzer, Sutcliffe, Dutton, Sonenshein & Grant, 2005). Superficialmente, parece difícil argumentar que qualquer uma dessas atitudes ou comportamentos possa ser indesejável ou negativa. Por exemplo, o engajamento no trabalho é um "estado de espírito positivo, gratificante, relacionado com o trabalho, que é caracterizado por vigor, dedicação e absorção" (Schaufeli et al., 2002, p. 74) e tende a estar relacionado com maior produtividade e criatividade (Bakker, Demerouti & Verbeke, 2004) e melhor saúde (Halbesleben, 2010). Entusiasmo é definido como uma abordagem da vida com energia e antecipação, e tem sido relacionado tanto ao trabalho quanto à satisfação geral com a vida (Peterson, Park, Hall & Seligman, 2009). Dada a definição desses construtos, bem como seu fascínio implícito, seria um desafio encontrar um líder que não desejasse uma força de trabalho positiva e engajada que estivesse feliz e prosperasse no trabalho. No entanto, pesquisas no campo da psicologia positiva sugerem que pode haver algumas armadilhas para o foco exclusivo em construtos positivos no trabalho. Essas armadilhas fazem parte de uma controvérsia maior sobre a psicologia positiva em geral.

Controvérsia Inicial

No começo, expressavam-se preocupações iniciais sobre a área da psicologia positiva (ver, por exemplo, Lazarus, 2003). Ironicamente, algumas das mesmas críticas que Seligman e Csikszentmihalyi (2000) observaram sobre a psicologia humanista (p. ex., "não atraiu muito de uma base empírica cumulativa", p. 6) também foram direcionadas para a psicologia positiva. Algumas das preocupações giram em torno de questões metodológicas, em termos da conceituação e medição de emoções (p. ex., construtos distintos são agrupados em construtos globais "positivos" ou "negativos"; Lazarus, 2003), em uma falta de validade de construto das medidas (Hackman, 2009), uma falta de medidas longitudinais rigorosas (Lazarus, 2003), e a confiança em medidas de autorrelato e pesquisas no estudo da psicologia positiva (Hackman, 2009). Outras preocupações abordam a natureza ateórica da psicologia positiva e uma comunidade de pesquisa excessivamente zelosa que pode aceitar estudos menos rigorosos a fim de promover os aspectos positivos da psicologia positiva (Hackman, 2009).

É importante observar que essas preocupações metodológicas não são específicas da psicologia positiva e não são necessariamente uma função da área em si, mas de como os pesquisadores examinaram o campo. Podemos supor que, mesmo que no passado tenha faltado uma metodologia rigorosa, é possível realizar pesquisas longitudinais empíricas usando medidas válidas nessa área, desenvolver teorias (e/ou incorporar teorias de áreas relacionadas; ver, por exemplo, Luthans & Avolio, 2009), e manter altos padrões de pesquisa.

No entanto, existem outras críticas ao campo relevantes que influenciam a pesquisa e a prática e envolvem o impacto negativo de fatores positivos, bem como os aspectos positivos negligenciados dos chamados construtos e desfechos negativos. Por exemplo, alguns pesquisadores argumentaram que a absorção do engajamento pode ter um custo, seja ele uma maior interferência no trabalho-não trabalho (p. ex., Halbesleben, Harvey & Bolino, 2009), um aumento do *burnout* (Hallsten, 1993) ou um aumento das demandas (Sonnentag, Binnewies & Mojza, 2010). Ao concentrar-se nessas críticas, fornecemos uma estrutura para integrar a psicologia positiva ao estudo do trabalho, a fim de fornecer uma abordagem equilibrada da psicologia do trabalho. Agrupamos essas preocupações em duas categorias amplas de situações em que um único foco no positivo pode ser ruim para indivíduos e/ou organizações, e as situações em que se concentra em emoções e construtos negativos podem ser funcionais.

QUANDO SENTIR-SE BEM É RUIM?

Embora não se negue que as emoções positivas e os desfechos positivamente estruturados podem ser benéficos e fazer com que fiquemos motivados a procurá-los, pode haver um lado obscuro da positividade que pode se manifestar por meio de dois mecanismos. Primeiro, há evidências de que, para muitos construtos positivos, coisas muito boas podem se tornar excessivas. Segundo, concentrar-se em alguns construtos de trabalho positivos pode estar associado a custos não intencionais. Mais especificamente, um foco no engajamento pode criar conflito ou sobrecarga (engajamento *versus* sobrecarga); um foco na autoestima e uma filosofia de todo-mundo-é-vencedor pode renegar o aprendizado e o desenvolvimento (*feedback positivo versus desenvolvimento*); um foco em ser positivo e feliz pode criar *stress* ao promover uma perspectiva de culpar a vítima, e pode encorajar os funcionários a tolerar situações negativas, que melhor seria se fossem evitadas (tolerância *versus* complacência); e um foco na criação de locais de trabalho civilizados e respeitosos pode sufocar a comunicação, a divergência e o envolvimento (civilidade *versus* divergência).

Coisas Boas em Excesso

Emoções positivas são frequentemente consideradas sinônimo de bem-estar e desempenho dos funcionários. Entretanto, pode haver um limite máximo para o sucesso de uma abordagem puramente positiva (Frederickson & Losada, 2005), a ponto de que se sentir bem pode realmente ter consequências negativas para indivíduos e organizações. Oishi, Diener e Lucas (2007) argumentaram que uma emoção muito positiva pode ter efeitos negativos. Embora fatores de trabalho positivos, como o envolvimento no trabalho, possam ajudar as pessoas a lidar com a adversidade (Vinje & Mittelmark, 2006) e promover desfechos positivos, como prosperidade no trabalho (Vinje & Mittelmark, 2007), criatividade e produtividade (Bakker *et al.*, 2004), eles também podem levar a processos negativos que resultam em produção ruim do funcionário (Vinje & Mittelmark, 2007). Ou seja, há limites para a quantidade de energia e recursos que os funcionários podem sustentar no trabalho e gastar altos níveis de energia no trabalho na forma de envolvimento pode deixar os funcionários com menos energia para gastar em outras funções (p. ex., Halbesleben *et al.*, 2009; Macey e Schneider, 2008). Halbesleben *et al.* (2009) descobriram que o engajamento no trabalho estava associado ao aumento da interferência do trabalho na família, baseada em tempo, em esforços e em aliados. Da mesma maneira, o envolvimento no trabalho (e a frustração de não atender aos próprios padrões éticos) pode exacerbar o sofrimento moral e o esgotamento (Vinje & Mittelmark, 2007).

Estudos de laboratório sugeriram que um humor extremamente positivo pode ter efeitos prejudiciais no desempenho (Bodenhausen, Kramer & Susser, 1994; Frederickson e Losada, 2005; Melton, 1995; Sinclair & Marks, 1995; Zarinpoush, Cooper & Moylan, 2000). Por exemplo, em comparação com participantes em condições de controle ou tristes, participantes em condições positivas de humor tenderam a um desempenho mais fraco em uma tarefa de silogismo (Melton, 1995), uma tarefa de raciocínio moral (Zarinpoush *et al.*, 2000) e em uma estimativa de correlação de tarefa (Sinclair de Mark, 1995), e tenderam a usar estereótipos com mais frequência do que aqueles na condição neutra (Bodenhausen et al., 1994). Frederickson e Losada (2005) descobriram que as crianças que experimentaram níveis extremamente altos de emoções positivas e negatividade insuficiente experimentaram "repertórios comportamentais" mais rígidos e, portanto, desempenho abaixo do ideal. Além disso, o exame de dados longitudinais sugere que indivíduos rotulados como "alegres" na infância podem morrer mais cedo – talvez porque sua atitude alegre os leve a serem menos cuidadosos com sua saúde (Martin et al., 2002).

Usando dados da *World Values Survey*, Oishi *et al.* (2007) descobriram que um nível moderado-alto de felicidade era ideal para desfechos envolvendo renda, motivação de autoaperfeiçoamento e habilidades analíticas, como desempenho acadêmico e desempenho no trabalho. Assim, níveis muito altos de felicidade podem não ser ideais para um ótimo desempenho no local de trabalho. Eles também descobriram que os alunos "alegres" tiveram um desempenho melhor do que os alunos "muito alegres" em medidas de realização e conscientização. Outra pesquisa descobriu que níveis moderados de afeto positivo são mais benéficos para comportamentos proativos (Lam, Spreitzer & Fritz, 2014). Por exemplo, é geralmente aceito que há uma relação inversa em U entre a eficácia do conflito e da equipe, de modo que níveis moderados de conflito sejam associados a um melhor desempenho em termos de inovação, qualidade de decisão e comprometimento da equipe (p. ex., De Dreu & Weingart, 2003; Jehn, 1995; Parayitam & Dooley, 2011; Van De Viiert e De Drue, 1994). Por outro lado, há uma tendência a uma relação inversa em forma de U entre a coesão do grupo e o desempenho da equipe (Wise, 2014). Além disso, há algumas evidências de que intervenções positivas podem ter um efeito prejudicial. Por exemplo, Buljac-Sanardzuc e van Woerkom (2015) descobriram que ter quantidades excessivas de treinamento pode prejudicar a eficiência da equipe em equipes altamente reflexivas.

A noção de "bom demais" também está subjacente ao modelo das vitaminas de Warr (1987) de saúde mental no local de trabalho. Warr identificou nove características do trabalho relacionadas com o bem-estar do indivíduo. No entanto, em um ponto a partir das hipóteses lineares típicas, Warr sugeriu que as características do trabalho podem ter relações curvilíneas com o bem-estar. Ele argumentou que algumas características de um trabalho têm uma relação de "redução adicional" com o bem-estar até certo ponto, após o qual aumentos adicionais estão associados a um declínio no bem-estar. Por exemplo, a clareza de funções pode ser positiva até o ponto em que expectativas claras se tornam microgerenciamento. Warr também argumentou que outras características do trabalho têm uma relação de "efeito constante" na qual uma característica do trabalho é positivamente associada ao bem-estar, até um ponto após o qual nenhum benefício adicional é recebido. Existem alguns dados que fornecem suporte empírico para as proposições básicas do modelo de Warr (ver, p. ex., De Jonge & Schaufeli, 1998).

Custos Inadvertidos da Positividade

Embora haja uma clara necessidade de mais pesquisas nessa área, há algumas indicações de que mesmo comportamentos organizacionais aparentemente positivos podem ter um custo.

Engajamento *versus* Conflito e Excesso de Trabalho

Uma grande parte da atenção da pesquisa tem se concentrado nos desfechos positivos associados ao engajamento dos funcionários no trabalho (p. ex., Halbesleben, 2010; Harter, Schmidt e Hayes, 2002); no entanto, o envolvimento pode estar associado a desfechos negativos. Por exemplo, funcionários engajados podem ser mais vulneráveis a estressores organizacionais, como agressão (p. ex., Ford, Myrden e Kelloway, 2016). Baron, Hmieleski e Henry (2012) propuseram que os empreendedores que têm um alto nível de afeto positivo disposicional também podem sofrer interferências na cognição, percepção, motivação e autorregulação que resultam em queda de desempenho de tarefas, impulsividade e lembrança tendenciosa da informação.

Da mesma maneira, Bergeron (2007) argumentou que, como os indivíduos têm tempo limitado no trabalho, o engajamento nos comportamentos de cidadania organizacional (OCB) ocorre em detrimento do desempenho da tarefa. Bolino, Turnley, Gilstrap e Suazo (2009) descobriram que, embora os funcionários que se sentiam obrigados a participar de OCB (ou seja, pressão para cidadania) realmente se envolvessem em níveis mais altos de OCB, eles também relataram mais conflitos entre trabalho e família, *stress* no trabalho e intenções de desistir. Nielsen, Bachrach, Sundstrom e Halfhill (2012) descobriram que em grupos menos interdependentes para realizar tarefas (ou seja, os membros dependem menos de outros membros para realizar tarefas), havia uma relação negativa entre OCB (virtude cívica e ajuda) e desempenho do grupo. Grupos independentes na realização de tarefas que se envolviam em comportamentos cívicos ou de ajuda (OCB) que tipicamente levam mais tempo tinham a relação negativa mais forte entre OCB e desempenho da tarefa.

Feedback Positivo versus Desenvolvimento

Outra maneira pela qual a promoção positiva pode ter consequências negativas não intencionais é quando se fala em *feedback* positivo e autoestima. Recentemente, este debate atraiu atenção crescente do público, principalmente em relação ao sistema escolar e à parentalidade. Ou seja, pode ser possível fornecer *feedback* excessivamente positivo? Pesquisas sobre elogios e aprendizado em crianças demonstraram que esse elogio orientado para as pessoas (p. ex., "Você é tão inteligente") tende a resultar em menos persistência (Kamins & Dweck, 1999). Esses resultados podem ser decorrentes do impacto do *feedback* e dos elogios na autoestima. Ou seja, embora a autoestima seja preditiva de satisfação geral com a vida, felicidade e persistência, não é preditiva de uma ampla variedade de comportamentos específicos como o desempenho escolar (Baumeister, Campbell, Krueger & Vohs, 2003; Baumeister, Campbell, Krueger & Vohs, 2005; Pottebaum, Keith & Ehly, 1986).

Na verdade, uma ênfase exagerada na preservação/promoção da autoestima elevada em detrimento de suas necessidades específicas pode minar o bem-estar (p. ex., evitar aulas difíceis para proteger a média das notas pode prejudicar o aprendizado; Crocker & Park, 2004) e alta autoestima pode impactar a tomada de decisão. Por exemplo, Baumeister, Heatherton e Tice (1993) descobriram que, particularmente quando o ego se encontra ameaçado, indivíduos com alta autoestima podem tomar decisões mais arriscadas, com pouca consideração à ameaça ou aos potenciais custos da falha. Finalmente, a motivação para preservar a autoestima pode ter consequências negativas: Quando a autoestima está em jogo, os indivíduos podem ficar determinados a explorar os outros, possivelmente mentindo ou trapaceando para preservar a autoestima (Dweck, 2000). Além disso, os níveis inflacionados de autoestima, como o narcisismo, estão positivamente relacionados com agressão e comportamento violento (Baumeister et al., 2005). Baumeister *et al.* (2005) concluíram que, em seu próprio trabalho e em outras pesquisas, "encontraram pouco para indicar que promover indiscriminadamente a autoestima nas crianças ou adultos de hoje, apenas por serem eles mesmos, não oferece à sociedade quaisquer benefícios compensatórios", e pode implicar em custos consideráveis se isso "levasse algumas pessoas a exigir tratamento preferencial ou a explorar seus companheiros" (p. 91).

Tolerância versus Complacência

Existem três problemas potenciais associados a ter um único foco, o de ter funcionários positivos e felizes. Primeiro, Lazarus (2003) sugeriu que algumas emoções positivas podem contribuir para evitar a realidade. Ou seja, um foco no estado de espírito positivo do indivíduo pode encorajar a negação, tolerar relacionamentos e situações tóxicas e sufocar a mudança. Da mesma maneira, indivíduos que experimentam um nível muito alto de satisfação no trabalho podem ficar menos motivados para tentar melhorar suas circunstâncias ou ambiente de trabalho e, portanto, podem falhar em atingir seu pleno potencial ou resolver problemas de trabalho existentes. Se altos níveis de felicidade estão associados a menor motivação para autoaperfeiçoamento e habilidades analíticas do que níveis moderados de felicidade (Oishi et al., 2007), altos níveis de felicidade podem não ser ideais para o desempenho ideal no local de trabalho.

O segundo problema envolve o foco das iniciativas organizacionais. Se nos concentramos apenas em aumentar a felicidade do funcionário (dizendo a ele que seja feliz) em vez de abordar as questões de trabalho subjacentes, corremos o risco de cair em uma mentalidade de culpar a vítima. Hackman (2009) argumentou que a psicologia positiva pode ser falha se seu foco for ajudar os funcionários a "tirar o melhor proveito de uma situação ruim", levando a uma aceitação inerente das falhas nas organizações, em vez de abordar diretamente as falhas na organização. Não é por acaso que esse argumento vem de um dos principais pesquisadores que lideraram o movimento em direção à reestruturação produtiva para lidar com o *stress* ocupacional (em oposição à abordagem de mude-o-funcionário).

Essa mentalidade de responsabilizar a vítima não apenas pode ter o efeito de desviar o foco da organização, mas também, ao mudar o foco para o indivíduo, criar um terceiro problema. Uma suposição fundamental da psicologia positiva é a autodeterminação, de tal maneira que as pessoas têm controle sobre seus próprios comportamentos e emoções e, portanto, sobre seus próprios resultados. Na verdade, de acordo com Ehrenreich (2009), o movimento de positividade tem sugerido que não apenas o pensamento positivo pode criar maior otimismo, como esse tipo de pensamento pode aumentar a probabilidade de desfechos positivos. Essa perspectiva pode ser muito fortalecedora, possibilitando que os indivíduos se envolvam mais ativamente na tomada de decisões sobre as escolhas que fazem e sobre seus próprios comportamentos. No entanto, ela também tem o poder de ser desmoralizante se for mal interpretada, inferindo que tudo está sob controle individual, e que simplesmente aumentando o positivo em sua vida, os negativos vão embora (Wong, 2011). Isto é, o indivíduo é culpado se não tiver desfechos felizes. Essa abordagem de culpar a vítima pode ser sutil, mas pode ter efeitos devastadores não apenas sobre a maneira como os indivíduos se veem (motivação individual e bem-estar), mas também na maneira como as pessoas julgam os outros. Por exemplo, um colega de trabalho que sofre de depressão ouve que deve "animar-se" e "olhar para o lado positivo". Quando esse conselho bem-intencionado não tem as consequências pretendidas (a depressão raramente é curada com conselhos de "seja feliz"), o indivíduo é culpado (e muitas vezes se culpa também) por não se esforçar o suficiente.

Civilidade *versus* Comunicação Sufocante, Divergência e Envolvimento

Houve um movimento em direção à criação de organizações respeitosas, colegiais e civis. Porath (2015) descobriu que ser tratado com respeito era mais importante para os funcionários do que qualquer outro comportamento do líder, inclusive ser reconhecido e ter uma oportunidade de crescimento. Assim como outros construtos positivamente estruturados, esses objetivos são admiráveis e parecem benéficos (ou pelo menos inócuos) aos funcionários. No entanto, surgiram algumas críticas de que esses tipos de iniciativas podem sufocar a divergência, a liberdade acadêmica (Saloojee & Stewart, 2016), e limitar o envolvimento dos funcionários à simples aprovação com um carimbo. Também há alertas de que esses tipos de iniciativas têm o potencial de criar situações em que o comportamento de denunciantes, dissidentes e funcionários violam as normas do grupo, e questionar as decisões e ações dos colegas ou líderes é rotulado como problemático, desrespeitoso e até como *bullying* (Saloojee & Stewart, 2016).

Embora a coesão e a conformidade do grupo possam proteger contra ameaças à autoestima, Janis (1971) identificou os problemas associados a grupos que tentam ser coesos e que não "balançam o barco" com opiniões divergentes ou críticas a decisões. Ao longo dos anos, tem havido muitos exemplos do mundo real de pensamento de grupo, nos quais as expectativas de coesão levaram a falhas e desastres organizacionais (p. ex., desastre do ônibus espacial Challenger; fiasco da Invasão da Baía dos Porcos). Janis (1978) advertiu que:

> Quanto mais amabilidade e *esprit de corps* houver entre os membros de um grupo de produção de políticas, maior será o perigo de que o pensamento crítico independente seja substituído pelo pensamento de grupo, o que provavelmente resultará em ações irracionais e desumanas dirigidas contra grupos externos (p. 22)

Ou seja, traços aparentemente positivos de coesão e amabilidade do grupo podem ter consequências terríveis, e a prevenção do pensamento de grupo envolve a concentração nos potenciais negativos, encorajando objeções e desafiando o *status quo* (Janis, 1971, 1973).

QUANDO SE SENTIR MAL É BOM?

O outro lado do argumento de que às vezes se sentir bem pode ser ruim para nós é que, às vezes, sentir-se mal pode ser bom para nós. Wong (2011) argumentou que a psicologia positiva ignorou o papel (e os benefícios) que as experiências negativas desempenham em nossas vidas. Ou seja, as emoções negativas potencialmente podem nos ajudar na adaptação ao nosso ambiente, sinalizando a necessidade de mudar o ambiente, melhorar (ou mudar) os relacionamentos e mudar nossos próprios comportamentos. Da mesma maneira, as emoções negativas podem aumentar a motivação e a criatividade, e podem levar a uma melhor tomada de decisão, o que pode, em última análise, melhorar o bem-estar. As emoções negativas podem ser adaptativas e positivamente associadas à saúde psicológica (Coifman, Flynn & Pinto, 2015), de tal maneira que precisamos das partes ruins da vida para que possamos valorizar as partes boas (Lazarus, 2003).

Natureza Adaptativa das Emoções Negativas

Emoções negativas (p. ex., raiva, culpa, frustração) têm a capacidade de nos motivar a criar mudanças positivas em nossas vidas (Wong, 2011), e "muitas formas de sofrimento psicológico... não constituem 'distúrbios clínicos'" (p. ex., dor associada a divórcio, *bullying*, violência doméstica; Harris, 2006, p. 4). Não só é natural que os seres humanos apresentem humores, atitudes ou emoções temporárias e negativas, como também que essas emoções e atitudes podem ser benéficas e adaptativas (p. ex., o medo motiva os indivíduos a evitar o perigo; Mowrer, 1939). Esse sofrimento ou emoção negativa pode criar motivação para mudar os próprios comportamentos, mudar o ambiente ou deixar um ambiente negativo. No local de trabalho as emoções negativas podem resultar em mudanças dos próprios comportamentos. Por exemplo, ansiedade ou *stress* podem motivar as pessoas a trabalhar mais e ter melhor desempenho (Norem & Cantor, 1986; Svanum e Zody, 2001). Culpa e vergonha podem motivar as pessoas a agirem moralmente (Baumeister, Stillwell & Heatherton, 1994). Assim, ter o objetivo de evitar emoções negativas pode desempenhar um papel na motivação de comportamentos ou mudanças benéficas, e uma completa ausência de emoções negativas pode ser prejudicial.

Emoções negativas também podem motivar os funcionários a mudar o ambiente de trabalho. Oishi *et al.* (2007) argumentaram que a insatisfação no trabalho pode motivar um funcionário a mudar de emprego, adquirir educação ou credenciais adicionais ou pedir uma promoção que possa subsequentemente aumentar sua satisfação no trabalho. Assim como o engajamento cívico é motivado em parte pela insatisfação com situações políticas (Klandermans, 1989), a insatisfação com a atual situação de trabalho pode levar a sugerir melhorias na organização (Oishi et al., 2007).

No nível organizacional, as experiências dos funcionários com *stress*, *burnout*, tensão ou conflito trabalho-vida podem ser indicativas de problemas que podem levar a mudanças para melhorar o ambiente de trabalho e, subsequentemente, reduzir os desfechos negativos. Portanto, seria imperativo que as organizações identificassem atitudes negativas, comportamentos e níveis de *stress* dos funcionários, a fim de responder com mudanças positivas quando necessário. Esse raciocínio sugere que quantidades apropriadas de emoções negativas podem servir para melhorar o desempenho, enquanto emoções positivas podem, em alguns casos, desempenhar um papel negativo no desempenho.

No artigo em que propõem um nível ideal de bem-estar, Oishi *et al.* (2007) questionaram se era até razoável pedir a pessoas que já estão felizes para aspirar a níveis ainda mais altos de bem-estar. A maior parte da psicologia (incluindo a psicologia positiva) baseia-se na noção de "normalidade saudável", que é a suposição de que os indivíduos são psicologicamente saudáveis e que "dado um ambiente, um estilo de vida e um contexto social saudáveis (com oportunidades para 'autoatualização') [eles] serão naturalmente felizes e satisfeitos" (Harris, 2006, p. 3), e, portanto, qualquer sofrimento psicológico seria rotulado como sendo anormal (p. ex., uma doença; Harris, 2006). Se estendermos esse pensamento para o local de trabalho, a insatisfação, o desengajamento e o desvio são vistos como "anormais" e algo que precisa ser extinto. Argumentamos que, embora não seja errado aspirar a ter emoções positivas para si e para os colegas, as emoções negativas ainda podem ser vantajosas para nossa saúde e bem-estar gerais. Além disso, a prática real de rotular experiências pessoais ou emoções como pensamentos desordenados ou negativos pode criar mais sofrimento em si e por si mesmo (Harris, 2006).

Essas atitudes e comportamentos negativos podem ser importantes fontes de informação para as organizações. Por exemplo, Kelloway, Francis, Prosser e Cameron (2010) argumentaram que o comportamento contraproducente pode ser visto como um ato de protesto em vez de apenas desvio. Nessa visão, os indivíduos podem se engajar em comportamentos contraproducentes para chamar atenção para as condições organizacionais insatisfatórias, ou para expressar sua insatisfação com elas. Essa visão é compatível com a noção de que os eventos de relações industriais, como as queixas, são importantes fontes de informação sobre as condições organizacionais (Peterson & Lewin, 2000).

Além disso, as atitudes e percepções negativas podem, de fato, refletir a realidade e é importante considerar o contexto da negatividade individual. Jiang, Probst e Benson (2014) forneceram um exemplo notável dessa situação ao examinarem o efeito do "sapo na lagoa" no contexto de cortes orçamentários. Eles descobriram que indivíduos que se viram individualmente afetados por cortes orçamentários expressaram atitudes mais negativas e aumentaram a intenção de rotatividade quando estavam em departamentos que não foram muito afetados do que quando estavam em departamentos afetados pelos cortes. Ou seja, além do estressor real, o grau em que os indivíduos vivenciaram o estressor, diferentemente dos seus colegas, estava associado a desfechos mais negativos (Jiang et al., 2014). Na medida em que as percepções de estressores são compartilhadas com outros, esses estressores podem refletir uma avaliação realista de uma ameaça ambiental, em vez de serem indicativos de patologia individual.

RESUMO

O campo da psicologia positiva forneceu uma reformulação importante de como vemos a psicologia, destacando a necessidade de se concentrar nas forças humanas e nas experiências positivas. No entanto, uma abordagem equilibrada do exame da psicologia e do comportamento humano no trabalho é fundamental e, como argumentou Hackman (2009), precisamos ter cuidado para que a sedução do novo paradigma não leve a pesquisas menos rigorosas nessa área.

A literatura demonstra que ter algo bom demais pode ser negativo em determinadas situações, e que se sentir mal pode ser adaptativo, pois pode nos ajudar a entender nosso mundo e evitar ou mudar situações negativas. Na verdade, adaptar-se ao nosso ambiente e ter um alto bem-estar pode depender da experiência simultânea de efeitos positivos e negativos (Braniecka, Trzebitiska, Dowgiert & Wytykowska, 2014). Incentivar as organizações a lidar diretamente com ambientes de trabalho estressantes é tão importante quanto encorajar os funcionários a desenvolver habilidades individuais eficazes e estratégias de enfrentamento. Ou seja, um único foco no funcionário não é útil, e precisamos expandir nossa perspectiva para examinar os contextos em nível de grupo e de organização.

SEGUINDO ADIANTE: INTEGRAÇÃO DAS LIÇÕES APRENDIDAS

Dados os argumentos aparentemente paradoxais de que, às vezes, sentir-se mal é bom e sentir-se bem é ruim, o que as organizações deveriam estar fazendo? Pesquisas que surgem dos campos de bolsas de estudos organizacionais positivas e do comportamento organizacional positivo destacaram a importância de uma metodologia de pesquisa rigorosa que adote uma abordagem equilibrada e multinível para desenvolver locais de trabalho mais positivos e promover o bem-estar dos trabalhadores. Além disso, as organizações devem considerar a melhor maneira de acolher os funcionários com problemas de saúde mental ao promoverem a positividade e encorajarem críticas respeitosas da literatura para promover o campo.

Metodologia de Pesquisa

Embora não tenha sido o foco de nosso artigo, reiteramos preocupações sobre as limitações e críticas metodológicas da literatura sobre psicologia positiva (Hackman, 2009; Lazarus, 2003). Não apenas incentivamos a cautela na interpretação dos achados da pesquisa, mas também incentivamos os pesquisadores a desenvolver agendas de pesquisa com fortes desenhos metodológicos, usando construtos validados e/ou validando novos construtos. Os pesquisadores devem garantir que suas pesquisas sigam rígidos padrões metodológicos e de medição, incorporando desenhos longitudinais e dados de múltiplas fontes.

Balanceamento Positivo e Negativo

Ao mudar o enfoque de uma "preocupação apenas com o reparo das piores coisas da vida para também construir qualidades positivas" (Seligman & Csikszentmihalyi, 2000, p. 5), nós, como pesquisadores e profissionais, podemos ter balançado o pêndulo longe demais. Obviamente, não propomos promover ou manter o *stress* e a negatividade nas organizações, o que não é saudável para os funcionários, e concordamos com Turner, Barling e Zacharatos (2002), que argumentam que examinar os aspectos positivos do trabalho é necessário para entender completamente o trabalho e seus desfechos. No entanto, intervenções positivas podem não ser apropriadas em todos os contextos. As organizações que criam funcionários estressados, sobrecarregados e esgotados, ou aquelas organizações que não conseguem lidar com atitudes ou emoções negativas duradouras, provavelmente experimentarão um desempenho organizacional reduzido e baixos níveis de bem-estar dos funcionários. No entanto, as organizações podem desenvolver uma perspectiva equilibrada, encorajar o positivo, aceitar que algum negativo é inevitável e reconhecer que às vezes o negativo pode ser visto como prescritivo.

É importante não assumir que "o bem é sempre bom" e compreender os potenciais desfechos negativos decorrentes de construtos e iniciativas organizacionais aparentemente positivas. Da mesma maneira, é importante reconhecer que os construtos positivos podem ter relações curvilíneas com os desfechos, de tal maneira que pode haver limites para os benefícios desses construtos. Pesquisas futuras devem investigar empiricamente se pode haver níveis ideais de construtos positivos para desfechos organizacionais e individuais e em que ponto os benefícios começam a se depreciar.

Criação de Dupla Responsabilidade

Uma questão fundamental que fica evidente nesta revisão é que qualquer iniciativa de psicologia positiva deve levar em consideração não apenas o indivíduo, mas também o grupo, o líder e a organização geral. Um único foco em psicologia positiva (ou uma má interpretação ou uso indevido de psicologia positiva) incentiva os líderes organizacionais a focar em aumentar a positividade do funcionário (p. ex., dizendo aos funcionários para serem felizes) em vez de realmente mudar questões problemáticas do trabalho ou dentro do local de trabalho (p. ex., lidar com supervisores tóxicos, reduzir a sobrecarga de trabalho). Essa perspectiva de culpar-a-vítima parece estar fora de sintonia com a natureza essencial da psicologia positiva. Na verdade, até mesmo Seligman e Csikszentmihalyi (2000) argumentaram que a psicologia positiva deveria se concentrar em identificar (e presumivelmente criar) "ambientes de trabalho [que] apoiem a maior satisfação entre os trabalhadores" (p. 5), o que reforça nossa posição de que não é suficiente simplesmente dizer aos funcionários para serem felizes e resilientes.

Da mesma maneira, Hackman (2009) alertou contra o uso de estratégias positivas para ajudar os funcionários individualmente a tirar o melhor proveito de ambientes de trabalho insatisfatórios e sugere que a pesquisa se concentre no desenvolvimento de estruturas positivas em nível organizacional que sustentem o crescimento e o florescimento. Luthans e Avolio (2009) concordaram com Hackman e sugeriram que a psicologia positiva deveria prestar tanta atenção ao nível organizacional de análise quanto presta ao ajudar os indivíduos a tirar o melhor das más situações de trabalho, o que parece estar alinhado com a perspectiva da psicologia positiva. Pesquisas futuras devem examinar a viabilidade de não apenas as intervenções positivas em nível individual ajudarem indivíduos a serem bem-sucedidos e saudáveis, mas também intervenções voltadas para a mudança do ambiente, em termos de políticas e iniciativas organizacionais, programas direcionados para os processos em nível de grupo e iniciativas voltadas para o desenvolvimento e apoio de líderes.

Acolhimento dos Funcionários

Em face desses argumentos sobre trabalho e mudança organizacional, reiteramos o argumento de que emoções negativas podem ser adaptativas (Oishi et al., 2007) e às vezes é bom se sentir mal. Todos os funcionários têm seus bons e maus dias. Em vez de insistir em mudar as emoções, o que as organizações podem fazer para acolher os funcionários? Temos de garantir que, ao tentar criar ambientes positivos, não criemos expectativas irrealistas para que os trabalhadores sejam felizes e engajados o tempo todo.

Essa questão é mais crítica quando se trata de funcionários que sofrem de problemas de saúde mental. Ao criar essas expectativas de que os funcionários precisam ser felizes e engajados o tempo todo (e com a suposição implícita de que a culpa é deles se eles não são positivos), o movimento da psicologia positiva pode exacerbar os problemas de saúde mental e impedir a busca por ajuda. Ela não apenas é moralmente responsável por desenvolver uma perspectiva realista sobre os funcionários e criar um ambiente de trabalho equilibrado que apoie a psicologia positiva (enquanto compreende que parte da experiência humana envolve emoções negativas, como tristeza e raiva), mas pode se tornar uma exigência legal. Em alguns países, como o Canadá, os empregadores não podem discriminar com base nos problemas de saúde mental dos funcionários e, assim, precisam ter cuidado para que quaisquer iniciativas de positividade e engajamento não sejam vistas como discriminatórias para esses trabalhadores.

Incentivo à Comunicação e à Divergência

Ironicamente, a busca por respeito e civilidade pode não apenas prejudicar a abertura, o envolvimento e a comunicação no local de trabalho, mas também pode ter a consequência não intencional de encerrar críticas e discussões acadêmicas. Discussão, dissensão e críticas são ingredientes necessários para avançar qualquer agenda de pesquisa. Com base nas lições aprendidas da pesquisa em psicologia positiva, incentivamos todos os pesquisadores a desenvolver e ensinar a arte da crítica respeitosa para promover o rigor acadêmico em nosso campo.

CONCLUSÃO

Como Seligman (2002) argumentou:

A psicologia não é apenas o estudo das doenças, fraquezas e danos, mas também o estudo da força e da virtude. O tratamento não é apenas consertar o que está errado; é também construir o que é certo. A psicologia não é apenas sobre doença ou saúde; também é sobre trabalho, educação, percepção, amor, crescimento e diversão (p. 4).

Em nossa busca para construir a área da psicologia positiva no trabalho precisamos nos lembrar que, desde o início, a psicologia positiva tem sido sobre construir o que é certo, além de consertar o que está errado, e sobre estudar tanto a força quanto a fraqueza. O argumento da psicologia positiva de ir além da ênfase exclusiva no tratamento de problemas tem sido útil para repensar como as organizações também podem se concentrar mais em intervenções primárias e secundárias, abordando uma variedade de questões relacionadas à segurança e à saúde no trabalho.

Neste capítulo, sugerimos que o foco atual na positividade e no aprimoramento do afeto positivo deve ser equilibrado por outras considerações. Em particular, sugerimos que sentir-se bem pode ser ruim e sentir-se mal pode ser bom. Ou seja, um foco individualizado no aumento do afeto positivo pode levar a consequências deletérias para o indivíduo e a organização, de tal maneira que o afeto negativo pode ser normal e ter um valor considerável em alertar os indivíduos para a necessidade de uma mudança em seu ambiente. O campo da psicologia positiva desencadeou uma nova maneira de pensar sobre o trabalho, mas nosso desafio é construir sobre esse positivismo e, ao mesmo tempo, compreender as ressalvas que o cercam. Apesar de algumas das críticas da psicologia positiva, é desnecessário e imprudente voltar a um foco primário de tratamento de problemas. Nesse aspecto, concordamos com as sugestões de Frederickson (2009), de que os afetos negativos e positivos têm um papel a desempenhar, e podemos olhar para a visão de Seligman e Pawelski da psicologia positiva como sendo "um suplemento científico normal" (p. 162) para criar um ambiente de trabalho mais equilibrado.

REFERÊNCIAS

1. Bakker, A.B., Demerouti, E. and Verbeke, W. (2004), "Using the job demands: resources model to predict burnout and performance", Human Resource Management, Vol. 43, pp. 83.
2. Baron, R. A., Hmieleski, K. M., & Henry, R. A. (2012). Entrepreneurs' dispositional positive affect: The potential benefits–and potential costs–of being "up". *Journal of Business Venturing, 27*(3), 310-324.
3. Baumeister, R. F., Campbell, J. D., Krueger, J. I., & Vohs, K. D. (2003). Does high self-esteem cause better performance, interpersonal success, happiness, or healthier lifestyles? *Psychological science in the public interest, 4*(1), 1-44.
4. Baumeister, R. F., Campbell, J. D., Krueger, J. I., & Vohs, K. D. (2005). Exploding the self-esteem myth. *Scientific American, 292*(1), 84-91.
5. Baumeister, R. F., Heatherton, T. F., & Tice, D. M. (1993). When ego threats lead to self-regulation failure: negative consequences of high self-esteem. *Journal of Personality and Social Psychology, 64*(1), 141.
6. Baumeister, R. F., Stillwell, A. M., & Heatherton, T. E. (1994). Guilt: An interpersonal approach. *Psychological Bulletin, 115,* 243-267.
7. Bergeron, D. M. (2007). The potential paradox of organizational citizenship behavior: Good citizens at what cost? *Academy of Management Review, 32*(4), 1078-1095.
8. Bodenhausen, G. V., Kramer, G. P., & Susser, K. (1994). Happiness and stereotypic thinking in social judgment. *Journal of Personality and Social Psychology, 66,* 621-632.

9. Bolino, M. C., Turnley, W. H., Gilstrap, J. B., & Suazo, M. M. (2010). Citizenship under pressure: What's a "good soldier" to do?. *Journal of Organizational Behavior, 31*(6), 835.
10. Braniecka, A.,Trzebinska, E., Dowgiert, A., & Wytykowska, A. (2104). Mixed emotions and coping: The benefits of secondary emotions. *PLoS ONE, 9*(8), 1-13.
11. Buljac-Smardzic, M. & van Woerkom, m. (2015). Can managers coach their teams too much? *Journal of Managerial Psychology, 30*, 280-296.
12. Cameron, K. S., Bright, D., & Caza, A. (2004). Exploring the relationships between organizational virtuousness and performance. *American Behavioral Scientist, 47*(6), 766-790.
13. Cameron, K., Dutton, J., & Quinn, R. E. (2003). Foundations of positive organizational scholarship. In K. Cameron, J. Dutton, & R. E. Quinn (Eds.), Positive organizational scholarship: 3–13. San Francisco: Berrett-Koehler.
14. Coifman, K. G. Flynn, J. J., & Pinto, L. A. (2016). When context matters.*Motivation and Emotion, 40*(4), 602-624.
15. Covington, M. V. (2000). Goal theory, motivation, and school achievement : An integrative review. *Annual Review of Psychology, 51*(1), 171-200.
16. Crocker, J., & Park, L. E. (2004). The costly pursuit of self-esteem. *Psychological Bulletin, 130*(3), 392-414.
17. De Dreu, C. K., & Weingart, L. R. (2003). Task versus relationship conflict, team performance, and team member satisfaction: A meta-analysis. *Journal of Applied Psychology, 88*, 741-749.
18. De Jonge, J., & Schaufeli, W. B. (1998). Job characteristics and employee well-being: A test of Warr's Vitamin Model in health care workers using structural equation modelling. *Journal of organizational behavior, 19*(4), 387-407.
19. Dweck, C. S. (2000). *Self-theories: Their role in motivation, personality, and development*. Philadelphia, PA: Psychology Press.
20. Ehrenreich, B. (2009). *Bright-sided: How Positive Thinking Is Undermining America*. New York, NY, Henry Holt.
21. Ford, D. P., Myrden, S. E., & Kelloway, E. K. (2016). Workplace aggression targets' vulnerability factor: job engagement. *International Journal of Workplace Health Management, 9*(2), 2020-220..
22. Fredrickson, B. L. (2009). *Positivity*. New York, NY: Crown.
23. Frederickson, B. L., & Losada, M. F. (2005). Positive affect and the complex dynamics of human flourishing. *American Psychologist, 60*, 678-686.
24. Hackman, J. R. (2009). The perils of positivity. *Journal of Organizational Behavior, 30*, 309-319.

25. Halbesleben, J. R. (2010). A meta-analysis of work engagement: Relationships with burnout, demands, resources, and consequences. *Work engagement: A handbook of essential theory and research, 8,* 102-117.
26. Halbesleben, J. R. B., Harvey, J., & Bolino, M. C. (2009). Too engaged? A conservation of resources view of the relationship between work engagement and work interference with family. *Journal of Applied Psychology, 94(6),* 1452-1465.
27. Hallsten, L. (1993). Burning out: A framework. In W. B. Schaufeli, C. Maslach, & T. Marek (Eds.), *Professional burnout: Recent developments in theory and research* (pp. 95-113). Philadelphia, PA: Taylor & Francis.
28. Harris, R. (2006). Embracing your demons: An overview of acceptance and commitment therapy. *Psychotherapy in Australia, 12(4),* 70-76.
29. Harter, J. K., Schmidt, F. L., & Hayes, T. L. (2002). Business-unit-level relationship between employee satisfaction, employee engagement, and business outcomes: a meta-analysis. *Journal of applied psychology, 87(2),* 268.
30. Janis, I. L. (1971). Groupthink. *Psychology today, 5(6),* 43-46.
31. Janis, I. L. (1973). Groupthink and group dynamics: A social psychological analysis of defective policy decisions. *Policy Studies Journal, 2(1),* 19-25.
32. Jehn, K. A. (1995). A multimethod examination of the benefits and detriments of intragroup conflict. *Administrative Science Quarterly, 40,* 256-282.
33. Jiang, L., Probst, T. M., & Benson, W. L. (2014). Why me? The frog-pond effect, relative deprivation and individual outcomes in the face of budget cuts. *Work & Stress, 28(4),* 387-403.
34. Kamins, M. L., & Dweck, C. S. (1999). Person versus process praise and criticism: Implications for contingent self-worth and coping. *Developmental Psychology, 35(3),* 835-847.
35. Kelloway, E. K., Francis, L., Prosser, M., & Cameron, J. E. (2010). Counterproductive work behavior as protest. *Human Resource Management Review, 20(1),* 18-25.
36. Klandermans, B. (1989). Does happiness soothe political protest? The complex relation between discontent and political unrest. In R. Veenhoven (Ed.), *How harmful is happiness? Consequences of enjoying life or not* (pp. 61-76). Rotterdam, The Netherlands: Universitaire Pers Roterdam.
37. Lam, C. F., Spreitzer, G., & Fritz, C. (2014). Too much of a good thing: Curvilinear effect of positive affect on proactive behaviors. *Journal of Organizational Behavior, 35(4),* 530-546.
38. Lazarus, R. S. (2003). Does the positive psychology movement have legs?. *Psychological inquiry, 14(2),* 93-109.
39. Luthans, F. (2002). The need for and meaning of positive organizational behavior. *Journal of Organizational Behavior, 23(6),* 695-706.

40. Luthans, F., & Avolio, B. J. (2009). Inquiry unplugged: Building on Hackman's potential perils of POB. *Journal of Organizational Behavior, 30,* 323-328.
41. Luthans, F., Luthans, K. W., & Luthans, B. C. (2004). Positive psychological capital: Beyond human and social capital. *Business horizons, 47*(1), 45-50.
42. Lyubomirsky, S., King, L., & Diener, E. (2005). The benefits of frequent positive affect: Does happiness lead to success? *Psychology Bulletin,* 131, 803-855
43. Macey, W. H., & Schneider, B. (2008). The meaning of employee engagement. *Industrial and Organizational Psychology, 1,* 3–30.
44. Mäkikangas, A., & Kinnunen, U. (2003). Psychosocial work stressors and well-being: Self-esteem and optimism as moderators in a one-year longitudinal sample. *Personality and individual differences,* 35(3), 537-557.
45. Martin, L. R., Friedman, H. S., Tucker, J. S., Tomlinson-Keasey, C., Criqui, M. H., & Schwartz, J. E. (2002). A life course perspective on childhood cheerfulness and its relation to mortality risk. *Personality and Social Psychology Bulletin, 28*(9), 1155-1165.
46. Melton, R. J. (1995). The role of positive affect in syllogism performance. *Personality and Social Psychology Bulletin, 21,* 788-794.
47. Mowrer, O. H. (1939). A stimulus-response analysis of anxiety and its role as a reinforcing agent. *Psychological Review, 46,* 553-565.
48. Nielsen, T. M., Bachrach, D. G., Sundstrom, E., & Halfhill, T. R. (2012). Utility of OCB: Organizational citizenship behavior and group performance in a resource allocation framework. *Journal of Management, 38*(2), 668-694.
49. Norem, J. K., & Cantor, N. (1986). Defensive pessimism: Harnessing anxiety as motivation. *Journal of Personality and Social Psychology, 51,* 1208-1217.
50. Oishi, S., Diener, E., & Lucas, R. E. (2007). The optimum level of well-being: Can people be too happy? *Perspectives on Psychological Science, 2(4),* 346-360.
51. Parayitam, S., & Dooley, R. S. (2011). Is too much cognitive conflict in strategic decision-making teams too bad? *International Journal of Conflict Management,* 22, 342-357.
52. Peterson, C., Park, N., Hall, N., & Seligman, M. E. P. (2009). Zest and work. *Journal of Organizational Behavior, 30,* 161-172.
53. Peterson, R. B., & Lewin, D. (2000), Research on unionized grievance procedures: Management issues and recommendations. *Human Resource Management, 39*: 395–406
54. Pierce, J. L., Kostova, T., & Dirks, K. T. (2001). Toward a theory of psychological ownership in organizations. *Academy of Management Review, 26*(2), 298-310.
55. Porath, C (2015). *The leadership behavior that's most important to employees.* Retrieved from https://hb.org/2015/05/the-leadership-behavior-thats-most-important-to-employees
56. Pottebaum, S. M. Keith, T. Z., & Ehly, S. W. (1986). Is there a causal relation between self-concept and academic achievement? *The Journal of Educational Research, 79*(3), 140-144.

57. Saloojee, A., & Stewart, P. (2016). *Intense scrutingy over microaggressions.* Canadian Association of University Teachers Bulletin, 63(10), 14-15.

58. Schaufeli, W. B., Salanova, M., Gonzalez-Roma, V., & Bakker, A. B. (2002). The measurement of engagement and burnout: A two sample confirmatory factor analytic approach. *Journal of Happiness Studies, 3,* 71-92.

59. Seligman, M. E. (1998). APA President Address. APA 1998 Annual Report. *American Psychologist, 1999, 54,* 559–562.

60. Seligman, M. E. (2002). Positive psychology, positive prevention, and positive therapy. *Handbook of positive psychology, 2,* 3-12.

61. Seligman, M. E. P. & Csikszentmihalyi, M. (2000). Positive psychology: An introduction. *American Psychologist, 55(1),* 5-14.

62. Sinclair, R. C., & Marks, M. M. (1995). The effects of mood state on judgmental accuracy: Processing strategy as a mechanism. *Cognition and Emotion, 9,* 417-438.

63. Sonnentag, S., Binnewies, C., & Mojza, E. J. (2010). Staying well and engaged when demands are high: the role of psychological detachment. *Journal of Applied Psychology, 95(5).*

64. Spreitzer, G., Sutcliffe, K., Dutton, J., Sonenshein, S., & Grant, A. M. (2005). A socially embedded model of thriving at work. *Organization Science, 16(5),* 537-549.

65. Svanum, S., & Zody, Z. B. (2001). Psychopathology and college grades. *Journal of Counseling Psychology, 48,* 72-76.

66. Turner, N., Barling, J., & Zacharatos, A. (2002). Positive psychology at work. In C. R. Snyder, & S. Lopez (Eds.), *The handbook of positive psychology* (pp. 715–730). Oxford: Oxford University Press.

67. Van de Vliert, E., & De Dreu, C. K. (1994). Optimizing performance by conflict stimulation. *International Journal of Conflict Management, 5(3),* 211-222.

68. Vinje, H. F., & Mittelmark, M. B. (2007). Job engagement's paradoxical role in nurse burnout. *Nursing & Health Sciences, 9(2),* 107-111.

69. Warr, P. (1987). *Work, unemployment, and mental health.* New York, NY: Oxford University Press.

70. Wise, S. (2014). Can a team have too much cohesion? The dark side to network density. *European Management Journal, 32(5),* 703-711.

71. Wong, P. T. P. (2011). Positive psychology 2.0: Towards a balanced interactive model of the good life. *Canadian Psychology, 52(2),* 69-81.

72. Zarinpoush, F., Cooper, M., & Moylan, S. (2000). The effects of happiness and sadness on moral reasoning. *Journal of Moral Education, 29,* 397-412.

Estressado com o *Stress*

As percepções que as pessoas têm sobre o *stress* importam?

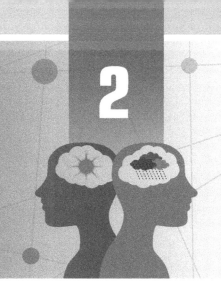

Nili Ben-Avi
Sharon Toker
Tel-Aviv University

RESUMO

Apesar do amplo uso da palavra *stress* na pesquisa, na política e na vida cotidiana, apenas recentemente os pesquisadores tentaram entender quais eram as percepções das pessoas sobre o *stress* e como essas percepções afetavam sua saúde física e mental. Isso é um tanto surpreendente, uma vez que o poder das opiniões e expectativas das pessoas tem sido estudado e demonstrado em diferentes campos de pesquisa como psicologia, sociologia, educação e medicina. O objetivo deste capítulo é revisar o desenvolvimento recente no campo de pesquisa das percepções acerca do *stress*, com atenção específica dada aos possíveis efeitos positivos ou negativos dessas percepções na saúde física e mental. Começamos o capítulo com uma revisão das diferentes definições de *stress* e as evidências científicas que ligam o *stress* a resultados positivos e negativos. Então nos voltamos para as percepções que as pessoas têm sobre o *stress* e, finalmente, discutimos as limitações desses estudos e introduzimos vários direcionamentos para pesquisa.

A noção de que alguns indivíduos sucumbem às dificuldades que a vida lhes coloca não é nova (Abbott, 1990). No entanto, foi somente após as publicações de Selye durante a década de 1950 (Selye, 1956) que o uso da palavra *stress* ganhou força na pesquisa em psicologia da saúde ocupacional, nas políticas e na vida diária (Ganster & Rosen, 2013). Do ponto de vista das políticas, o interesse pelo *stress* está crescendo em volume, com uma campanha recém-lançada da União Europeia (UE) chamada Locais de Trabalho Saudáveis Tratam o Stress (*Healthy Workplaces Manage Stress*), por exemplo, destinada a lidar com o custo anual estimado de 20 bilhões de euros com *stress* relacionado ao trabalho na UE (Agência Europeia para Segurança e Saúde no Trabalho [*European Agency for Safety and Health at Work* – EU-OSHA], 2014-2015).

Curiosamente, apesar do amplo uso da palavra *stress* na pesquisa, nas políticas e na vida cotidiana, apenas recentemente os pesquisadores tentaram entender quais eram as percepções das pessoas sobre o *stress* e como elas afetavam sua saúde física e mental. Ainda assim, o poder das percepções e expectativas das pessoas tem sido estudado e demonstrado em diferentes campos de pesquisa como psicologia, sociologia e educação (p. ex., profecia autorrealizável) e medicina (p. ex., profecia autorrealizável; Merton, 1948; efeitos placebo; Roberts, Kewman, Mercier e Hovell, 1993).

O objetivo deste capítulo é revisar o progresso recente no campo de pesquisa das percepções sobre o *stress*, com atenção específica dada aos possíveis efeitos positivos ou negativos dessas percepções na saúde física e mental. Começamos o capítulo com uma revisão das diferentes definições de *stress* e as evidências científicas que ligam o *stress* a resultados positivos e negativos. Em seguida voltamos nossa atenção para as percepções das pessoas sobre o *stress* e, finalmente, discutimos as limitações desses estudos e introduzimos várias direções de pesquisa.

AS PESSOAS DEVERIAM FICAR ESTRESSADAS COM O *STRESS*? ACHADOS EMPÍRICOS QUE LIGAM O *STRESS* A RESULTADOS POSITIVOS E NEGATIVOS

Em uma tentativa de mapear e entender as percepções das pessoas sobre o *stress*, devemos primeiro reconhecer os vastos e muitas vezes contraditórios achados empíricos que ligam o *stress* a resultados positivos e negativos. Além disso, devemos levar em consideração o debate científico sobre o conceito vago e complexo de *stress* que vem ocorrendo há anos (Koolhaas et al., 2011). As acepções iniciais definiam o *stress* em termos de seus componentes, referindo-se a ele como *estressor*, a saber, a presença de estímulos ambientais ou internos específicos (p. ex., horas de trabalho prolongadas): uma *resposta*, a experiência de uma manifestação fisiológica, mental ou comportamental específica (p. ex., secreção de cortisol); ou uma *interação* entre os dois (secreção de cortisol após uma exposição a ameaça). Definições mais recentes e complexas veem o *stress* como um *processo* que envolve avaliações cognitivas das demandas ambientais, bem como uma avaliação da capacidade dos indivíduos de lidar com elas. Assim, é fundamental diferenciar entre estressores e respostas ao *stress* ao abordar achados empíricos que ligam o *stress* a resultados positivos e negativos.

Efeitos dos Estressores Ocupacionais

As consequências negativas da exposição a estressores ocupacionais (p. ex., carga de trabalho, baixo controle) foram documentadas em inúmeros estudos e incluem efeitos fisiológicos, comportamentais e emocionalmente indesejáveis, como sintomas físicos, problemas de saúde, redução do bem-estar psicológico (p. ex., depressão) e prejuízo do desempenho do trabalho. (Para revisão, consulte: Ganster e Rosen, 2013; Gilboa, Shirom, Fried, & Cooper, 2008; Nixon, Mazzola, Bauer, Krueger, & Spector, 2011). Após o surgimento do movimento da psicologia positiva nos últimos 15 anos, muitos pesquisadores foram inspirados a encontrar aspectos positivos do *stress* ocupacional. Na verdade, pesquisas recentes sugerem que, em alguns casos, os estressores do trabalho podem levar diretamente a consequências positivas ou interagir com outros fatores, de tal maneira que sua combinação leva a consequências positivas. Por exemplo, a estrutura desafio-obstáculo (CHF; Cavanaugh, Boswell, Roehling e Boudreau, 2000; Hargrove, Nelson & Cooper, 2013) classifica os estressores em dois grupos: estressores desafios (p. ex., alta carga de trabalho, pressão de tempo, alta responsabilidade) e estressores obstáculos (p. ex., política organizacional, ambiguidade de funções, insegurança no trabalho). Na verdade, dois estudos metanalíticos recentes relataram que os estressores desafios estão positivamente associados a resultados desejáveis relacionados com o trabalho, como níveis mais altos de desempenho no trabalho e comprometimento organizacional, enquanto os estressores obstáculos estão negativamente associados a esses resultados (LePine, Podsakoff & LePine, 2005; Podsakoff, LePine & LePine, 2007). No entanto, descobriu-se que os efeitos em longo prazo dos estressores desafios e obstáculos no bem-estar dos funcionários foram negativos e incluem níveis elevados de exaustão, esforço e esgotamento (Crawford, LePine & Rich, 2010).

Resultados das Respostas ao *Stress*

As respostas ao *stress* são manifestações fisiológicas, comportamentais, cognitivas e afetivas que estão frequentemente relacionadas com a exposição a determinados estressores internos ou externos. Por exemplo, um aumento dos níveis de cortisol é frequentemente comparado ao *stress* e serve como um indicador de níveis de *stress*. Estudos mostram que as respostas fisiológicas ao *stress* operam em três estágios consecutivos (ver Ganster & Rosen, 2013). O primeiro estágio visa à preparação e adaptação à ameaça ou desafio, resultando na ativação de hormônios do *stress* (p. ex., cortisol), citocinas inflamatórias e do sistema nervoso central. Esse estágio pode ser percebido como positivo, pois promove a adaptação à situação, melhora o desempenho e cria resiliência para exposição futura ao *stress* (Epel, McEwen, & Ickovics, 1998) e funcionamento fisiológico hormonal desejável sob *stress* agudo (Boudarene, Legros & Timsit-Berthier, 2001; Morgan et al., 2004; Wemm, Koone, Blough, Mewaldt & Bardi, 2010). De certo modo, reflete os conceitos de *eustresse* de Selye, ou seja, a excitação relacionada com *stress* e estimulação psicológica (Selye, 1987). Os próximos dois estágios são, por natureza, menos positivos. O segundo estágio de resposta ao *stress* ocorre se os processos iniciais de *stress* forem crônica ou repetidamente ativados. Este segundo estágio visa a reajustar as faixas normais de funcionamento dos sistemas metabólico e imunológico, resultando em aumento da atividade de vários fatores (p. ex., altos níveis de inflamação). A ativação crônica que ocorre no segundo estágio pode levar, no longo prazo, a um terceiro estágio em que os sistemas se desgastam, um processo também denominado *carga alostática* (Juster, McEwen & Lupien, 2010). Esse desgaste do corpo manifesta-se em morbidade mental e fisiológica (p. ex., doenças cardiovasculares).

As respostas comportamentais, cognitivas e afetivas ao *stress* também podem ser divididas em respostas de curto e longo prazo: respostas de curto prazo incluem preocupações, ansiedade, mudanças de humor e insatisfação; as respostas de longo prazo (denominadas tensão) incluem fadiga, esgotamento e diminuição do bem-estar. Tanto as respostas de *stress* de curto como de longo prazo têm sido repetidamente associadas a resultados negativos de saúde e bem-estar (para revisão, ver Ganster & Rosen, 2013), prejudicando tanto o funcionário como a organização. Deve-se notar que, como os processos fisiológicos e psicológicos se afetam mutuamente e com frequência operam de forma simultânea, eles podem criar um ciclo vicioso, descrito por Hobfoll (1989, 2001) como uma "espiral de perda", onde um processo leva a outro. Por exemplo, o esgotamento no trabalho (*burnout*), um estado afetivo negativo que resulta da exposição crônica a estressores, mostrou prever um aumento de 1,79 vez do risco de doença cardiovascular (Melamed, Shirom, Toker, Berliner & Shapira, 2006). De maneira semelhante, respostas fisiológicas de curto prazo (p. ex., alterações neurológicas no cérebro), bem como respostas psicológicas (p. ex., preocupações crônicas) têm mostrado evocar depressão clínica (Ganster & Rosen, 2013; Juster et al., 2010).

Resumindo, embora os estressores e as respostas ao *stress* possam cobrar seu preço fisiológico e mental, em alguns casos, especialmente em situações agudas ou quando o desempenho é avaliado, eles podem levar a resultados desejáveis. No entanto, essa riqueza de conhecimento não reflete necessariamente as percepções das pessoas acerca do *stress* e suas consequências, nem reflete o papel que essas percepções desempenham na alteração do bem-estar dos indivíduos.

PERCEPÇÕES SOBRE O *STRESS*

Em face do debate em curso sobre o conceito de *stress*, bem como sobre a dualidade do papel do *stress* na previsão de resultados positivos e negativos, não é de surpreender que a noção de *stress* das pessoas mude de uma pessoa para outra e reflita o debate atual na literatura científica. Primeiro, as definições leigas de *stress*, ou seja, as definições que as pessoas usam quando perguntadas sobre o que é o *stress*, são incongruentes. Algumas pessoas definem o *stress* como um estressor específico, enquanto outras o definem como uma resposta ou como refletindo uma relação estressor-resposta (Kinman & Jones, 2005; Sharpley & Gardner, 2001). Assim, quando uma pessoa diz "estou estressado", ela pode referir-se a um estressor externo (p. ex., um prazo em seu trabalho), a uma experiência interna (p. ex., sua exaustão) ou a ambos (p. ex., não dormir o suficiente devido a um conflito conjugal). Em segundo lugar, as pessoas apresentam avaliações contraditórias do *stress*, como boas ou ruins. Essas avaliações são afetadas pela mídia e pelas descobertas que os repórteres escolhem para destacar ou ocultar. A partir de uma perspectiva sociológica, Pollock sugeriu que "a difusão de noções de *stress* serve para promover ansiedade e enfraquece a confiança que as pessoas têm tanto em sua saúde quanto em sua capacidade de lidar com problemas comuns de vida" (Pollock, 1988, p. 390). Assim, pensar no *stress* como bom ou ruim representa um processo metacognitivo, onde os indivíduos podem se ver "estressados com o *stress*" e, consequentemente, reagir de várias formas (emocional, comportamental e fisiologicamente).

De modo geral, estudos mostram que as pessoas tendem a retratar o *stress* como uma entidade negativa (Clark, 2003; Furnham, 1997; Kinman & Jones, 2005), e a sustentar teorias relacionadas com o *stress*. Westman e Eden (1991) cunharam o termo *teoria do stress implícito*, ou seja, as suposições das pessoas (positivas ou negativas) referentes às relações entre estressores, tensões (ou respostas ao *stress*) e efeitos no trabalho. De uma maneira semelhante, outros pesquisadores cunharam a expressão leiga *teorias de stress do trabalho*, ou seja, noções gerais das pessoas sobre as causas, manifestações, consequências e cura do *stress* no trabalho (Furnham, 1997; Rydstedt, Devereux, & Furnham, 2004). A seguir, apresentaremos as teorias leigas sobre *stress*, bem como conceitos relacionados, como reavaliação da excitação, mentalidade (*mindset*) sobre o *stress*, avaliações de diferentes estressores e percepções sobre o *stress*.

Teorias Leigas sobre *Stress* e Saúde

Até o momento, dois estudos longitudinais avaliaram os efeitos de manter uma percepção específica do *stress* sobre a saúde. No primeiro estudo os dados sobre as percepções do *stress* (isto é, os níveis de *stress* e a extensão em que eles afetam a saúde) foram coletados na Pesquisa Nacional de Entrevistas de Saúde de 1998, realizada com 186 milhões de americanos adultos. Esses dados foram utilizados 8 anos depois para prever prospectivamente as taxas de mortalidade, conforme registrado nos dados de mortalidade do *National Death Index*. As percepções sobre o *stress* como algo que afeta a saúde interagem com a quantidade de *stress* relatada, de tal forma que uma combinação de altos níveis de ambos foi associada a um aumento de 43% no risco de morte prematura (Keller et al., 2012). Achados semelhantes foram relatados em um estudo longitudinal realizado como parte do estudo de coorte prospectivo *Whitehall II*, do Reino Unido. Os participantes que relataram no início do estudo que o *stress* afetou sua saúde "muito ou extremamente" tiveram um aumento de 2,12 vezes no risco de morte coronariana ou incidente de infarto do miocárdio não fatal, em comparação com aqueles que não relataram nenhum efeito do *stress* sobre sua saúde (Nabi et al., 2013). Embora esses estudos forneçam novos *insights* sobre o efeito das percepções de *stress* sobre os resultados de saúde, as medidas de item único usadas não refletem totalmente as percepções de *stress*, nem indicam o que foi medido exatamente. Foi o estressor? A resposta ao *stress*? Sua interação? Essas perguntas precisam ser respondidas antes de se tirar conclusões definitivas.

Reavaliação de Excitação

Uma tentativa promissora para analisar as avaliações das respostas ao *stress*, em vez do *stress* como um conceito geral, produziu achados promissores. Essa nova linha de pesquisa, derivada da literatura de reavaliação cognitiva e do modelo biopsicossocial de desafio e ameaça (BPS), enfocou a *avaliação da excitação relacionada com o stress*. No modelo BPS, as respostas dos indivíduos ao *stress* foram descritas como decorrentes de percepções de demandas e recursos de enfrentamento e da relação entre elas. Supõe-se que as respostas ao desafio ocorrem quando as avaliações dos recursos de enfrentamento excedem as demandas percebidas, enquanto se supõe que as respostas à ameaça ocorrem quando a relação é revertida. Ambas as respostas envolvem excitação simpática, mas diferem na atividade cardíaca específica envolvida: no estado de desafio, a distribuição de oxigênio ao cérebro aumenta, enquanto a resposta à ameaça leva à resistência vascular (Blascovich, 2013; Blascovich & Tomaka, 1996; para revisão, ver Seery, 2011). Assim, ao contrário das percepções leigas, esta nova linha de pesquisa sugere que as mudanças fisiológicas que co-ocorrem com o *stress* não são necessariamente ruins.

Usando técnicas de reavaliação da excitação, ou seja, educar as pessoas a pensar na excitação aguda relacionada com o *stress* como uma ferramenta que contribui para maximizar o desempenho, estudos de laboratório sugerem uma maneira de promover a resposta ao desafio aumentando os recursos percebidos (para revisão, ver Jamieson, Mendes, & Nock, 2013). Esses estudos demonstraram como a reavaliação da estimulação melhorou a reatividade fisiológica (p. ex., aumento da eficiência cardíaca e menor resistência vascular), atenção e diferentes tipos de desempenho (Beltzer, Nock, Peters e Jamieson, 2014; Jamieson, Mendes, Blackstock, & Schmader, 2010; Jamieson, Nock e Mendes, 2013; Jamieson, Peters, Greenwood e Altose, 2016; John-Henderson, Rheinschmidt e Mendoza-Denton, 2015). De maneira semelhante, observou-se que a reformulação da ansiedade de desempenho como excitação, em vez de ameaça, induziu melhor desempenho sem reduzir a ansiedade (Brooks, 2014).

Apesar do amplo apoio para a capacidade dessas reavaliações do *stress* de prever os resultados de desempenho, o modelo BPS refere-se a um processo de avaliação que ocorre apenas em situações que envolvem a busca pelo objetivo ativo (p. ex., fazer um exame, discurso público) e excitação fisiológica (p. ex., um aumento da frequência cardíaca). Portanto, é menos adequado generalizar esses resultados a estressores crônicos que são comuns em contextos ocupacionais.

Mentalidade sobre o *Stress*

Outro conceito promissor que tem sido usado para estudar a relação entre percepções e comportamentos na psicologia social é a mentalidade (*mindset*), uma estrutura mental ou lente que ajuda as pessoas a organizar e codificar informações, moldando assim a maneira como as pessoas entendem e experimentam seu ambiente (Dweck, 1999). As mentalidades são percepções que as pessoas têm sobre si mesmas e sobre o mundo. Por exemplo, algumas pessoas acreditam que as habilidades gerais podem se desenvolver com o tempo, enquanto outras acreditam que as habilidades gerais são bastante estáveis. Essas crenças afetam o comportamento das pessoas. Por exemplo, se alguém acredita que as habilidades são estáveis, provavelmente evitará tarefas desafiadoras que exijam a aquisição de novas habilidades ou o aprendizado extensivo. Do ponto de vista cognitivo, como as informações que nos rodeiam são "infinitas", as mentalidades ajudam as pessoas a entender, codificar e usar a vasta quantidade de informações e, consequentemente, atuar melhor em meio à complexidade (Taylor & Crocker, 1981). Com base no conceito de mentalidade, Crum, Salovey e Achor (2013) aplicaram-no na pesquisa sobre o *stress*. Eles alegaram que os efeitos negativos e nocivos do *stress* sobre o bem-estar físico e psicológico tornaram-se conhecimento comum após anos de demonização do *stress* nos locais de trabalho e na mídia (criando assim uma mentalidade negativa sobre o *stress*) e os possíveis efeitos positivos do *stress*, como os efeitos de reforço das respostas endócrinas (Epel et al., 1998), foram negligenciados. Crum *et al.* também sugeriram que, por ser difícil compreender que o *stress* é tanto benéfico quanto deletério, fixamos irrestritamente em uma mentalidade ou outra. Assim, a concentração apenas nas consequências negativas do *stress* cria um estado de *stress* sobre o *stress*. Na sua opinião, as intervenções de gerenciamento de *stress* no local de trabalho que visam treinar funcionários para reduzir seus níveis de *stress* como um meio de evitar suas consequências negativas podem involuntariamente servir como um estressor adicional (Crum et al., 2013). Em seu estudo pioneiro, eles desenvolveram o conceito de *mentalidade sobre o stress*, que representa a extensão até onde se acredita que o *stress* tem diferentes consequências para vários efeitos relacionados com o *stress*, como desempenho, saúde e crescimento. Assim, a mentalidade sobre o *stress* pode variar desde a de que o *stress*-é-aprimorador até a de que o *stress*-é-debilitante (com a maioria das pessoas tendo a última mentalidade).

Para avaliar o papel da percepção do *stress* como positivo ou negativo, Crum *et al.* (2013) desenvolveram uma medida de mentalidade sobre o *stress* e uma técnica de indução de mentalidade sobre o *stress*, que envolvia assistir a um filme educativo sobre os benefícios ou perigos do *stress*, visando a mudar a mentalidade sobre o *stress*, tentando influenciar as consequências do *stress*, como desempenho prejudicado de reações fisiológicas. Para isso, Crum *et al.* (2013) usaram um experimento para mostrar os efeitos da indução da mentalidade sobre o *stress* no desempenho autorrelatado e nos sintomas de saúde autorreferidos entre 388 funcionários. Os funcionários participaram de um "programa de treinamento de gerenciamento do *stress*", onde primeiro avaliaram sua mentalidade inicial sobre o *stress*, sua saúde mental (níveis de ansiedade e depressão) e seu desempenho no trabalho (eficiência). Em seguida, eles foram aleatoriamente designados para um dos três grupos: um grupo de o *stress*-é-aprimorador, um grupo de o *stress*-é-debilitante e um terceiro grupo-controle que não tinha como objetivo mudar a mentalidade sobre o *stress*. Os participantes dos grupos *stress*-é-aprimorador e *stress*-é-debilitante assistiram a vários filmes curtos. Ao longo de uma semana, objetivaram retratar o *stress* como algo aprimorador no primeiro grupo (p. ex., apresentando efeitos favoráveis do *stress*) ou como debilitante no segundo grupo (p. ex., enfatizando as desvantagens do *stress*). O terceiro grupo não assistiu a nenhum filme. Após a entrega dos filmes positivos/negativos/ausentes, os participantes foram solicitados a avaliar novamente sua saúde mental, desempenho no trabalho e mentalidade sobre *stress*. Os resultados deste estudo foram bastante interessantes. Os participantes que assistiram aos filmes relativos ao *stress*-é-aprimorador relataram um declínio na depressão e ansiedade e uma melhora no desempenho no trabalho, enquanto nenhuma mudança foi observada nos outros dois grupos. Esses resultados sugerem que retratar o *stress* de maneira mais positiva pode afetar favoravelmente o bem-estar da pessoa. Dito isto, deve-se notar que os participantes do grupo o *stress*-é-aprimorador podem ter se sentido obrigados a relatar níveis mais altos de saúde mental e desempenho, já que o objetivo deste estudo foi bastante claro.

Em outro estudo, os níveis basais de mentalidade sobre *stress* (medidos algumas semanas antes) previram mudanças nos níveis de um hormônio do *stress* (cortisol) desde o início, sob *stress* agudo, que foi manipulado pedindo-se aos participantes que se preparassem para um discurso em público. Entretanto, a interpretação das mudanças nos níveis de cortisol encontradas neste estudo não foi direta (Crum et al., 2013) e foi difícil entender se esses resultados representavam um padrão mais saudável de reatividade ao cortisol ou o contrário; assim, ainda é cedo para determinar as consequências fisiológicas de ter uma mentalidade de *stress* positiva, em vez de negativa.

Crum *et al*. (2013) sugeriram ainda que manter uma mentalidade negativa sobre o *stress* pode, sem querer, transformar a experiência de *stress* em um estressor independente adicional. Do ponto de vista teórico, a perspectiva de conservação de recursos (COR) (Hobfoll, 1989, 2001) pode fornecer uma lógica para essa afirmação. De acordo com a COR, todos os indivíduos têm determinados recursos à sua disposição, que eles apreciam muito e estão inclinados a proteger. O *stress* ocorre não apenas quando há uma perda real de recursos (p. ex., perda de energia ou tempo), mas também quando há uma perda prevista de recursos (uma ameaça). Assim, pensar sobre o *stress* de maneira negativa pode facilitar pensamentos de ameaça e de perda de recursos, de tal maneira que o estressor se torna um estressor em si e por si. Por exemplo, uma pessoa pode estressar-se e experimentar uma perda de energia devida a uma carga de trabalho pesada (ou seja, uma perda real de recursos), e após esse esgotamento de energia os níveis de *stress* podem aumentar se também pensar como as sensações de *stress* e fadiga podem deteriorar a saúde. De maneira semelhante, perceber as experiências de *stress* como engenhosas – ou seja, como potencialmente geradoras da aquisição de outros recursos (p. ex., maior prestígio, vigor ou admiração) – pode levar a emoções positivas, alegria e excitação.

Um estudo mais recente (Kilby & Sherman, 2016) explorou a possível relação da mentalidade sobre o *stress* com avaliações de desafio e ameaça, conforme conceituado no modelo transacional de *stress* e enfrentamento (Lazarus & Folkman, 1987). De acordo com o modelo, a avaliação da ameaça envolve uma avaliação dos danos que podem ocorrer no futuro, enquanto a avaliação do desafio envolve uma avaliação do futuro potencial de crescimento ou ganho pessoal. Em seu estudo, os pesquisadores pediram aos participantes que completassem uma avaliação de mentalidade sobre o *stress* e avaliações de desafio e ameaça (pré-teste), depois lessem um conjunto de instruções sobre uma tarefa de matemática estressante, seguida da conclusão de uma verificação pós-manipulação (mentalidade sobre *stress* e avaliações) e, finalmente, fizessem o teste de matemática. A avaliação de desafio e ameaça em relação ao teste de matemática foi aferida por uma medida de avaliação cognitiva (p. ex., estou focando nos aspectos positivos da tarefa de matemática, tenho medo de dizer ou fazer algo errado na tarefa de matemática). Os pesquisadores descobriram que os participantes que tinham um número maior de percepções positivas (em oposição a percepções negativas) notaram que o teste de matemática era mais desafiador, mas nenhum efeito como esse foi encontrado com relação ao grau em que a matemática foi considerada ameaçadora.

Avaliações de Estressores

Recentemente, poucos estudos sugeriram uma expansão da estrutura de desafio-obstáculos, da avaliação de estressores apenas para incluir também avaliações desses estressores. Webster, Beehr e Love (2011) descobriram que vários fatores estressores (p. ex., carga de trabalho, conflito de papéis) eram percebidos como desafios e obstáculos, fortalecendo assim a necessidade de explorar percepções de estressores em vez de apenas estressores objetivos. Consequentemente, Searle e Auton (2015) desenvolveram uma nova medida de avaliação de desafio/obstáculo que era específica para situações (p. ex., pense na quantidade de pressão de tempo que você está vivenciando hoje). Embora essa medida pareça promissora, ela se refere apenas a percepções sobre desempenho (p. ex., ela me mostrará que posso fazer algo novo, ela restringirá minhas capacidades) e não se refere de maneira alguma ao impacto potencial desses estressores na saúde ou no bem-estar.

Percepções sobre o *Stress*

A contribuição mais recente para a literatura de avaliação de *stress* é a percepção acerca da escala de *stress* (BASS), um construto multidimensional que inclui três componentes: *percepções negativas sobre o stress* (p. ex., estar estressado afeta minha saúde no curto prazo), *percepções positivas sobre o stress* (p. ex., estar estressado possibilita-me trabalhar de uma maneira mais focada) e *controlabilidade* (p. ex., estar estressado é algo que eu sou capaz de influenciar através de minhas ações). Correlações de todas as subescalas com otimismo, pessimismo, neuroticismo, e com uma tendência a ver as sensações somáticas normais como sendo relativamente intensas e perturbadoras, foram baixas a moderadas, sugerindo uma boa validade discriminante. Usando essa escala, Laferton, Stenzel e Fischer (2016) mostraram que os níveis iniciais de percepções negativas sobre o *stress* no início do ano letivo previam um aumento dos níveis subjetivos de *stress* durante o período de provas. Em um segundo estudo, verificou-se que as percepções negativas sobre o *stress* predizem sintomas somáticos autorrelatados em alunos que estavam sob *stress* acadêmico (Fischer, Nater & Laferton, 2016).

Curiosamente, em ambos os estudos os resultados não foram previstos por percepções positivas sobre o *stress* ou por controlabilidade. Uma possível explicação é que ambos os efeitos utilizados nesses estudos (níveis subjetivos de *stress* e sintomas somáticos) são considerados negativos e, portanto, desviam os resultados. É possível que efeitos mais positivos, como desempenho ou engajamento, resultem em achados diferentes. Além disso, esses dois estudos foram realizados entre estudantes e concentrados no *stress* evocado relacionado ao exame. Em um ambiente ocupacional, diferentes padrões podem ser obtidos.

IMPLICAÇÕES, LIMITAÇÕES E FUTUROS DIRECIONAMENTOS

O estudo das percepções das pessoas sobre o *stress* está ganhando força, sendo que a maioria dos estudos sugere que avaliações positivas do *stress*, estressores e das respostas ao *stress* podem levar a resultados desejáveis. Assim, os meios de comunicação recentes que acentuam o papel positivo do *stress* ganharam crescente interesse com manchetes do tipo: como usar o *stress* a seu favor (David, 2016), ou você está estressado demais para ser produtivo ou não estressado o suficiente? (Gino, 2016), que foram publicados na *Harvard Business Review*. Esses artigos, juntamente com TED *talks* do tipo "Como Transformar o *Stress* em seu Amigo" (que teve mais de 12 milhões de visualizações *online*) e livros não acadêmicos, como *The Upside of Stress – Why Stress is Good for You and How to Get Good at it?* (Por que o *stress* é bom para você e como ser bom nisso?) (Mc-Gonigal, 2015) estão incentivando funcionários e organizações a se concentrarem nas consequências positivas do *stress* como uma nova maneira de reduzir as implicações prejudiciais do *stress*. As implicações práticas para as intervenções no *stress* podem ser promissoras, mas sugerimos que se tenha cautela antes de adotar plenamente as intervenções do tipo *stress*-é-aprimorador. Em outras palavras, antes de tirar conclusões de longo prazo e investir recursos no desenvolvimento de intervenções que envolvam o *stress*, as limitações dos estudos revisados mencionados devem ser reconhecidas.

Aplicabilidade das Percepções sobre os Estudos de *Stress* para Ambientes Ocupacionais

A maioria dos estudos mencionados anteriormente é de laboratório ou realizados entre estudantes. A aplicação dos resultados em ambientes ocupacionais ainda é muito precoce e deve ser feita com cautela. Como o local de trabalho é muitas vezes a principal causa de *stress* e tem um papel importante na formação de percepções sobre o *stress* (ou seja, acentuando a ética no trabalho, a competição e prazos apertados), e como funcionários estressados definem *stress* ocupacional de várias maneiras (Kinman & Jones, 2005), compreender as percepções relacionadas com o trabalho sobre o *stress* e o grau em que elas afetam os funcionários é importante e ainda precisam ser determinadas. Assim, antes de desenvolver intervenções que envolvam o *stress* nas organizações, os benefícios das percepções positivas sobre o *stress* devem ser estudados entre os funcionários, com fatores relacionados ao trabalho como resultados desejáveis.

Aplicabilidade dos Achados de Curto Prazo aos Efeitos de Longo Prazo das Percepções sobre o *Stress*

Até agora, os achados de curto prazo em relação às percepções sobre o *stress* foram generalizados para efeitos de longo prazo, com base no pressuposto de que respostas adaptativas a estressores agudos melhoram nossa capacidade de lidar com estressores futuros (Crum et al., 2013; Jamieson, Mendes et al., 2013). No entanto, como o *stress* ocupacional é geralmente de natureza crônica (ou seja, características do trabalho e condições de trabalho não mudam diariamente), e seus efeitos se acumulam com o tempo estendendo-se a meses e anos, é essencial empregar um exame sistemático dos potenciais resultados de bem-estar físico e mental de longo prazo em relação às percepções sobre o *stress*. Isto é especialmente relevante quando se consideram as técnicas de reavaliação da excitação descritas anteriormente. Embora determinadas tarefas de trabalho possam incluir estressores agudos (p. ex., profissionais de saúde em um setor de emergência, controladores aéreos), a maioria dos funcionários enfrenta estressores crônicos diariamente. Estes podem incluir horas de trabalho prolongadas, prazos, conflitos trabalho-casa, etc.; a natureza crônica desses estressores não leva a uma frequência cardíaca acelerada, mas sim a um atraso da deterioração cardiovascular (Melamed et al., 2006). Como as intervenções para o manejo do *stress* são projetadas para induzir uma mudança de longo prazo na maneira como os funcionários percebem estressores ou reagem a situações estressantes, os efeitos de longo prazo das percepções positivas sobre o *stress* devem ser primeiramente estabelecidos de forma empírica.

O Conceito Vago de Stress

Como descrito anteriormente, o debate científico sobre a definição de *stress* vem ocorrendo há mais de 50 anos (Koolhaas et al., 2011), resultando na equação do termo *stress* com outros termos, incluindo estressores, tensões, respostas ao *stress*, avaliações do *stress* ou processos de *stress*. Por exemplo, se as pessoas equacionam *stress* negativo com um estressor como carga de trabalho, elas podem achar que programas de promoção de saúde no local de trabalho (p. ex., atividade física) não são relevantes para a redução do *stress* e evitam participar deles. Essas definições conflitantes ainda não estão refletidas nas percepções sobre estudos de *stress*, em que o termo *stress* é usado apesar de sua ambiguidade e complexidade. Assim, quando as pessoas relatam mentalidade e/ou percepções negativas sobre o *stress*, não sabemos ao que elas realmente se referem. Elas percebem os estressores como negativos? Talvez eles se concentrem nas respostas aos estressores como tendo consequências negativas? Assim, ao tentar avaliar as percepções sobre o *stress*, devemos ser específicos sobre a definição do alvo dessa percepção. Consequentemente, ao projetar intervenções que enfocam as percepções acerca do *stress*, os gerentes devem ser muito específicos quanto a qual percepção pretendem mudar. Por exemplo, com base no modelo de desafio e obstáculo (Searle & Auton, 9015), os benefícios da carga de trabalho e dos prazos podem ser destacados. Outras intervenções que visam a mudar as percepções sobre as respostas ao *stress* podem destacar os benefícios da excitação para o desempenho em situações de *stress* agudo.

Percepções Positivas e Negativas sobre o Stress: São Elas Dois Fenômenos Diferentes?

Embora as pessoas tendam a retratar o *stress* como uma entidade negativa (Clark, 2003; Furnham, 1997; Kinman & Jones, 9005) e contrária à perspectiva de mentalidade que oferece um contínuo de mentalidade sobre o *stress*, onde a mentalidade sobre o *stress* varia de o *stress* é bom até o *stress* é ruim (Crum et al., 2013), pode muito bem ser que mentalidades ou avaliações negativas e positivas sobre o *stress* não sejam necessariamente dois lados do mesmo fenômeno, mas dois fenômenos diferentes, ou seja, as pessoas podem acreditar que o *stress* é bom e ruim ao mesmo tempo. Curiosamente, a maioria dos estudos se refere a percepções sobre o *stress* como um único construto ou fenômeno (p. ex., ver o *stress* como bom ou ruim), mas as evidências para um modelo diferente surgem dos dois estudos anteriormente descritos (Fischer et al., 2016; Laferton et al., 2016).

Por exemplo, um estudo que ampliou a estrutura de desafio-obstáculos para a avaliação demonstrou como os estressores podem ser percebidos como promotores de resultados positivos e negativos (Webster et al., 2011). De maneira semelhante, outros domínios de pesquisa que giram em torno de construtos complexos e vagos proximais adotaram uma abordagem teórica bivariada. Por exemplo, a estrutura de afeto positivo-negativo, que acentua a capacidade das pessoas de experimentar tanto afetos positivos como negativos (Watson, Clark, & Tellegen, 1988), é o exemplo mais proeminente que tem sido aplicado a muitos estudos como os de otimismo e pessimismo (Kubzansky, Kubzansky & Maselko, 2004). Outros estudos demonstraram como dois estados emocionais opostos, *burnout* e vigor, levam a consequências fisiológicas completamente diferentes, sugerindo que eles representam fenômenos diferentes (Shirom, Toker, Melamed, Berliner, & Shapira, 2013).

Aplicando esses achados a intervenções no trabalho, sugerimos que pode não ser suficiente concentrar-se nos aspectos positivos ou negativos, mas sim deve-se desenvolver uma intervenção combinada (isto é, acentuando os efeitos positivos do *stress* e reduzindo as percepções negativas).

Determinantes de Percepções Positivas e Negativas sobre o *Stress*

Dado o papel importante que as diferenças individuais desempenham no comportamento e na saúde humana, e utilizando em parte um modelo relevante, o modelo do senso comum das representações da doença (Leventhal, Meyer & Nerenz, 1980) que acentua o papel de vários fatores como características, experiências, laços sociais e mídia na formação de representações de doenças, é importante entender quais fatores estão associados a percepções sobre o *stress*. Entender os fatores individuais que constituem as percepções sobre *stress* pode melhorar nossa compreensão dos mecanismos que impulsionam os efeitos moderadores. Além disso, seremos capazes de identificar grupos específicos que têm maior probabilidade de desenvolver uma percepção positiva, e não negativa, de *stress*, bem como experimentar diferentes consequências de manter essas percepções. Também seria interessante descobrir que fator as relações sociais desempenham na formação das percepções sobre o *stress*. Barley e Knight (Barley e Knight, 1991) sugeriram que o uso do termo *stress* aumentou através do contágio interpretativo, ou seja, a maneira como definimos o *stress* e as nossas percepções sobre as consequências do *stress* são moldadas por outros por meio de redes sociais e de processos de comparação social. Por exemplo, se meus colegas de trabalho e gerentes enfatizarem a importância dos estressores e prazos no aprimoramento do desempenho do trabalho, posso adotar a mesma opinião. De maneira semelhante, se meus colegas apontarem para os efeitos prejudiciais das respostas ao *stress*, tais como pulso elevado em sua saúde, eu posso adotar a mesma abordagem. Os funcionários também podem se comparar a outros; se o colega de trabalho esforçado desenvolve doenças do coração, eles podem perceber-se propensos ao mesmo destino. Assim, ao planejar uma intervenção de percepções sobre *stress*, o profissional deve mapear as percepções acerca do *stress* em toda a empresa ou departamento, pois elas também afetam o funcionário.

Outro determinante das percepções sobre o *stress* pode envolver a exposição a estressores ou a manifestações de *stress* físico. Estudos mostraram que a informação somática ou sintomática pode constituir uma representação do *stress*, em parte por meio de um fenômeno interessante chamado cognição incorporada (Meier, Schnall, Schwarz & Bargh, 2012). A cognição incorporada representa a maneira como nosso raciocínio é moldado por experiências corporais. Assim, se meu corpo reage intensamente ao ambiente organizacional com pulso elevado, suor ou vermelhidão, minha mente percebe esse ambiente como perigoso. Portanto, estar exposto a estressores ou experimentar uma resposta ao *stress* pode servir como sugestão e, consequentemente, afetar as percepções sobre o *stress*. Finalmente, as percepções sobre o *stress* podem ser afetadas pela literacia em *stress*. As representações do *stress* das pessoas são compatíveis com as definições de *stress* na mídia? Elas se equiparam às de *sites* de saúde, segurança e ocupacionais oficiais ou não oficiais? Com base no modelo de senso comum de representações da doença (Leventhal et al., 1980), é possível desenvolver uma medida de literacia do *stress* e avaliar até que ponto as pessoas leem e entendem informações relacionadas com o *stress* e onde elas buscam essas informações.

CONCLUSÃO

O estudo das percepções sobre *stress* ainda está no início. Embora diferentes estudos e abordagens tenham sido revisados neste capítulo, ainda é cedo demais para chegar a uma conclusão definitiva que possa ser aplicada à psicologia da saúde ocupacional. É definitivamente tentador experimentar e implementar essa nova perspectiva sobre as percepções acerca do *stress* nas intervenções de manejo do *stress* ocupacional, construindo novas oficinas do tipo abrace-seu-*stress*. É possível que se caia na tentação de pensar que, se apenas os funcionários fossem levados a acreditar que o *stress* é bom para eles, reagiriam melhor a situações estressantes. No entanto, como os resultados empíricos ainda são limitados, aconselhamos os profissionais a serem muito cautelosos. No entanto, incentivamos acadêmicos e profissionais a explorarem e estudarem o campo das percepções sobre o *stress* examinando os efeitos relacionados com o trabalho, examinando o papel das percepções sociais, acompanhando os resultados dos funcionários e das organizações por um período mais longo e tendo como alvo as percepções tanto positivas como negativas sobre o *stress*.

No entanto, os estudos revisados neste capítulo sugerem que as percepções sobre o *stress* podem moldar a maneira como os funcionários percebem seu ambiente ocupacional e reagem a ele de maneira fisiológica, emocional e comportamental. Como tal, este campo de pesquisa parece promissor e exige mais investigações.

REFERÊNCIAS

1. Abbott, A. (1990). *Positivism and interpretation in sociology: Lessons for sociologists from the history of stress research.* Paper presented at the Sociological Forum.
2. Barley, S. R., & Knight, D. B. (1991). Toward a cultural theory of stress complaints. In B. Staw & L. L. Cummings (Eds.), *Research in Organizational Behavior* (Vol. 14, pp. 1-48). Greenwich, CT: JAI Press.
3. Beltzer, M. L., Nock, M. K., Peters, B. J., & Jamieson, J. P. (2014). Rethinking butterflies: The affective, physiological, and performance effects of reappraising arousal during social evaluation. *Emotion, 14*(4), 761.
4. Blascovich, J. (2008). Challenge and threat. In A. J. Elliot (Ed.), *Handbook of approach and avoidance motivation* (pp. 431-445), New York, NY: Psychology Press.
5. Blascovich, J., & Tomaka, J. (1996). The biopsychosocial model of arousal regulation. *Advances in experimental social psychology, 28*, 1-52.
6. Boudarene, M., Legros, J., & Timsit-Berthier, M. (2001). Study of the stress response: role of anxiety, cortisol and DHEAs. *L'Encephale, 28*(2), 139-146.
7. Brooks, A. W. (2014). Get excited: Reappraising pre-performance anxiety as excitement. *Journal of Experimental Psychology: General, 143*(3), 1144.
8. Cavanaugh, M. A., Boswell, W. R., Roehling, M. V., & Boudreau, J. W. (2000). An empirical examination of self-reported work stress among US managers. *Journal of Applied Psychology, 85*(1), 65.
9. Clark, A. M. (2003). 'It's like an explosion in your life…': lay perspectives on stress and myocardial infarction. *Journal of clinical nursing, 12*(4), 544-553.
10. Crawford, E. R., LePine, J. A., & Rich, B. L. (2010). Linking job demands and resources to employee engagement and burnout: A theoretical extension and meta-analytic test. *Journal of Applied Psychology, 95*(5), 834-848.
11. Crum, A. J., Salovey, P., & Achor, S. (2013). Rethinking stress: the role of mindsets in determining the stress response. *Journal of personality and social psychology, 104*(4), 716-733.

12. David, S. (2016). How to Use Stress to Your Advantage. *Harvard Business Review*. Retrieved from https://hbr.org/2016/08/how-to-use-stress-to-yourk-advantage.
13. Dweck, C. S. (1999). *Self-theories: Their role in motivation, personality, and development*. New York, NY, US: Psychology Press.
14. Epel, E. S., McEwen, B. S., & Ickovics, J. R. (1998). Embodying psychological thriving: Physical thriving in response to stress. *Journal of Social Issues, 54*(2), 301-322.
15. European Agency for Safety and Health at Work (EU-OSHA). (2014-2015). Healthy Workplaces Manage Stress. Retrieved from https://osha.europa.eu/en/campaigns
16. Fischer, S., Nater, U. M., & Laferton, J. A. C. (2016). Negative Stress Beliefs Predict Somatic Symptoms in Students Under Academic Stress. *International journal of behavioral medicine, 23*(6), 746-751.
17. Furnham, A. (1997). Lay theories of work stress. *Work & Stress, 11*(1), 68-78.
18. Ganster, D. C., & Rosen, C. C. (2013). Work stress and employee health A multidisciplinary review. *Journal of Management, 39*(5), 1085-1122.
19. Gilboa, S., Shirom, A., Fried, Y., & Cooper, C. (2008). A meta-analysis of work demand stressors and job performance: examining main and moderating effects. *Personnel Psychology, 61*(2), 227-271
20. Gino, F. (2016). Are You Too Stressed to Be Productive? Or Not Stressed Enough. *harvard business review.* Retrieved from https://hbr.org/2016/04/are-you-too-stressed-t0-be-productive-or-not-stressed-enough
21. Hargrove, M. B., Nelson, D. L., & Cooper, C. L. (2013). Generating eustress by challenging employees. *Organizational Dynamics, 42*, 61-69.
22. Hobfoll, S. E. (1989). Conservation of resources: A new attempt at conceptualizing stress. *American Psychologist, 44*(3), 513-524.
23. Hobfoll, S. E. (2001). The influence of culture, community, and the nested-self in the stress process: advancing conservation of resources theory. *Applied Psychology, 50*(3), 337-421.
24. Jamieson, J. P., Mendes, W. B., Blackstock, E., & Schmader, T. (2010). Turning the knots in your stomach into bows: Reappraising arousal improves performance on the GRE. *Journal of Experimental Social Psychology, 46*(1), 208-212.
25. Jamieson, J. P., Mendes, W. B., & Nock, M. K. (2013). Improving Acute Stress Responses The Power of Reappraisal. *Current Directions in Psychological Science, 22*(1), 51-56.
26. Jamieson, J. P., Nock, M. K., & Mendes, W. B. (2013). Changing the conceptualization of stress in social anxiety disorder affective and physiological consequences. *Clinical psychological science, 1*(4), 363-374.
27. Jamieson, J. P., Peters, B. J., Greenwood, E. J., & Altose, A. J. (2016). Reappraising Stress Arousal Improves Performance and Reduces Evaluation Anxiety in Classroom Exam Situations. *Social Psychological and Personality Science, 7*(6), 579-587.

28. John-Henderson, N. A., Rheinschmidt, M. L., & Mendoza-Denton, R. (2015). Cytokine responses and math performance: The role of stereotype threat and anxiety reappraisals. *Journal of Experimental Social Psychology, 56*, 203-206.
29. Juster, R. P., McEwen, B. S., & Lupien, S. J. (2010). Allostatic load biomarkers of chronic stress and impact on health and cognition. *Neuroscience & Biobehavioral Reviews, 35*(1), 2-16.
30. Keller, A., Litzelman, K., Wisk, L. E., Maddox, T., Cheng, E. R., Creswell, P. D., & Witt, W. P. (2012). Does the perception that stress affects health matter? The association with health and mortality. *Health Psychology, 31*(5), 677-684. doi:10.1037/a0026743
31. Kilby, C. J., & Sherman, K. A. (2016). Delineating the relationship between stress mindset and primary appraisals: preliminary findings. *SpringerPlus, 5*(1), 1.
32. Kinman, G., & Jones, F. (2005). Lay representations of workplace stress: What do people really mean when they say they are stressed? *Work & Stress, 19*(2), 101-120.
33. Koolhaas, J., Bartolomucci, A., Buwalda, B., De Boer, S., Flügge, G., Korte, S., . . . Palanza, P. (2011). Stress revisited: a critical evaluation of the stress concept. *Neuroscience & Biobehavioral Reviews, 35*(5), 1291-1301.
34. Kubzansky, L. D., Kubzansky, P. E., & Maselko, J. (2004). Optimism and pessimism in the context of health: bipolar opposites or separate constructs? *Personality and Social Psychology Bulletin, 30*(8), 943-956.
35. Laferton, J. A. C., Stenzel, N. M., & Fischer, S. (2016). The Beliefs About Stress Scale (BASS): Development, Reliability, and Validity. *International Journal of Stress Management*. doi:Advance online publication.
36. Lazarus, R. S., & Folkman, S. (1987). Transactional theory and research on emotions and coping. *European Journal of personality, 1*(3), 141-169.
37. LePine, J. A., Podsakoff, N. P., & LePine, M. A. (2005). A meta-analytic test of the challenge stressor–hindrance stressor framework: An explanation for inconsistent relationships among stressors and performance. *Academy of Management Journal, 48*(5), 764-775.
38. Leventhal, H., Meyer, D., & Nerenz, D. (1980). The common sense representation of illness danger. *Contributions to medical psychology, 2*, 7-30.
39. McGonigal, K. (2015). *The Upside of Stress: Why Stress is Good for You, and how to Get Good at it*. New york, New york: Penguin.
40. Meier, B. P., Schnall, S., Schwarz, N., & Bargh, J. A. (2012). Embodiment in social psychology. *Topics in cognitive science, 4*(4), 705-716.
41. Melamed, S., Shirom, A., Toker, S., Berliner, S., & Shapira, I. (2006). Burnout and risk of cardiovascular disease: evidence, possible causal paths, and promising research directions. *Psychological bulletin, 132*(3), 327-353.
42. Merton, R. K. (1948). The self-fulfilling prophecy. *The Antioch Review*, 193-210.

43. Morgan, C. A., Southwick, S., Hazlett, G., Rasmusson, A., Hoyt, G., Zimolo, Z., & Charney, D. (2004). Relationships Among Plasma Dehydroepiandrosterone Sulfate and CortisolLevels, Symptoms of Dissociation, and Objective Performance in Humans Exposedto Acute Stress. *Archives of General Psychiatry, 61*(8), 819-825.

44. Nabi, H., Kivimäki, M., Batty, G. D., Shipley, M. J., Britton, A., Brunner, E. J., . . . Singh-Manoux, A. (2013). Increased risk of coronary heart disease among individuals reporting adverse impact of stress on their health: the Whitehall II prospective cohort study. *European Heart Journal. 34*(34), 2697-2705.

45. Nixon, A. E., Mazzola, J. J., Bauer, J., Krueger, J. R., & Spector, P. E. (2011). Can work make you sick? A meta-analysis of the relationships between job stressors and physical symptoms. *Work & Stress, 25*(1), 1-22.

46. Podsakoff, N. P., LePine, J. A., & LePine, M. A. (2007). Differential challenge stressor-hindrance stressor relationships with job attitudes, turnover intentions, turnover, and withdrawal behavior: a meta-analysis. *Journal of Applied Psychology, 92*(2), 438.

47. Pollock, K. (1988). On the nature of social stress: production of a modern mythology. *Social Science & Medicine, 26*(3), 381-392.

48. Roberts, A. H., Kewman, D. G., Mercier, L., & Hovell, M. (1993). The power of nonspecific effects in healing: Implications for psychosocial and biological treatments. *Clinical Psychology Review, 13*(5), 375-391.

49. Rydstedt, L. W., Devereux, J., & Furnham, A. F. (2004). Are lay theories of work stress related to distress? A longitudinal study in the British workforce. *Work & Stress, 18*(3), 245-254.

50. Searle, B. J., & Auton, J. C. (2015). The merits of measuring challenge and hindrance appraisals. *Anxiety, Stress & Coping: An International Journal, 28*(2), 121-143.

51. Seery, M. D. (2011). Challenge or threat? Cardiovascular indexes of resilience and vulnerability to potential stress in humans. *Neuroscience & Biobehavioral Reviews, 35*(7), 1603-1610.

52. Selye, H. (1956). *The stress of life*. New York, NY, US: McGraw-Hill.

53. Selye, H. (1987). Stress without distress *Society, stress, and disease, Vol. 5: Old age* (pp. 257-262). New York, NY, US: Oxford University Press.

54. Sharpley, C. F., & Gardner, J. (2001). Managers' understanding of stress and its effects in the workplace. *Journal of Applied Health Behaviour, 3*(1), 24-30.

55. Shirom, A., Toker, S., Melamed, S., Berliner, S., & Shapira, I. (2013). Burnout and vigor as predictors of the incidence of hyperlipidemia among healthy employees. *Applied Psychology: Health and Well-Being, 5*(1), 79-98.

56. Taylor, S. E., & Crocker, J. (1981). Schematic bases of social information processing. In E. T. Higgins, P. Herman, & M. P. Zanna (Eds.), *The Ontario symposium on Personality and Social Psychology*. Mahwar, NJ: Erlbaum.

57. Watson, D., Clark, L. A., & Tellegen, A. (1988). Development and validation of brief measures of positive and negative affect: the PANAS scales. *Journal of personality and social psychology, 54*(6), 1063.
58. Webster, J. R., Beehr, T. A., & Love, K. (2011). Extending the challenge-hindrance model of occupational stress: The role of appraisal. *Journal of Vocational Behavior, 79*(2), 505-516.
59. Wemm, S., Koone, T., Blough, E. R., Mewaldt, S., & Bardi, M. (2010). The role of DHEA in relation to problem solving and academic performance. *Biological Psychology, 85*(1), 53-61.
60. Westman, M., & Eden, D. (1991). Implicit stress theory: The spurious effects of stress on performance ratings. *Journal of Social Behavior & Personality.*

Teoria da Ativação Cognitiva do *Stress* (CATS) na Saúde Ocupacional

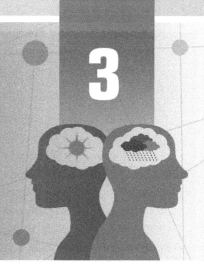

Hege R. Eriksen
Western Norway University of Applied Sciences

RESUMO

Sentir-se estressado pode ser uma experiência desagradável, mas isso não significa que seja insalubre ou improdutivo. Muito pelo contrário, é necessário que a resposta do *stress* atue como um alarme que parece um pouco desconfortável para que tentemos encontrar uma solução para o problema e estejamos ativados e focados ao fazê-lo. Por que quando você percebe algumas situações de trabalho ou tarefas como um desafio positivo, seu colega relata que a mesma tarefa de trabalho é algo muito estressante e negativo? A teoria da ativação cognitiva do *stress* (CATS) é utilizada como referencial teórico para compreender essa ocorrência dentro de um ambiente ocupacional. Fornece uma compreensão ampla dos aspectos positivos e negativos do *stress*. Na CATS, o enfrentamento é definido como expectativa de resultado com resposta positiva (ou seja, esperamos lidar com uma situação exigente com um resultado positivo). Só depois disso que o enfrentamento é eficaz na atenuação da resposta de *stress*.

O QUE É *STRESS*?

Existem basicamente duas visões extremas diferentes do *stress*. Uma é que o *stress* é bom para você e você deve se esforçar para experimentar o *stress*, como afirma tantas vezes Holger Ursin. A outra visão é que o *stress* é perigoso e deve ser evitado a todo custo. Neste capítulo, você terá uma ideia de quando o *stress* está relacionado com enfrentamento, boa saúde e desempenho; e quando o *stress* pode causar desamparo ou desesperança, queixas relacionadas com a saúde e doenças. Ambas as visões são úteis para empregadores, gerentes, funcionários e todos os interessados em saúde ocupacional. Embora fatores globais, ambientais e sociais sejam importantes para todos os aspectos do *stress*, neste capítulo você lerá principalmente sobre o que acontece no cérebro do indivíduo.

Existem vários modelos e teorias diferentes sobre *stress* e saúde ocupacional. O modelo de controle de demanda de Karasek e Theorell e o de desequilíbrio esforço-recompensa de Siegrist são dois dos mais influentes dentro dessa área. No entanto, neste capítulo, a teoria da ativação cognitiva do *stress* (CATS; Ursin & Eriksen, 2004) é a estrutura teórica e prática para entender e lidar com o *stress*. O desenvolvimento da CATS é resultado de uma longa série de experimentos e trabalhos teóricos. Usando dados de animais e humanos que cobrem mecanismos básicos, a CATS mostra quando o *stress* é bom para você e quando o *stress* pode estar relacionado com problemas de saúde.

Embora todos saibam o que é *stress*, e podem falar sobre isso, é importante definir e operacionalizar o termo *stress* se você vai lidar com isso por causa de sua própria saúde, ou do ponto de vista profissional ou de pesquisadores. De qual aspecto do *stress* o funcionário está falando, sobre o que o empregador fala e no que você pensa quando ouve o termo *stress*? Na CATS, o termo *stress* inclui quatro aspectos do *stress* (Levine & Ursin, 1991) que podem ser medidos separadamente (Figura 3.1). São eles:

1. *O estímulo do stress (estressor) (1)*. Estressores são ameaças ou demandas a que estamos expostos em qualquer situação. Neste capítulo, usaremos os termos estímulo do *stress* e estressor de maneira intercambiável.
2. *A experiência do stress (2)*. O fato de sentir um estressor como ameaçador ou agradável depende de minha avaliação individual do estressor ou situação, e minha visão sobre como eu vou responder. Isso depende também do *feedback* da resposta de *stress* (4).
3. *Resposta geral não específica de stress (3)*. Podemos pensar na resposta de *stress* como uma resposta de alarme que desencadeia excitação no cérebro e aumenta a vigília para nos preparar para resolver o problema ou o estressor.

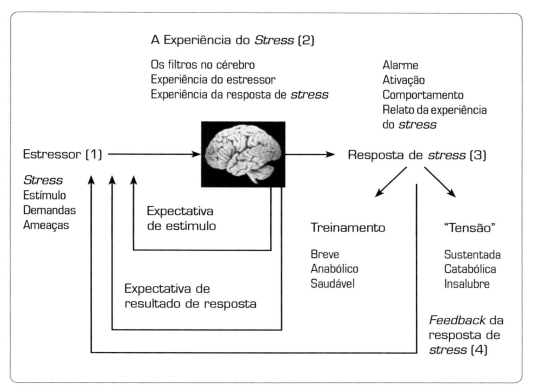

Figura 3.1. Quatro aspectos do termo *stress* na CATS.

4. *A experiência da resposta de stress (4)*. Esse é o *feedback* de todas as mudanças associadas ao aumento da excitação ou da vigília após um estressor, e desempenha um papel importante na maneira como vivenciamos o *stress*.

Esses quatro aspectos serão explicados aqui com mais detalhes, incluindo a maneira como eles estão relacionados e devem ser vistos juntos.

Os Estímulos de *Stress* (Estressor)

Harry chegou ao trabalho um pouco atrasado para a reunião. Ele olhou seu computador e viu que havia muitos *e-mails* urgentes que precisava responder, além de ter de terminar um relatório, que ele realmente tinha de terminar naquele momento. Ele chegou atrasado devido a uma discussão com sua companheira sobre os filhos e as economias. A discussão, as economias e os filhos eram uma grande preocupação, e ele acordou muito cedo, sem conseguir voltar a dormir. Ia pegar as crianças depois do trabalho e levá-las ao treino de futebol. De repente, o telefone tocou, era da oficina para lhe dizer que o custo do conserto seria o dobro do que esperava, e o carro não ficaria pronto a tempo. Seu coração começou a bater forte, ele se sentiu tonto e ansioso, e começou a se perguntar se havia algo que ele pudesse fazer certo. Toda a situação lembrou-o de uma situação semelhante há alguns anos, quando não conseguiu realizar seu trabalho e foi demitido.

O *stress* pode ser definido e operacionalizado pelos estímulos (estressores), pelas ameaças ou demandas a que estamos expostos em qualquer situação. No trabalho, várias situações, pensamentos e demandas diferentes podem ser considerados estressores, produzindo um estado de *stress* e provocando uma resposta de *stress*. Os prazos, a crescente vigília para nos preparar para resolver o problema ou o carro, a economia, a discussão, etc., foram todos estressores negativos para Harry. Um dos desafios é que não há nada comum às características físicas ou objetivas dos estressores que disparem o alarme e provoquem a resposta de *stress*. Não existe um estressor específico e bem definido.

O fato de um estressor ser agradável ou ameaçador depende da nossa avaliação individual da situação. Isso dificulta evitar a ocorrência de demandas negativas *per se*, sem verificar com o funcionário individualmente para saber pelo que ele está passando que considere estressante, e se essa experiência é positiva ou negativa. A avaliação de uma situação específica é baseada em experiências anteriores e nas expectativas que temos do resultado, ou seja, como acreditamos que lidaremos ou enfrentaremos a situação.

Ann teve uma manhã semelhante à do Harry, mas sua avaliação da situação foi bem diferente. Ela enviou uma mensagem de texto para uma amiga perguntando se ela poderia levar as crianças para o treino de futebol. Ela ficou bastante aliviada por haver *e-mails* urgentes em sua caixa de entrada, atribuindo isso ao grande sucesso que a empresa teve nos últimos dias. Ela também estava convencida de que seria capaz de terminar seu relatório. Ela estava sempre um pouco atrasada, mas sempre conseguia entregar na hora certa. Ela se sentiu um pouco agitada e muito concentrada, e achou que conseguiria ler os *e-mails*, participar da reunião e fazer o relatório. Com todas as exigências no trabalho, ela esperava um bônus substancial, o que tornaria possível pagar o carro que tinha de ser consertado. O carro não ficaria pronto hoje, mas o tempo estava lindo e ela estava ansiosa por uma rápida caminhada até sua casa. Esta manhã a lembrou de como estava no trabalho alguns anos atrás, quando tinha muito o que fazer, e sempre havia um pouco de expectativa empolgante para ver se conseguiria entregar tudo a tempo.

Harry e Ann tinham estressores externos semelhantes, mas a avaliação de cada pessoa das situações e expectativas de como lidariam com elas era bem diferente. Portanto, a resposta de *stress* e os possíveis efeitos positivos e negativos à saúde foram muito diferentes.

Apesar da falta de características comuns entre potenciais estressores, existem alguns estressores que serão considerados negativos (para a maioria de nós), estressores que serão percebidos como positivos por alguns de nós e negativos por outros, e estressores que serão considerados como positivos pela maioria de nós. Se um estressor será vivenciado como estressante ou não depende do cenário situacional e do que aprendemos anteriormente. O que esse estímulo significa para mim e quais são as expectativas que tenho em relação a esse estímulo específico? Na CATS, isso é expectativa de estímulo, que é independente dos aspectos físicos do estímulo. Para complicar ainda mais o quadro, demandas e pensamentos relacionados com aspectos fora do cenário ocupacional – como nos exemplos de Harry e Anne – também influenciarão se uma situação no trabalho desencadeará a resposta de *stress*.

Em inglês, o termo *stress* também é usado em linguística e mecânica. Mesmo que o *stress* mecânico possa ser bastante complicado, para simplificar, digamos que o *stress* mecânico é uma força física e externa que exercemos sobre um material. Se esta carga, ou tensão (*stress*), exceder os limites do material, isso resultará em deformação do material ou poderá até mesmo quebrá-lo. Muitas pessoas parecem acreditar que as mesmas leis se aplicam ao *stress* biológico, mas isso não é verdade. Na verdade, é bem o contrário. Em seres humanos e em animais, os efeitos negativos na saúde ocorrem se não usarmos nosso corpo ou cérebro. Devemos estressar e impor demandas e desafios ao nosso corpo, como atividade física ou exercício, para desenvolver e permanecer saudáveis. Certamente, há algumas exceções, como o exercício excessivo ou intenso além das limitações físicas, em combinação com outros fatores de risco, que podem induzir a rabdomiólise induzida pelo exercício (ver revisão Kim et al., 2016). Mesmo que demore alguns anos, se você dirigir para o trabalho todos os dias, seu carro acabará quebrando. Se você caminhar ou for de bicicleta para o trabalho todos os dias, será mais saudável e melhorará sua forma física. Claro, isso também funciona para o cérebro. Ele precisa de desafios cognitivos para se desenvolver e não se deteriorar.

A Experiência do *Stress*

Como seres humanos, somos capazes de fornecer relatos subjetivos das experiências que temos em qualquer situação em que nos sentimos estressados. Com o uso de entrevistas ou questionários, podemos perguntar aos funcionários o que eles vivenciam como estressante; eles podem nos dar relatos subjetivos dos sentimentos ou emoções que vivenciam na situação, e muitas vezes podem nos dizer o quanto o cérebro e o corpo deles estão despertos. A maioria de nós também pode relatar como esperamos lidar com a situação que enfrentamos. Além da expectativa de estímulo adquirido (ou seja, o que esse estressor significa para mim?), temos uma expectativa sobre o que podemos fazer com o estressor ou a situação. Esta é a expectativa do resultado da resposta. A expectativa de estímulo e as expectativas de resultado de resposta serão discutidas em detalhes mais adiante neste capítulo.

Estressores Comumente Relatados (Estímulos)

Se um estressor específico, ou conjunto de estressores, for percebido como ameaçador ou negativo, podemos relatar isso como *stress*. Como é possível o fato de que ter muito ou pouco para fazer no trabalho pode ser experimentado como igualmente estressante? Horários de trabalho extremamente longos, como muitas vezes são relatados no Japão, podem ser experimentados como estressores, e muito poucas horas de trabalho, ou mesmo desemprego, seguidos de falta de renda, podem ser vistos como ainda mais estressantes. Outros estressores podem ser o que vivenciamos como tarefas de trabalho difíceis, eventos da vida negativos, como a morte de um ente querido, o divórcio; situações ameaçadoras podem ser clientes, consumidores ou cônjuges violentos, bem como ter uma doença ou enfermidade, o medo e a ansiedade de contrair uma doença ou de ser demitido e ficar desempregado. A exposição ao que muitos considerariam uma tarefa de trabalho extrema, como a remoção de minas terrestres, o trabalho de resgate, o combate militar e o tratamento de animais perigosos, seria considerada estressante para a maioria de nós. No entanto, muitos escolheram empregos extremos de que realmente gostam e onde esperam ter um bom desempenho. Eles não vão considerá-lo estressante de maneira negativa, pelo menos não o tempo todo. Além disso, é importante reconhecer que, para muitos de nós, sermos designados para tarefas de trabalho que percebemos como muito pouco desafiadoras, ou não desafiadoras, será visto como um estressor muito forte. Portanto, apontar para estressores específicos no trabalho e tentar medi-los objetivamente é inútil, pois a experiência do estressor é muito importante. A escolha por ocupações estressantes não é aleatória, da mesma maneira que não é aleatório quem escolhe um trabalho que muitos consideram previsível e até chato. Do ponto de vista da saúde, um trabalho em que você está inativo sem desafiar o corpo ou o cérebro pode até ser prejudicial à sua saúde física e mental.

Demandas psicológicas e emocionais são comumente relatadas como estressores e o conflito interpessoal no trabalho é geralmente percebido como estressante. No entanto, você poderia ter dois funcionários, onde um deles acredita que eles têm um conflito pessoal e o outro é totalmente alheio a ele. Portanto, os dois não vivenciam o mesmo conflito. Em experimentos de *stress* em laboratório, falar em público e a combinação de tarefas diferentes como falar em público, aritmética mental e previsão (p. ex., o *Trier Stress Test*) são estressores comumente usados para desencadear uma resposta de *stress* (Kirschbaum, Pirke & Hellhammer, 1993).

Situações exigentes e desafiadoras (estressores) apresentam uma falta notável de linearidade com a resposta de *stress* (3) e, portanto, as possíveis consequências que elas têm para o comportamento e a saúde. Na CATS, abordamos o motivo dessa variação individual. Como você pode perceber pelo que leu até agora, um estressor específico não significa o mesmo para todos nós. Parece haver consenso de que as características físicas que produzem uma resposta de *stress* não têm nada em comum entre situações e pessoas. Como apontado anteriormente, o fato de um estressor ser agradável ou ameaçador depende da avaliação individual da situação, que é baseada na experiência prévia e nas expectativas de resultado situacional. Depende também do ambiente da situação e do aprendizado anterior (isto é: O que o estressor significa para mim e quais são as expectativas que eu atribuí a esse estressor em particular?).

Filtros no Cérebro: Expectativa de Estímulo e Expectativa de Resultado de Resposta

Por que algumas situações de trabalho ou tarefas são percebidas como desafios positivos para você, enquanto seu colega relata que a mesma tarefa de trabalho é algo muito estressante e negativo? Além disso, seu gerente nem percebe que pode haver problemas. Alguns profissionais, como Ann, parecem prosperar e crescer quando são desafiados com novas tarefas, prazos rígidos ou durante a resolução de conflitos; enquanto outros, como Harry, ficam ansiosos e sentem-se mal quando enfrentam os mesmos desafios. Seymour Levine disse que o enfrentamento ocorria quando sua "barriga" (ou seja, estômago) não doía (Ursin & Eriksen, 2010). Esta é uma descrição simples e muito boa. Mais adiante, neste capítulo, você lerá sobre os possíveis efeitos negativos do *stress* e a falta de enfrentamento, e como isso afeta sua barriga (ou seja, saúde e desempenho no trabalho).

A razão pela qual reagimos de maneira tão diferente, tanto entre como dentro dos indivíduos, é que o cérebro filtra todos os estímulos ou estressores antes que eles tenham acesso ao sistema de resposta. Na CATS, definimos dois filtros. Há um relacionado às expectativas de estímulo e outro às expectativas de resultado de resposta. Para entender como isso funciona, é importante saber que nossos cérebros registram, armazenam e usam a informação de que um estímulo precede um segundo estímulo, e de que uma resposta causará determinado resultado. Seu cérebro aprende que determinados estímulos ou respostas precedem outros estímulos, e quando seu cérebro estabeleceu que um evento precede outro, ele irá esperar o segundo estímulo (isto é, a consequência ou situação após o primeiro estímulo ter ocorrido). O cérebro de Harry esperava que a discussão matinal com sua companheira causasse seu atraso ao trabalho. O cérebro também espera respostas específicas após uma ação específica ter sido realizada; Ann esperava que responder aos *e-mails* dela e terminar seu relatório levariam a um bônus substancial (ou seja, uma expectativa de resultado de resposta positiva).

Na CATS, os mecanismos de defesa psicológica estão relacionados com as expectativas de estímulo, e são um filtro cognitivo que distorce, nega ou explica os estímulos ameaçadores (estressores). De certo modo, essas são todas cognições que nos farão banalizar algo que é ameaçador ou perigoso para nós. Supõe-se que os mecanismos psicológicos de defesa nos protegem de sermos oprimidos. Eles mantêm a ameaça inconsciente e, assim, amortecem a resposta de *stress* ou mantêm a ativação baixa em caso de uma situação ameaçadora. Os mecanismos de defesa são geralmente muito eficazes. Eles estão presentes em todos os seres humanos quando estamos vivendo uma catástrofe, e eles são uma das razões pelas quais às vezes "mantemos a calma" e não reagimos tão fortemente no início de uma situação muito ameaçadora, já que não vemos ameaça. Existem várias maneiras de medir os mecanismos de defesa psicológica, e elas podem ser classificadas em diferentes tipos, por exemplo, negação, repressão, intelectualização, regressão e projeção. Na CATS, reconhecemos mas não discriminamos entre diferentes tipos de mecanismos de defesa.

Às vezes, os mecanismos de defesa psicológica são perigosos e podem se tornar ameaçadores para nós. Se você tem um trabalho onde sua vida depende de uma resposta correta e rápida, é importante estar estressado e reconhecer que você está em uma situação perigosa e está com medo, já que você tem a possibilidade de reagir à situação e salvar sua vida. A capacidade de reconhecer e aceitar nosso medo é cada vez mais apreciada pelos pesquisadores nas últimas décadas. Por exemplo, aceitação e *mindfulness* foram incorporadas na terceira onda de terapia cognitiva, como a terapia de aceitação e compromisso, que foi desenvolvida pela primeira vez por Steven Hayes na década de 1980.

Pesquisas iniciais mostraram a importância de reconhecer rapidamente situações ameaçadoras. Na década de 1950, Ulf Kragh desenvolveu o teste do mecanismo de defesa (teste DMT) para detectar pilotos militares propensos a acidentes antes que qualquer acidente acontecesse. Embora o teste ainda seja controverso, ele apresentou resultados notáveis na previsão de pilotos que perderam suas vidas ou aviões, e tem sido usado para selecionar equipes militares. A ideia subjacente ao teste é que os mecanismos de defesa psicológica vinculam uma quantidade considerável de capacidade mental que, sob situações perigosas ou estressantes, não estará disponível para lidarmos com a realidade, além de nos impedir de ver que uma situação é realmente perigosa.

Da mesma maneira, os trabalhadores com mecanismos de defesa psicológica muito altos podem estar relaxados demais nas situações em que deveriam estar estressados e ter uma maior excitação para mobilizar seus recursos para resolver o problema ou salvar suas vidas. Demonstrou-se que os mecanismos psicológicos de defesa reduzem as respostas endócrinas em uma situação estressante. No entanto, o alívio de curto prazo – não ser capaz de montar uma resposta adequada ao *stress* – pode levar a uma ativação contínua de longo prazo e problemas de saúde (Olff, Langeland & Gersons, 2005). Nós também mostramos que aqueles de nós que têm mecanismos de defesa psicológicos elevados, medidos com o teste DMT, têm atividade diferente no cérebro.

Se você estiver trabalhando em um projeto junto com um colega de trabalho que tenha altos mecanismos de defesa, uma das consequências pode ser que ele não perceba que, se você perder um prazo importante, poderá perder o contrato e sofrer uma perda financeira. Assim, o seu colega de trabalho não pode estar estressado ou ativado o suficiente para terminar a tempo. Empregados, empregadores, CEOs ou o presidente do conselho devem ter receios e perceber quando há uma ameaça para ou da organização. Quando há uma perda relevante de receita na empresa, é importante ver a ameaça e descobrir o que fazer o mais cedo possível. Da mesma maneira, quando há um aumento nos relatos de queixas de saúde e licenças médicas em uma organização, os altos mecanismos de defesa podem impedir que ocorram boas ações de saúde ocupacional. Aquele que primeiro relata sobre os problemas nem sempre será o herói, mas pode parecer um bobo que está balançando o barco.

Se temos um emprego onde vivenciamos imensas demandas emocionais (p. ex., forças armadas, saúde ou polícia), ou se trabalhamos com problemas relacionados a catástrofes, nossos mecanismos de defesa psicológica podem nos proteger de assimilar muitas tragédias ao mesmo tempo, pois precisamos manter a cabeça fria e responder de uma maneira racional e sensata para resolver os problemas. Norma Haan (1977) considerou o enfrentamento e a defesa como dois polos, onde a defesa distorcia a realidade e o enfrentamento era utilizado para estratégias onde aceitávamos a verdadeira natureza da situação. Ela escreveu que devemos enfrentar se pudermos, mas nos defender se formos obrigados. Na CATS, a defesa e o enfrentamento são definidos como dois fenômenos distintos, em que os mecanismos de defesa estão relacionados com a expectativa de estímulo e o enfrentamento está relacionado com as expectativas dos resultados de resposta.

Expectativas de Resultados Positivas, Negativas ou sem Resposta

Na literatura sobre o *stress*, o enfrentamento é usado de muitas maneiras diferentes. Mais comumente é usado para descrever uma estratégia que usamos para lidar com a situação; isto é, o que fazemos quando vivenciamos um estressor ou uma situação exigente? Podemos usar estratégias ativas de enfrentamento para resolver o problema, estratégias paliativas para nos consolar ou retirar-nos da situação usando evitação passiva. Na CATS não estamos preocupados com as estratégias de enfrentamento, mas com o resultado de nossas estratégias. Até que ponto acreditamos que lidaremos com a difícil situação ou tarefa?

É fundamental, a partir da posição da CATS, que o enfrentamento seja definido como a expectativa adquirida de que a maioria ou todas as respostas levam a um resultado positivo. Somente quando o enfrentamento é definido como expectativa de resultado de resposta positiva, ele terá valor preditivo para nossa experiência de *stress*, nossa excitação e nossa saúde. É mais importante acreditarmos nas estratégias que escolhemos do que nas estratégias que estamos realmente usando. Às vezes é útil entrar ativamente em uma situação e tentar resolver o problema, enquanto em outras situações é importante reconhecer que pode ser mais prudente recuar, sobretudo se realmente não pudermos fazer nada para mudar a situação. Nosso foco deve ser gastar tempo e energia naquilo que podemos fazer e no que está sob nosso controle, e não tentar controlar eventos que não podemos influenciar.

Em um ambiente de trabalho há certas coisas que podemos influenciar, mas também há muitas coisas que não podemos controlar ou influenciar. Ter muita coisa para fazer é bom, se você acredita que será capaz de entregar. Você deve se concentrar naqueles aspectos da entrega em que pode influenciar, e não nas coisas que estão fora de seu controle. O enfrentamento de situações difíceis só influenciará nosso estado interno e, assim, reduzirá a resposta de *stress* quando acreditarmos que escolhemos as estratégias corretas para resolver o problema. Se percebermos que nossas estratégias são eficazes, a resposta de *stress* diminuirá bem rapidamente.

Em 1978, Holger Ursin publicou *Coping Man* juntamente com Baade e Levin, um livro baseado no clássico estudo do paraquedista (Ursin, Baad & Levin, 1978). Aqui eles pegaram os resultados de estudos em animais para mostrar os conceitos de enfrentamento e testaram se o mesmo ocorria em seres humanos; a suposição deles era que quando os estagiários das forças armadas adquirissem a resposta apropriada (ou seja, fossem capazes de executar o salto de maneira adequada), a excitação seria reduzida. Descobriu-se que a confiança dos treinandos em suas próprias habilidades de desempenho veio muito cedo na fase de aprendizagem. Na verdade, em uma situação de torre de treinamento, o medo relatado e as respostas vegetativa e endócrina ao salto foram reduzidos após as primeiras sessões de treinamento, muito antes de seu desempenho ter atingido um nível aceitável. Não era o desempenho ou o *feedback* da avaliação do desempenho que importava, era a sensação subjetiva de poder realizar que reduziu as respostas de *stress*.

As expectativas dos resultados de resposta baseiam-se na aprendizagem anterior e, se vivenciamos a mesma situação mais tarde, algo que resolvemos com sucesso no passado, isso fortalecerá as nossas crenças sobre o sucesso novamente. Mesmo que a pesquisa sobre a redução de pessoal de empresas tenha se concentrado principalmente nas consequências negativas para a saúde, que são reais (Vahtera, Kivimaki & Pentti, 1997; Wescterlund, Ferrie et al., 2004; Westerlund, Theorell & Alfredsson, 2004), também pode haver alguns possíveis lados positivos da redução (Theorell et al., 2003). Um fator-chave parece ser como os funcionários veem a situação. Confiança e justiça podem facilitar respostas mais construtivas, porque reduzem a extensão até a qual a redução de pessoal da empresa é avaliada como uma ameaça; capacitação e reestruturação do trabalho podem aumentar a expectativa de ser capaz de lidar com a ameaça (Mishra & Spreitzer, 1998). Descobrimos que tanto os funcionários mais velhos que passaram por mudanças organizacionais antes como os funcionários que acreditam que a reorganização está indo na direção certa, são mais positivos em relação à mudança (Svensen, Neset & Eriksen, 2007). Aqueles que aprenderam a lidar com a reorganização estabeleceram uma expectativa positiva para o próximo período de mudança e provavelmente terão uma resposta mais baixa ou mais curta ao *stress*. O jogador de xadrez norueguês e campeão mundial Magnus Carlsen afirma que depois de perder um jogo ele fará qualquer coisa para ganhar, para que as coisas se normalizem novamente (Pensgaard, Riise & Stensbel, 2013). Ele estabeleceu uma expectativa de resultado de resposta positiva e espera jogar bem e vencer, mesmo que isso não aconteça sempre. Aprender a esperar resolver problemas ou estressores com sucesso tem efeitos positivos sobre a saúde, mas nem sempre esperamos ser bem-sucedidos na solução de nossos problemas. Carlsen recusou-se a falar com jornalistas, perdeu a paciência e abandonou as conferências de imprensa e as cerimônias de premiação depois de perder os jogos. Essa era sua maneira de lidar com a situação, o que provavelmente reduziu sua resposta de *stress*. Na CATS, evitar a imprensa, tarefas de trabalho difíceis, estudantes, colegas de trabalho, seu chefe ou outros estressores desconfortáveis podem ser estratégias de enfrentamento muito eficazes e, se você acredita que são bem-sucedidas, atenuarão a resposta de *stress*. No entanto, evitação e fuga-evitação podem, no longo prazo, ser disfuncionais, mantendo ou aumentando a ansiedade e, portanto, a resposta de *stress*.

Além das expectativas de resultados de resposta positiva, existem dois outros tipos de expectativas de resposta: nenhuma expectativa de resultado de resposta e expectativas de resultado de resposta negativas. O enfrentamento nem sempre é possível. Um funcionário que chega ao trabalho sem expectativas quanto a poder resolver tarefas difíceis ou lidar com diferentes estressores apresentará, quando confrontado com algo desafiador, uma resposta de *stress* contínua e de maior duração, que pode em seguida contribuir para o desenvolvimento de doenças e enfermidades relacionadas ao *stress*.

Em situações experimentais com eventos negativos incontroláveis e imprevisíveis, ou se estivermos sujeitos a eventos de vida desagradáveis fora do nosso controle, podemos aprender que não há relações entre qualquer coisa que possamos fazer e o resultado. Muitas pessoas vivenciam isso tanto em sua vida privada como no trabalho, e passam a acreditar que não há expectativa de resultado de resposta. O estudo clássico é o conduzido por Overmier e Seligman (1967), onde descobriram que cães com experiência anterior com choques inevitáveis não aprenderam tarefas de evitação. Eles descobriram que esse estado de desamparo também se generalizava para situações em que o controle era possível. Eles denominaram isto desamparo aprendido. Quando não enfrentamos e estamos em estado de desamparo, a resposta de *stress* pode ser contínua e ter consequências negativas para nossa saúde. Isso está frequentemente relacionado com a ansiedade.

Ainda pior do que o desamparo é o sentimento de desesperança. Quando você adquire uma expectativa de que a maioria ou todas as suas respostas levam a um resultado negativo, você estabeleceu uma expectativa de resultado de resposta negativa. A desesperança é mais diretamente oposta ao enfrentamento do que ao desamparo, já que é uma expectativa de resultado de resposta negativa. Nesta situação, temos controle e nossas respostas têm efeitos, mas infelizmente os resultados são todos negativos. Como temos controle sobre a situação, não apenas temos uma expectativa de resultado negativo de nossos desafios e demandas, mas também a vivenciamos como algo que é culpa nossa.

Isso geralmente é seguido por sentimentos de culpa e vergonha, como costumamos ver em pessoas deprimidas. Médicos e enfermeiros em hospitais com falta de pessoal podem sentir que nunca são capazes de prestar cuidados de saúde adequados, que às vezes o paciente pode não se recuperar e que às vezes o paciente pode morrer. Parece um pouco imprevisível. Isso aumentará seu nível de ansiedade e possível depressão. Como um professor que vai para a aula todos os dias e que tem uma turma fora de controle, você pode começar a perder a convicção de que, em seguida, terá sucesso. Dependendo da experiência anterior, você pode começar a temer ir para a aula, sentindo-se fracassado e esperando que, por mais divertido, rígido, engajado ou desinteressado que seja, não há como lidar com a turma. Você também pode ter dúvidas e sentir-se culpado e até com vergonha devido à sua falta de sucesso.

Se você sofre *bullying* no trabalho e é assediado, ofendido, socialmente excluído ou suas tarefas de trabalho são afetadas negativamente, isso pode ter efeitos prejudiciais à sua saúde (Einarsen, Skogstad & Glasϕ, 2013). Se você for trabalhar e estiver esperando ser cada vez mais intimidado, isso o levará rapidamente a um sentimento de desesperança. Independente do que você tenta fazer, ou do que você faz, você acabará sofrendo *bullying* ou abuso. Isto pode incluir acusações, humilhação, remoção de ou tarefas de trabalho demais, isolamento, ser responsabilizado, etc. Sair do local de trabalho e encontrar um outro emprego podem conduzir a expectativas positivas do resultado da resposta (enfrentamento) e, portanto, ser saudáveis. No entanto, se você sofreu *bullying*, acreditando que é sua própria culpa ou que você não pode escapar da situação, isso pode surtir um sentimento de desamparo com ansiedade e depressão. Se você começar a evitar o trabalho ou situações sociais, isso pode funcionar como uma estratégia de curto prazo para reduzir a resposta de *stress*, mas no longo prazo pode causar ou manter a ansiedade.

A resposta de *stress* geral inespecífica

Na CATS, a suposição mais básica é que a resposta de *stress* é uma resposta normal, saudável e necessária. Se isso estivesse errado, a resposta de *stress* não estaria presente em todos nós, em todas as culturas e em todas as espécies. A resposta de *stress* é parte de nossa herança biológica. Embora alguns argumentem que esta é uma resposta desatualizada que pertence à Idade da Pedra, onde tivemos que fugir do perigo para sobreviver, a resposta de *stress* não é de todo desatualizada. Parece haver um viés na pesquisa e nas crenças comuns sobre o *stress*, que se concentra predominantemente no lado negativo dos estressores do ambiente de trabalho. Isso também levou a um viés nos locais de trabalho e entre os funcionários, levando as pessoas a usarem o termo *stress* apenas de maneira negativa. Isso pode influenciar novamente as emoções e expectativas que os trabalhadores têm quando ouvem colegas de trabalho falarem sobre o *stress* ou vivenciam, eles mesmos, o *stress*.

No entanto, argumenta-se que, se o *stress* é um aspecto necessário e potencialmente positivo da vida, devemos considerar quais aspectos das experiências estressantes ajudam a tornar a vida digna de ser vivida (Meurs & Perrewé, 2011). Pensar no *stress* como algo necessário e adaptativo, com efeitos fisiológicos, psicológicos e cognitivos positivos, bem como tentar mudar nossas expectativas, podem ser atos que valem a pena ser explorados em diferentes contextos ocupacionais.

A resposta de *stress* é simplesmente um aumento inespecífico da excitação de um nível para outro, ou um aumento da ativação no cérebro e no corpo. O aumento da excitação se manifesta no comportamento e em muitos ou na maioria dos sistemas de órgãos. Inicialmente, esse aumento na ativação deixará você mais acordado e alerta, aumentando assim a probabilidade de um bom desempenho. A resposta de *stress* é um alarme e, quando o alarme dispara, ocorrem várias alterações fisiológicas e bioquímicas no sistema nervoso. Por exemplo, haverá mudanças na atividade cerebral, no sistema muscular, nos hormônios e na imunologia, na frequência cardíaca e na pressão sanguínea, e em nosso comportamento.

Uma das principais mensagens deste capítulo é que esse tipo de aumento da ativação não difere dos aumentos da ativação decorrentes de outros tipos de estressores (p. ex., exercícios). Basicamente, você vivenciará as mesmas alterações fisiológicas e bioquímicas se você se exercitar, incluindo uma ativação do eixo hipotalâmico-hipofisário-suprarrenal (eixo HPA) e um aumento do cortisol. O que é diferente é o conteúdo cognitivo. Enquanto corre, você sente a frequência cardíaca aumentar, você sua e seus pensamentos podem começar a girar. A mesma coisa pode acontecer antes de uma apresentação, ou quando você tem uma conversa desagradável com seu chefe ou colega. No entanto, quando você tem pensamentos preocupantes ou ruminativos, pode se sentir estressado de uma maneira mais negativa. Tem-se afirmado que um aumento no cortisol devido ao *stress* mental pode ter efeitos negativos, enquanto um aumento no cortisol devido ao *stress* físico (exercício) pode ter efeitos positivos (Chen et al., 2017).

A resposta de *stress* é um alarme que ocorre sempre que vivenciamos uma ameaça à nossa vida, ou quando há um desequilíbrio entre o que esperamos e o que acontece na situação. O nível e a duração desse alarme dependem da expectativa individual do resultado dos estímulos e das respostas específicas que o indivíduo tem para o enfrentamento (Eriksen et al., 1999). O alarme é desconfortável, e somos levados a encontrar soluções específicas para abolir a fonte do alarme, bem como o alarme em si.

Na CATS, usamos um sistema formal de definições (para detalhes, ver Ursin & Eriksen, 2004). Formalmente, a resposta de *stress* é uma resposta fisiológica essencial e necessária que ocorre quando há uma discrepância entre o que deveria ser e o que é. Quando o que esperamos difere do que acontece na realidade (ou seja, o valor estabelecido [SV] difere do valor real [AV]), haverá uma resposta de *stress*. A resposta de *stress* é um alarme que pode ser desconfortável, mas esse desconforto não é, em si, uma ameaça à nossa saúde. Se puder ser resolvido, o alarme garantirá que damos prioridade a este sistema. Por exemplo, se esperamos entregar um projeto no trabalho dentro de um prazo de última hora (SV), e esse prazo é mudado para menos de 6 semanas (AV), o alarme irá (ou pelo menos deve) ser ativado para que priorizemos a entrega dentro do novo prazo, se acreditarmos que podemos fazê-lo. Outro exemplo em que a resposta de *stress* será ativada é quando estamos em conflito no trabalho e esperamos que o que acreditamos seja um tratamento justo (SV), mas vivenciamos o oposto (AV). Isso também acionará o alarme. Da mesma maneira, outro exemplo poderia ser quando nós colocamos muito esforço extra no trabalho e, portanto, esperamos uma promoção ou um aumento em nosso salário (SV), mas nada acontece ou um de nossos colegas recebe tanto a promoção quanto um salário mais alto (AV). Esse descompasso entre esforço e recompensas foi descrito no modelo de desequilíbrio esforço-recompensa (Siegrist, 1996).

O modelo de desequilíbrio esforço-recompensa pode ser explicado dentro da CATS. De acordo com este modelo, a reciprocidade falha, em termos de altos esforços e baixas recompensas, provoca fortes emoções negativas e ativação autonômica sustentada, resultando em consequências adversas para a saúde em longo prazo. CATS oferece uma explicação teórica para explicar o porquê de haver efeitos negativos para a saúde de um desequilíbrio esforço-recompensa. Se tivermos expectativas de resultado de resposta positiva e se a probabilidade de sucesso for alta, teremos confiança e tentaremos equilibrar nossos esforços e recompensas. Se não recebermos as recompensas a que temos direito, poderemos seguir em frente e encontrar outro lugar para trabalhar. Muitos funcionários podem ser capazes de encontrar trabalho em outras empresas e as empresas – especialmente os empregadores que se baseiam em conhecimento – devem estar cientes disso (ver Salacuse, 2006). As expectativas de resultados de respostas altas e positivas passam para os funcionários altamente qualificados um forte sentimento de independência da empresa. Como as empresas que se baseiam no conhecimento são altamente dependentes de seu capital humano, a organização provavelmente precisa mais dos funcionários do que os funcionários precisam da empresa.

A capacidade de contribuir e ser reconhecido pela comunidade local e internacional pode ser mais importante para os funcionários profissionais do que a lealdade à empresa. Os profissionais talentosos seguirão o conselho de seu líder ou empresa se confiarem neles e acreditarem que será benéfico (ou seja, ter uma expectativa de resultados com resposta positiva de que seguir os líderes da empresa levará ao sucesso). Se não acreditarem nisso, podem fazer o que quiserem ou deixar a empresa. Se eles continuarem trabalhando para a organização, é provável que acreditem que isso lhes dará uma probabilidade maior de alcançar seus objetivos. Se deixarem de acreditar na empresa, eles a deixarão porque existe sempre uma outra empresa que atenderá às suas necessidades (ou seja, expectativa de resultado de resposta positiva particularmente associada à permanência ou saída do empregador atual). Se tivermos poucas outras opções, ou tivermos expectativas de resultados negativos ou nenhuma expectativa, podemos continuar com um desequilíbrio esforço-recompensa. Continuar com um desequilíbrio esforço-recompensa estará relacionado com a ativação sustentada e pode levar a doença por meio de processos fisiopatológicos estabelecidos, descritos como "carga alostática" por Bruce McEwen (McEwen & Stellar, 1993).

A Experiência (*Feedback*) da Resposta de *Stress*

O *stress* também é o *feedback* para o cérebro da nossa resposta de *stress*. Uma fonte específica de informação é o *feedback* do despertar ou ativação do nosso corpo. O ciclo de resposta das mudanças periféricas associadas ao aumento da excitação é importante para a nossa experiência de *stress*. Se sentimos um aumento na frequência cardíaca isso pode, por si só, contribuir para um aumento da sensação de *stress* ou ansiedade. Nosso cérebro reage ao *feedback* da resposta de *stress* em nosso corpo. Esse é um princípio dinâmico importante, já que isso geralmente funciona como um mecanismo de *feedback* positivo.

Quando sentimos um aumento da frequência cardíaca, e nos sentimos nervosos e alertas antes de uma apresentação em um palco, podemos interpretar isso como um bom sinal (sinto que estou alerta e nervoso o suficiente para ter um bom desempenho. Tenho uma expectativa positiva do resultado e acredito que vou enfrentar). Por outro lado, podemos interpretar isso como um sinal de que agora estamos com medo, não temos controle e esperamos um desempenho ruim. Podemos até ter medo de ter um bloqueio mental ou desmaiar no palco.

No entanto, é possível influenciar como interpretamos o *feedback* e reduzir a excitação em si, por meio de técnicas terapêuticas. Mudar a maneira como pensamos sobre nossas respostas corporais pode melhorar nossas reações fisiológicas e cognitivas a eventos estressantes. Em uma situação estressante, reavaliar a excitação e considerá-la como funcional e adaptativa apresenta benefícios fisiológicos e cognitivos (Jamieson, Nock & Mendes, 2012).

Na terapia cognitivo-comportamental, ou ao usar técnicas cognitivas, um dos elementos-chave é mudar a maneira como pensamos e nos comportamos. No exemplo anterior, pode ser útil pensar que um aumento na frequência cardíaca é um sinal de estar nervoso antes do que será um bom desempenho. Como disse Kjetil Andre Aamodt, um dos melhores esquiadores alpinos da história, em uma entrevista no livro Norske Vinnershaller (traduzido para o inglês como *Norwegian Champs: Their Journey to Mental Toughness and Peak Performance*, [Campeões Norugueses: Sua Jornada para a Resistência Mental e Máximo Desempenho - Pensgaard, Riise & Stensbol, 2013]): "Eu tentei escapar desses pensamentos, mas isso não foi muito bom... aprendi a aceitar que eu estava nervoso, porque entendi que era um sinal de que o que eu estava fazendo era importante para mim". Este é outro exemplo de que o *stress* é bom para você.

O *STRESS* ESTÁ RELACIONADO COM O ENFRENTAMENTO, BOA SAÚDE E DESEMPENHO? OU CAUSA DESAMPARO, QUEIXAS DE SAÚDE E DOENÇA?

Se nos sentimos estressados e acordamos durante o meio da noite, é o nosso cérebro que está tentando nos dizer alguma coisa. Talvez nosso objetivo seja errado ou talvez nossa interpretação da realidade esteja incorreta. Muitas vezes há falta de informação. Algo está faltando, e nosso cérebro priorizará a solução do problema. Fora de um ambiente de laboratório, muitas vezes temos mais de um estressor ou problema a ser resolvido, e dentro de nossos sistemas motivacionais há uma hierarquia sobre qual problema resolver primeiro. Quando nos deparamos com dois problemas, e a probabilidade percebida de resolver o primeiro problema é maior que a do segundo problema, a probabilidade de se engajar no comportamento envolvido na solução do primeiro problema será maior do que o comportamento relacionado ao segundo problema.

Às vezes isso torna tudo desafiador quando temos tarefas difíceis para fazer. Podemos nos empenhar em resolver problemas menos importantes primeiro, porque a probabilidade de sucesso percebida é maior. Isso pode levar a uma procrastinação eficaz. Fazemos muitos trabalhos porque é mais fácil executar essas tarefas do que o trabalho que devemos fazer. Sem entrar em detalhes sobre motivação e procrastinação, certamente há situações em que devemos resolver uma tarefa difícil (ou, no meu caso, escrever o capítulo deste livro) onde nos engajamos em outras atividades que não são produtivas. Sentimos que temos que lavar a roupa, passear com o cachorro, limpar a geladeira, ir à academia de ginástica ou assistir ao último episódio de um programa de televisão que nem gostamos, antes de começarmos a fazer o que planejamos fazer.

A resposta de *stress* é uma resposta dinâmica que se desenvolve ao longo do tempo (Eriksen, Olff, Murison & Ursin, 1999). Em uma pessoa saudável, uma ativação de curta duração não tem efeitos negativos comprovados na saúde. Quando temos expectativas positivas ao lidar com uma tarefa ou situação difícil, ainda há uma excitação física de curta duração. Esta é uma resposta normal e saudável. Vivenciar exacerbações curtas de *stress* com as quais lidamos pode ter efeitos positivos no treinamento para nosso coração, músculos e cérebro. Nós nos referimos a isso como uma resposta anabólica de *stress*.

Até onde sabemos, não há efeitos negativos para a saúde após esta resposta de *stress*. Neste caso, o *stress* é uma resposta normal, embora possa ser um pouco desconfortável ou possa ser vivenciado como um chute. Para muitos de nós, cumprir um prazo apertado ou apresentar-se em uma reunião produzirá essa resposta breve anabólica de *stress*. Para outros, a vida é monótona se eles não puderem flertar com o perigo envolvendo-se em atividades mais extremas, como paraquedismo, escalada no gelo ou perseguição de furacões ou avalanches. De qualquer maneira, a resposta de *stress* pode ser um pouco desconfortável, mas também pode dar uma forte sensação de excitação e prazer, bem como uma descarga de adrenalina. Como você deve ter entendido até agora, a reação de *stress* em si, até onde sabemos, não é prejudicial. Lembre-se de que é normal ter respostas de *stress* aos desafios; não é perigoso estar acordado e alerta. Muito pelo contrário, um aumento na excitação é necessário para um bom desempenho, aprendizado e treinamento.

O cortisol é frequentemente chamado de hormônio do *stress*, e está bem estabelecido que os estressores agudos aumentam os níveis circulantes de cortisol (Dickerson & Kemeny, 2004). Vários estudos também mostraram que o exercício físico agudo também aumenta o nível de cortisol, mas o exercício crônico (de longo prazo) também pode aumentar os níveis de cortisol basais. Embora o exercício seja mostrado como benéfico para o nosso cérebro, tem havido alegações de que o aumento do cortisol devido ao *stress* causa declínio cognitivo. Este paradoxo do exercício-glicocorticoide é habilmente discutido em um artigo recente de Chen *et al*. (2017). Nossa alegação é que somente quando a ativação não é reduzida e continua em um nível alto (ou seja, uma alta excitação ou ativação sustentada) ela será um risco potencial para a nossa saúde. A ativação prolongada e sustentada é caracterizada por uma ativação geral inespecífica e tem sido sugerida como um possível mecanismo para queixas subjetivas de saúde graves (Eriksen & Ursin, 2004).

A ativação sustentada pode acontecer se não aprendermos a lidar com uma situação importante ou perigosa e se, ao mesmo tempo, não tivermos a possibilidade de escapar. De acordo com a CATS, escapar do problema também é enfrentamento (isto é, expectativa de resultado de resposta positiva), se acreditarmos que escapar é a melhor maneira de resolvermos nosso problema. A ativação sustentada, onde não temos a possibilidade de escapar da ameaça ou de nos recuperarmos depois do trabalho (Sluiter, van der Beek e Frings-Dresen, 1998; Dewa, Nieuwenhuijsen & Sluiter, 2016; Ssonnentag, Unger & Rothe, 2016), pode causar danos a diferentes órgãos, se estivermos geneticamente dispostos. O uso da evitação como uma estratégia de enfrentamento pode ser eficaz e reduzir a resposta de *stress* mas, como descrito anteriormente, pode ser caro no longo prazo.

Um grande obstáculo à introdução, aceitação e adesão a mudanças mais saudáveis no estilo de vida é o sentimento de desamparo e desesperança. Se aprendemos que nada parece ajudar em nossa situação, não há muita motivação para uma mudança no estilo de vida ou engajamento no tratamento ou reabilitação. O *status* socioeconômico também é um componente importante nas relações entre *stress*, enfrentamento e saúde, de modo que aqueles com baixo nível socioeconômico relatarão mais desafios ambientais e menos recursos psicossociais do que aqueles nas classes sociais mais altas (Kristenson, Eriksen, Sluiter, Starke e Ursin, 2004). As expectativas de resultado de resposta influenciam o *status* social e são influenciadas pelo *status* social. Em contextos ocupacionais, encontramos trabalhadores da maioria das classes sociais, e é de grande importância que tentemos dar a todos a possibilidade de lidar com o trabalho. As expectativas dos resultados de resposta parecem espelhar o gradiente social na saúde, com a expectativa de resultado com resposta positiva sendo relacionada com o alto *status* socioeconômico subjetivo e a ausência de expectativa com o baixo nível socioeconômico subjetivo. Mostramos que as expectativas de resultado de resposta explicavam duas vezes mais sobre a variância na saúde do que as condições socioeconômicas subjetiva e objetiva combinadas (Odeen, Westerlund et al., 2013). Além disso, descobrimos que as expectativas dos resultados de resposta são mais importantes para a saúde do que a carga física e influenciam as relações entre educação e saúde e entre carga física e saúde (Ree, Odeen, Eriksen, Indahl, Ihlebzek, Hetland & Harris, 2013).

Essas descobertas podem ter importantes implicações práticas, porque é possível aumentar a expectativa de resultado de resposta positiva de um funcionário. Em um ambiente ocupacional, é mais fácil aumentar a possibilidade de enfrentamento do que mudar o *status* socioeconômico. Portanto, pode ser benéfico oferecer intervenções que aumentem as expectativas de resultados de resposta positiva quando o objetivo é reduzir o gradiente social na saúde. Ter líderes, colegas de trabalho e profissionais de saúde ocupacional que enfatizem a importância do enfrentamento entre os funcionários pode ser ainda mais importante. Como descrito anteriormente neste capítulo, as respostas psicobiológicas aos estressores dependem do aprendizado da relação entre estímulos e respostas. Essas relações específicas tornam-se contingências de reforço para nossas ações e atitudes. Como os desafios e reforços ambientais estão relacionados com o *status* social, a aprendizagem depende do *status* social. Além disso, como nossas expectativas adquiridas determinam como reagimos aos desafios, a resposta de *stress* depende do *status* social. Sugerimos que esse é o principal elo entre *status* socioeconômico e saúde. O caminho que começa no *status* socioeconômico, passa pelo *stress* e vai até a doença parece seguir duas linhas: uma que é direta, via fisiologia relacionada com o *stress*; e uma que é indireta, via efeitos do comportamento de saúde.

A ausência de enfrentamento que é seguida pela ativação sustentada pode influenciar o sono e a capacidade de descansar e se recuperar. Pode até influenciar outras atividades que são boas para nós. A atividade física e o exercício geralmente são bons para nossa saúde física e mental, e a preparação física modera a relação entre o *stress* e os fatores de risco cardiovasculares (Gerber et al., 2016). É um paradoxo que, quando estamos estressados, é provável que nos exercitemos menos, façamos alimentação menos saudável, durmamos menos e fumemos e bebamos mais, mesmo que essas escolhas de estilo de vida sejam muito importantes para nossa saúde e para evitar os efeitos negativos do *stress*. A combinação de ativação sustentada e diferentes fatores de estilo de vida ambientais e negativos aumenta o risco de problemas de saúde. Além de nossa capacidade individual de lidar com diferentes tarefas, nossos genes e a história pregressa também influenciam a maneira como nosso corpo responde à ativação sustentada. Alguns podem responder com um aumento nos fatores de risco cardiovasculares, enquanto outros responderão com um aumento em uma ou mais queixas subjetivas de saúde, como dor musculoesquelética, problemas estomacais, fadiga, ansiedade ou depressão (Ihlebaek & Eriksen, 2003). Quando temos muitas demandas no trabalho e não enfrentamos tudo muito bem, há um risco maior de relatos elevados de queixas musculoesqueléticas, problemas gastrointestinais e queixas pseudoneurológicas. Essas queixas de saúde não são doenças, mas ainda podem influenciar nossa capacidade de participar da vida social e do trabalho, e são as principais causas de afastamentos por doença prolongada nos países nórdicos. Embora a maioria de nós tenha algumas dessas queixas, não há corte quando essas queixas atingem um nível em que precisamos de cuidados e/ou licença médica. Os mecanismos para o desenvolvimento de algumas dessas queixas não são conhecidos ou claros, e as queixas são atribuídas a vários fatores diferentes. Entretanto, o *stress* é uma das razões mais comumente aceitas, e a falta de enfrentamento (ou seja, expectativa de resultado sem resposta ou com resposta negativa) está associada à ansiedade e depressão entre os funcionários (Johnsen, Indahl, Eriksen, Ihlebaek & Tveito, 2016). Além disso, as expectativas dos resultados de resposta parecem ser mais importantes do que as medições clássicas do *status* socioeconômico (Ree et al., 2013; Odeen, Westerlund, et al., 2013).

Também propusemos que a ativação sustentada pode estar envolvida no desenvolvimento da fadiga crônica (Wyller, Eriksen & Malterud, 2009), e que a ativação sustentada e a sensibilização podem explicar a maioria das queixas subjetivas de saúde (Eriksen & Ursin, 2004). Se você tiver um trabalhador pedindo ajuda porque está estressado, é provável que você encontre uma pessoa que relate uma combinação de diferentes queixas subjetivas de saúde, como dores musculares, fadiga, problemas digestivos e sintomas de depressão ou ansiedade. O uso de diferentes técnicas cognitivo-comportamentais está entre as intervenções mais comuns e promissoras para essas queixas (Sveinsdottir, Eriksen & Reme, 2012; Odeen, Magnussen et al., 2013). Uma das poucas intervenções que se mostra eficaz na redução de licenças médicas é o *AtWork* (Odeen, Ihlebek, Indahl, Wormgaar, Lie e Eriksen, 2013). Aprender a acreditar nas próprias habilidades, ultrapassar barreiras e começar a esperar o enfrentamento parece ser um fator importante para os efeitos positivos (Ree, Harris, Indahl, Tveito e Malterud, 2014).

Toda a atenção negativa e a ideia de que o *stress* é ruim para você aumentam o risco de doenças? Acreditar que o *stress* é perigoso é em si prejudicial? Alguns estudos podem indicar isso. Relatórios recentes da Noruega também mostraram que a preocupação constante com a saúde pode aumentar o risco de doenças cardíacas. Mesmo depois de considerar fatores de risco conhecidos para doenças coronarianas, como tabagismo, inatividade física ou história familiar de doença cardíaca, as pessoas que tinham altos níveis de ansiedade em relação à saúde tinham um risco aumentado de 70% de doenças cardíacas (Berge et al., 2016). Segundo os autores, uma explicação é que o risco aumentado é devido aos efeitos fisiológicos da ansiedade. Em uma análise do estudo *British Whitehall*, os autores descobriram que, independentemente dos níveis de *stress* percebidos pelo indivíduo, aqueles que acreditavam que o *stress* havia afetado substancialmente sua saúde tinham um risco aumentado de morte coronariana e infarto do miocárdio (Nabi et al., 2013).

Esses achados encaixam-se bem na CATS e apontam para a importância de tratar o *stress* como algo natural e útil, em vez de sempre se concentrar nos possíveis efeitos negativos do *stress*. Nossas expectativas são realmente importantes tanto para o desenvolvimento de doenças e enfermidades como para a reabilitação e o retorno ao trabalho. Estudos recentes mostram que, se esperamos voltar ao trabalho após um período mais longo de licença por doença, é muito mais provável que o façamos. Isso parece ser independente das medidas objetivas da doença e é mais importante do que, por exemplo, a satisfação no trabalho (Opsahl, Eriksen & Tveito, 2016).

RESUMO

O *stress* é uma condição em que ocorrem reações psicológicas, comportamentais, fisiológicas e perceptivas em nosso corpo. O *stress* também é um alarme (a resposta de *stress*) que será acionado se algo estiver faltando ou se houver um descompasso entre o que esperamos e o que acontece. O alarme é uma resposta necessária e benéfica que vemos em todas as espécies, culturas e faixas etárias e é necessário para o desempenho e a sobrevivência.

Se tivermos uma expectativa de resultado de resposta positiva (ou seja, enfrentamento), a resposta de *stress* será uma ativação física breve e de curto prazo. No entanto, se não acreditamos que temos controle ou que podemos escapar da situação, ou se estabelecemos uma expectativa de resultado sem resposta ou com resposta negativa (ou seja, desamparo e desesperança, respectivamente), o alarme durará mais e pode ser sustentado ao longo do tempo. Se não formos capazes de abandonar o problema, essa ativação prolongada pode causar problemas de saúde. Quando a ativação sustentada interage com predisposições genéticas e fatores de risco ambientais, a doença somática pode se desenvolver. Além do efeito direto da ativação sustentada, as expectativas dos resultados de resposta também podem influenciar nossa capacidade de cuidar de nós mesmos, incluindo nossas escolhas de estilo de vida.

Vivenciar o *stress* pode ser uma experiência desagradável, mas isso não significa que seja insalubre ou improdutivo. Muito pelo contrário, é necessário que a resposta de *stress* seja um pouco desconfortável para que tentemos encontrar uma solução para o problema e estejamos ativados e focados ao fazê-lo.

DEDICATÓRIA

Este capítulo é dedicado ao meu bom amigo e colega Professor Holger Ursin, que faleceu em 2016. Ele era o meu parceiro criativo mais importante e teria sido coautor deste capítulo se ainda estivesse por aqui. Muitas das ideias apresentadas aqui dependem muito de seu trabalho anterior; alguns deles fizemos juntos e alguns foram feitos muito antes de eu nascer.

REFERÊNCIAS

1. Berge, L. I., Skogen, J. C., Sulo, G., Igland, J., Wilhelmsen, I., Vollset, S. E., . . . Knudsen, A. K. (2016). Health anxiety and risk of ischaemic heart disease: a prospective cohort study linking the Hordaland Health Study (HUSK) with the Cardiovascular Diseases in Norway (CVDNOR) project. *BMJ Open, 6*(11), e012914. doi:10.1136/bmjopen-2016-012914
2. Chen, C., Nakagawa, S., An, Y., Ito, K., Kitaichi, Y., & Kusumi, I. (2017). The exercise-glucocorticoid paradox: How exercise is beneficial to cognition, mood, and the brain while increasing glucocorticoid levels. *Front Neuroendocrinol, 44*, 83-102. doi:10.1016/j.yfrne.2016.12.001
3. Dewa, C. S., Nieuwenhuijsen, K., & Sluiter, J. K. (2016). How Does the Presence of High Need for Recovery Affect the Association Between Perceived High Chronic Exposure to Stressful Work Demands and Work Productivity Loss? *J Occup Environ Med, 58*(6), 617-622. doi:10.1097/JOM.0000000000000723
4. Dickerson, S. S., & Kemeny, M. E. (2004). Acute stressors and cortisol responses: a theoretical integration and synthesis of laboratory research. *Psychol Bull, 130*(3), 355-391. doi:10.1037/0033-2909.130.3.355
5. Einarsen, S., Skogstad, A., & Glasø, L. (2013). When leaders are bullies: Concepts, antecedents and consequences *The Wiley-Blackwell Handbook of the Psychology of Leadership, Change and Organizational Development* (pp. 129-153): Wiley-Blackwell.

6. Eriksen, H. R., Olff, M., Murison, R., & Ursin, H. (1999). The time dimension in stress responses: relevance for survival and health. *Psychiatry Res, 85*(1), 39-50.
7. Eriksen, H. R., & Ursin, H. (2004). Subjective health complaints, sensitization, and sustained cognitive activation (stress). *J Psychosom Res, 56*(4), 445-448. doi:10.1016/S0022-3999(03)00629-9
8. Gerber, M., Endes, K., Herrmann, C., Colledge, F., Brand, S., Donath, L., . . . Zahner, L. (2016). Does Physical Fitness Buffer the Relationship between Psychosocial Stress, Retinal Vessel Diameters, and Blood Pressure among Primary Schoolchildren? *Biomed Res Int, 2016*, 6340431. doi:10.1155/2016/6340431
9. Haan, N. (1977). *Coping and Defending: Processes of Self-Environment Organization*: Acad. Press.
10. Ihlebaek, C., & Eriksen, H. R. (2003). Occupational and social variation in subjective health complaints. *Occup Med (Lond), 53*(4), 270-278.
11. Jamieson, J. P., Nock, M. K., & Mendes, W. B. (2012). Mind over matter: reappraising arousal improves cardiovascular and cognitive responses to stress. *J Exp Psychol Gen, 141*(3), 417-422. doi:10.1037/a0025719
12. Johnsen, T. L., Indahl, A., Eriksen, H. R., Ihlebaek, C., & Tveito, T. H. (2016). Work and Mental Complaints: Are Response Outcome Expectancies More Important Than Work Conditions and Number of Subjective Health Complaints? *J Occup Rehabil.* doi:10.1007/s10926-016-9648-z
13. Kim, J., Lee, J., Kim, S., Ryu, H. Y., Cha, K. S., & Sung, D. J. (2016). Exercise-induced rhabdomyolysis mechanisms and prevention: A literature review. *Journal of Sport and Health Science, 5*(3), 324-333. doi:http://dx.doi.org/10.1016/j.jshs.2015.01.012
14. Kirschbaum, C., Pirke, K. M., & Hellhammer, D. H. (1993). The 'Trier Social Stress Test" – a tool for investigating psychobiological stress responses in a laboratory setting. *Neuropsychobiology, 28*(1-2), 76-81. doi:119004
15. Kristenson, M., Eriksen, H. R., Sluiter, J. K., Starke, D., & Ursin, H. (2004). Psychobiological mechanisms of socioeconomic differences in health. *Soc Sci Med, 58*(8), 1511-1522. doi:10.1016/S0277-9536(03)00353-8
16. Levine, S., & Ursin, H. (1991). What is stress? In M. R. Brown, Rivier, C., Koob, G. (Ed.), *Stress, Neurobiology and Neuroendocrinology.* (pp. 3-21). New York: Marcel Decker.
17. McEwen, B.S., Stellar, E. (1993). "Stress and the individual. Mechanisms leading to disease." *Archives of Internal Medicine.* 153 (18): 2093–101
18. Meurs, J. A., & Perrewé, P. L. (2011). Cognitive Activation Theory of Stress: An Integrative Theoretical Approach to Work Stress. *Journal of Management, 37*(4), 1043-1068. doi:doi:10.1177/0149206310387303
19. Mishra, A. K., & Spreitzer, G. M. (1998). Explaining How Survivors Respond to Downsizing: The Roles of Trust, Empowerment, Justice, and Work Redesign. *The Academy of Management Review, 23*(3), 567-588. doi:10.2307/259295

20. Nabi, H., Kivimaki, M., Batty, G. D., Shipley, M. J., Britton, A., Brunner, E. J., . . . Singh-Manoux, A. (2013). Increased risk of coronary heart disease among individuals reporting adverse impact of stress on their health: the Whitehall II prospective cohort study. *Eur Heart J, 34*(34), 2697-2705. doi:10.1093/eurheartj/eht216

21. Odeen, M., Ihlebæk, C., Indahl, A., Wormgaar, M., Lie, S. A., & Eriksen, H. R. (2013). Effect of peer-based low back pain information and reassurance at the workplace on sick leave: a cluster randomized trial. *Journal of occupational rehabilitation, 23*(2), 209-219. doi:http://dx.doi.org10.1007/s10926-013-9451-z

22. Odeen, M., Magnussen, L. H., Mæland, S., Larun, L., Eriksen, H. R., & Tveito, T. H. (2013). Systematic review of active workplace interventions to reduce sickness absence. *Occupational Medicine, 63*(1), 7-16. doi:http://dx.doi.org10.1093/occmed/kqs198

23. Odeen, M., Westerlund, H., Theorell, T., Leineweber, C., Eriksen, H. R., & Ursin, H. (2013). Expectancies, Socioeconomic Status, and Self-Rated Health: Use of the Simplified TOMCATS Questionnaire. *International Journal of Behavioral Medicine, 20*(2), 242-251. doi:http://dx.doi.org10.1007/s12529-012-9221-x

24. Olff, M., Langeland, W., & Gersons, B. P. (2005). The psychobiology of PTSD: coping with trauma. *Psychoneuroendocrinology, 30*(10), 974-982. doi:10.1016/j.psyneuen.2005.04.009

25. Opsahl, J., Eriksen, H. R., & Tveito, T. H. (2016). Do expectancies of return to work and Job satisfaction predict actual return to work in workers with long lasting LBP? *BMC Musculoskelet Disord, 17*(1), 481. doi:10.1186/s12891-016-1314-2

26. Overmier, J. B., & Seligman, M. E. (1967). Effects of inescapable shock upon subsequent escape and avoidance responding. *J Comp Physiol Psychol, 63*(1), 28-33.

27. Pensgaard, A. M., Riise, A. J., & Stensbøl, B. (2013). *Norske vinnerskaller - Veien til mental styrke og gode prestasjoner*. Latvia: Cappelen Damm.

28. Ree, E., Harris, A., Indahl, A., Tveito, T. H., & Malterud, K. (2014). How can a brief intervention contribute to coping with back pain? A focus group study about participants' experiences. *Scand J Public Health, 42*(8), 821-826. doi:10.1177/1403494814554029

29. Ree, E., Odeen, M., Eriksen, H. R., Indahl, A., Ihlebæk, C., Hetland, J., & Harris, A. (2013). Subjective health complaints and self-rated health: are expectancies more important than socioeconomic status and workload? *International Journal of Behavioral Medicine, 21*(3), 411-420. doi:http://dx.doi.org10.1007/s12529-013-9329-7

30. Salacuse, J. W. (2006). *Leading Leaders: How to Manage Smart, Talented, Rich, and Powerful People*. United State of America: AMACOM.

31. Siegrist, J. (1996). Adverse health effects of high-effort/low-reward conditions. *J Occup Health Psychol, 1*(1), 27-41.

32. Sluiter, J. K., van der Beek, A. J., & Frings-Dresen, M. H. (1998). Work stress and recovery measured by urinary catecholamines and cortisol excretion in long distance coach drivers. *Occup Environ Med, 55*(6), 407-413.

33. Sonnentag, S., Unger, D., & Rothe, E. (2016). Recovery and the Work–Family Interface. In Allen, T. D., & Eby, L. T. (Eds.), *The Oxford Handbook of Work and Family* (p. 95). New York, NY: Oxford University Press.
34. Sveinsdottir, V., Eriksen, H. R., & Reme, S. E. (2012). Assessing the role of cognitive behavioral therapy in the management of chronic nonspecific back pain. *J Pain Res, 5*, 371-380. doi:10.2147/JPR.S25330
35. Svensen, E., Neset, G., & Eriksen, H. R. (2007). Factors associated with a positive attitude towards change among employees during the early phase of a downsizing process. *Scand J Psychol, 48*(2), 153-159. doi:10.1111/j.1467-9450.2007.00577.x
36. Theorell, T., Oxenstierna, G., Westerlund, H., Ferrie, J., Hagberg, J., & Alfredsson, L. (2003). Downsizing of staff is associated with lowered medically certified sick leave in female employees. *Occup Environ Med, 60*(9), E9.
37. Ursin, H., Baade, E., and Levin, S., (Eds) (1978). Psychobiology of Stress. A study of Coping Men. Unitet States of America. Academic Press Inc.
38. Ursin, H., & Eriksen, H. R. (2004). The cognitive activation theory of stress. *Psychoneuroendocrinology, 29*(5), 567-592. doi:10.1016/S0306-4530(03)00091-X
39. Ursin, H., & Eriksen, H. R. (2010). Cognitive activation theory of stress (CATS). *Neurosci Biobehav Rev, 34*(6), 877-881. doi:10.1016/j.neubiorev.2009.03.001
40. Vahtera, J., Kivimaki, M., & Pentti, J. (1997). Effect of organisational downsizing on health of employees. *Lancet, 350*(9085), 1124-1128. doi:10.1016/S0140-6736(97)03216-9
41. Westerlund, H., Ferrie, J., Hagberg, J., Jeding, K., Oxenstierna, G., & Theorell, T. (2004). Workplace expansion, long-term sickness absence, and hospital admission. *Lancet, 363*(9416), 1193-1197. doi:10.1016/S0140-6736(04)15949-7
42. Westerlund, H., Theorell, T., & Alfredsson, L. (2004). Organizational instability and cardiovascular risk factors in white-collar employees: an analysis of correlates of structural instability of workplace organization on risk factors for coronary heart disease in a sample of 3,904 white collar employees in the Stockholm region. *Eur J Public Health, 14*(1), 37-42.
43. Wyller, V. B., Eriksen, H. R., & Malterud, K. (2009). Can sustained arousal explain the Chronic Fatigue Syndrome? *Behav Brain Funct, 5*, 10. doi:10.1186/1744-9081-5-10.

Bem-Estar Psicológico no Trabalho

Onde estamos e para onde vamos a partir daqui?

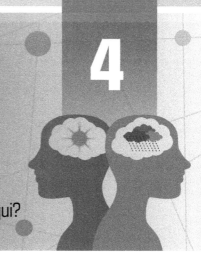

Véronique Dagenais-Desmarais
Université de Montréal

Helenides Mendonça
Universidade Católica de Goiás

Maria Cristina Ferreira
Universidade Salgado Oliveira

André Savoie
Université de Montréal

RESUMO

Este capítulo apresenta uma análise crítica sobre as questões conceituais que envolvem o bem-estar psicológico no trabalho. Para entender melhor o estado atual do conhecimento sobre o bem-estar psicológico, primeiro examinamos as origens filosóficas e psicológicas do construto. Em seguida, apresentamos as duas abordagens conceituais predominantes para o bem-estar psicológico e discutimos a pertinência de um modelo integrativo. Além disso, debatemos a relevância de adaptar os modelos atuais de bem-estar psicológico livre de contexto ao local de trabalho e apresentamos modelos existentes de bem-estar psicológico no trabalho. Finalmente, propomos instruções para futuras pesquisas que possibilitariam abordar as principais questões neste campo de pesquisa.

No mundo ocidental, as estatísticas sobre problemas de saúde psicológica entre os trabalhadores são alarmantes. Nos Estados Unidos, o *stress* está em ascensão e o trabalho é um dos principais estressores vivenciados pelos americanos (APA, 2016). Mais de 75% das deficiências de curto e longo prazos no trabalho são atribuíveis a problemas de saúde psicológica (Watson Wyatt, 2005). Em vista desses fatos, não é surpresa que a saúde psicológica no trabalho seja uma das principais preocupações dos gestores e líderes empresariais (Watson Wyatt, 2005).

Pesquisadores e profissionais estão cada vez mais preocupados com a saúde ideal dos trabalhadores, uma vez que leva a consequências importantes para indivíduos, organizações e sociedade. Uma saúde psicológica ruim no trabalho acarreta efeitos deletérios em diferentes níveis: condições depressivas, hipertensão e problemas cardíacos em indivíduos (Code & Langan-Fox, 92001; Mills et al., 2015), bem como custos de seguro médico, perda de produtividade dos funcionários, absenteísmo no trabalho e riscos de procedimentos legais por razões de saúde e segurança ocupacional (Danna & Griffin, 1999; Sears, Shi, Coberley & Pope, 2013; Stephens & Joubert, 2001). Na Europa, alguns dados indicam que o *stress* no trabalho é a causa de 50 a 60% dos dias de trabalho perdidos (Paolli & Merllié, 2000; EU-OSHA, 2016). Em termos econômicos, as consequências da má saúde psicológica dos trabalhadores chegam a alturas surpreendentes. Nos Estados Unidos, esses custos são avaliados em cerca de 150 bilhões de dólares (Karasek & Theorell, 1990). Quanto à União Europeia, estima-se, em média, que os problemas de saúde psicológica absorvam entre 3 e 4% do produto interno bruto (Gabriel & Liimatainen, 2000).

Em paralelo, profissionais e pesquisadores defendem cada vez mais a importância de favorecer o bem-estar ideal dos trabalhadores, além das tentativas de curar doenças mentais. Embora pouca atenção tenha sido dada ao bem-estar psicológico dos trabalhadores em comparação com seu sofrimento psicológico, várias correntes de pesquisa revelaram inúmeros benefícios da melhoria da saúde psicológica: desempenho individual superior (Carver & Scheier, 2008; Judge, Thoresen, Bono & Patton, 2001; Wright, Cropanzano, Denney & Moline, 2002), comportamentos mais pró-sociais (Lee & Allen, 20092; Podsakoff, Mackenzie, Paine & Bachrach, 2000), maior resiliência psicológica e menos problemas de saúde mental (Keyes, 2007), maior vitalidade e funcionamento positivo em diferentes áreas da vida (Keyes & Annas, 2009), mais criatividade (Bakker & Xanthopoulou, 2013), contribuição mais efetiva às organizações (Junça-Silva & Caetano, 2013), e elevada produtividade organizacional (Harter, Schmidt & Hayes, 2002), bem como maior satisfação do cliente (Schneider, Hanges, Smith & Salvageio, 2003).

> Em vista das consequências positivas associadas à saúde psicológica ideal, parece relevante que os pesquisadores se concentrem nessa faceta positiva da saúde psicológica no trabalho, muitas vezes rotulada como bem-estar psicológico. Para ajudar a comunidade científica a entender melhor esse construto, relatamos neste capítulo as origens e o estado atual do conhecimento sobre o bem-estar psicológico e sugerimos caminhos futuros de pesquisa.

DE ONDE VEM O BEM-ESTAR PSICOLÓGICO?

O conceito de bem-estar psicológico baseia-se no trabalho dos antigos filósofos gregos. A maioria dos filósofos antigos refletiu sobre a felicidade e seu papel na existência humana. O *eudemonismo* de Aristóteles considerava que todo ser humano tende à felicidade realizando ações para alcançá-la (McMahon, 2006). A vida era, portanto, considerada como uma ocasião para o crescimento pessoal, pois todos os indivíduos se esforçavam para alcançar seu *daimon* ou verdadeiro eu (Waterman, 1993), com o objetivo final de alcançar o melhor de si (Ryff & Singer, 2008). Por meio da autorrealização e do alcance de todo o seu potencial, os homens experimentariam um estado chamado *eudemonia* em grego, um termo comumente traduzido como felicidade nas línguas modernas, ou às vezes bem-estar ou mesmo crescimento (Kraut, 1979).

No entanto, nas sociedades ocidentais contemporâneas, o conceito de felicidade é geralmente entendido em uma perspectiva hedônica (Waterman, 1993; White, 2006), em oposição à abordagem anteriormente eudemônica descrita anteriormente. O hedonismo recomenda a busca pelo prazer e a satisfação dos desejos, temas particularmente abordados na Grécia antiga por Epicuro, Aristipo de Cirene e Platão (White, 2006). Em uma abordagem hedônica, a felicidade refere-se à conquista do que se quer e às emoções agradáveis experimentadas como consequência (Kraut, 1979).

Esses primeiros fundamentos filosóficos de felicidade e bem-estar tiveram implicações duradouras para a fundação da psicologia como disciplina científica. Mais recentemente, quatro correntes psicológicas principais contribuíram para as abordagens contemporâneas do bem-estar psicológico.

Primeiro, estudos sobre as teorias das emoções na década de 1980 foram particularmente influentes para o estudo do bem-estar psicológico (ver Watson, Clark &

Tellegen, 1988). Este fluxo de pesquisa trouxe pesquisadores contemporâneos para vislumbrar o bem-estar psicológico como uma soma de afetos positivos e negativos.

Em segundo lugar, a psicologia humanista desempenhou um papel importante na conceituação do bem-estar psicológico. Influenciada pelas premissas filosóficas eudemônicas da confiança nos seres humanos e sua bondade fundamental, a psicologia humanista concentra-se na experiência subjetiva do indivíduo e no potencial de autodeterminação; isto é, sua capacidade de fazer escolhas pessoais. Entre os métodos de intervenção e as teorias humanistas que influenciaram as pesquisas atuais sobre bem-estar psicológico, a teoria das necessidades de Maslow (1943) propõe a universalidade da autoestima, afiliação social e autoidentidade como impulsionadores para os seres humanos. Carl Rogers também atraiu a atenção da comunidade psicológica, particularmente dos médicos, concentrando-se na autenticidade, autocongruência, autorrealização e desenvolvimento ideal (Rogers, 1951, 1961), temas que alguns autores contemporâneos incorporaram ao estudo do bem-estar psicológico no trabalho.

Terceiro, em resposta ao foco tradicionalmente quase exclusivo da psicologia na cura da doença humana, vários pesquisadores nos anos 2000 começaram a se concentrar mais intensamente no estudo dos aspectos positivos da experiência subjetiva e do funcionamento humano (Seligman & Csikszentmihalyi, 2000). Em 1998, Seligman, ex-presidente da *American Psychological Association*, denominou essa corrente de pesquisa de psicologia positiva, um termo abrangente proposto com o objetivo de unir domínios de pesquisa emergentes, como o estudo de emoções positivas, traços positivos de caráter e instituições positivas (Seligman, Steen, Park & Peterson, 2005). Ao contrário da corrente humanista, que deu origem a abordagens de intervenção, a psicologia positiva essencialmente se esforçou para adquirir conhecimento empiricamente fundamentado, baseado no método científico (Seligman & Csikszentmihalyi, 2000). De acordo com a abordagem da psicologia positiva, a saúde deve ser entendida acrescentando-se a faceta positiva à faceta negativa e doente tradicionalmente considerada dos seres humanos (Seligman, 2008). Com essa perspectiva, o estudo da saúde ideal e abrangente é encorajado, com bem-estar psicológico e felicidade sendo temas típicos usados nesse fluxo de pesquisa (Seligman & Csikszentmihalyi, 2000).

A psicologia da saúde também forjou concepções modernas de bem-estar psicológico. Nos últimos 30 anos, os psicólogos da saúde evoluíram, como na medicina, de um paradigma de tratamento de doenças para um paradigma de prevenção de doenças e, mais recentemente, para um paradigma de melhoria da saúde (Maddux, 2002). A saúde psicológica, às vezes também denominada saúde mental, é tradicionalmente considerada a partir de uma perspectiva psiquiátrica e, como tal, definida pela ausência de sintomas negativos ou da doença (Keyes, 2003, 2005). No entanto, a Organização Mundial de Saúde reconheceu em 1946 que a saúde era uma condição mais abrangente, que não se limitava à ausência de doença. Desde então, cada vez mais pesquisadores reconhecem que a saúde psicológica é um conceito multidimensional que inclui a ausência de manifestações negativas, bem como a presença de manifestações positivas (ver Achille, 2003; Keyes & Lopez, 2002; Keyes, 2005; Mendonça, Ferreira, 2002). Porto & Zanini, 2012). É nessa abordagem mais abrangente da saúde psicológica que vários pesquisadores chamam o componente negativo de sofrimento psíquico, enquanto o componente positivo da saúde psicológica é muitas vezes chamado de bem-estar psicológico (Keyes, 2006; Massé et al., 1998). Ao contrário do sofrimento psicológico, que tradicionalmente se beneficiou de pesquisas científicas mais intensas, o bem-estar psicológico no trabalho só recentemente tem sido foco de interesse.

Finalmente, não relacionada com o surgimento da psicologia da saúde e da psicologia positiva, a psicologia da saúde ocupacional surgiu na década de 1990 (Adkins, 1999). Essa disciplina analisa os fatores psicológicos que contribuem para a saúde e o bem-estar ocupacional (Spector, 2008). Quanto à psicologia da saúde, este campo tem se concentrado tradicionalmente na intervenção e prevenção de lesões físicas e psicológicas relacionadas com o trabalho. Um tema de base dessa disciplina é o *stress* ocupacional (Adkins, 1999). Hoje, embora ainda não exista uma definição clara e integrada de saúde ocupacional, um modelo bidimensional de saúde psicológica, considerando tanto os sintomas negativos como os positivos, parece ser igualmente necessário na psicologia da saúde ocupacional (Achille, 2003).

O QUE É BEM-ESTAR PSICOLÓGICO?

Apesar do crescente interesse pelo bem-estar psicológico, ainda existe grande variação na definição e conceituação do bem-estar psicológico no trabalho (Danna & Griffin, 1999; Fisher, 2014). Embora os pesquisadores recentemente tenham feito esforços para resumir o conhecimento existente sobre o bem-estar psicológico adquirido nos últimos 40 anos (p. ex., Allin, 2014; Diehl, Hay & Berg, 92011; Diener, 1984; Fredrickson, 2013; Ryan & Deci, 2001), a compreensão do conceito varia muito (Danna & Griffin, 1999; Harris & Cameron, 2005; Ilies, Aw & Pluut, 2015; Kesebir & Diener, 2008). Consequentemente, uma ampla gama de modelos conceituais surgiu simultaneamente, muitas vezes apoiando-se em suposições teóricas implícitas ou não verificadas (Bono, Davies & Rasch, 2012; Diener, 1994; Ryan & Deci, 2001). Na maioria dos casos, somente com o exame das medidas escolhidas em um determinado estudo que se pode deduzir a conceitualização subjacente adotada pelos pesquisadores (Diener, 1994). Apesar dessas deficiências, propostas conceituais sobre a natureza do bem-estar psicológico foram principalmente articuladas em torno de duas perspectivas de pesquisa independentes, mas relacionadas, ancoradas nas origens do bem-estar psicológico. De acordo com suas raízes filosóficas, essas propostas são consideradas como decorrentes de uma abordagem de bem-estar hedônico ou eudemônico (Ryan & Deci, 2001).

Abordagem Hedônica

O estudo contemporâneo do bem-estar a partir de uma perspectiva hedônica surgiu na década de 1950, como parte de um grande fluxo de pesquisa que pretendia medir a qualidade de vida a partir de uma perspectiva subjetiva (Keyes, Shmotkin, Ryff, 2002). A noção de bem-estar psicológico especificamente foi destacada por Ed Diener na década de 1980, que difundiu o uso do termo bem-estar subjetivo, frequentemente aplicado de maneira intercambiável com o termo felicidade, para descrever esse campo emergente de estudo (Deci & Ryan, 2008).

Os proponentes da abordagem hedônica consideram que o bem-estar psicológico consiste na prevalência de emoções positivas sobre emoções negativas (uma subdimensão que alguns chamam de bem-estar emocional ou bem-estar afetivo) e satisfação com a vida (ver Diener, 1984; Diener, Lucas e Oishi, 2002; Kahneman, Diener e Schwarz, 1999; Warr, 1990). De acordo com essa perspectiva hedônica, o bem-estar psicológico é considerado um construto simultaneamente cognitivo e afetivo (Lent, 2004), e seu estudo visa a maximizar a felicidade individual (Ryan & Deci, 2001).

Abordagem Eudemônica

A abordagem eudemônica de bem-estar psicológico surgiu no final da década de 1980 e originou-se das teorias clínicas do desenvolvimento adulto, da psicologia existencial e do trabalho de alguns filósofos utilitaristas (Keyes, Shmotkin & Ryff, 2002; Ryff & Singer, 2008). Frequentemente *rotulado* como *bem-estar psicológico*, o bem-estar eudemônico refere-se à noção de desenvolvimento de todo o potencial (Deci & Ryan, 2008; Ryff, 1995; Waterman, 1993) e autodeterminação de uma pessoa (Ryff & Singer, 1998). Nessa perspectiva, viver de acordo consigo mesmo e com os próprios valores são aspectos centrais do bem-estar (Waterman, 1993). Fortemente influenciado pela pesquisa de Carol Ryff, o bem-estar psicológico é geralmente conceituado em termos de autoaceitação, relações positivas com os outros (uma dimensão por vezes rotulada de *bem-estar social*; ver Keyes, 1998; Fisher, 2014), autonomia, controle sobre o ambiente, propósito na vida e crescimento pessoal (Ryff, 1989; Ryff

& Keyes, 1995). Outros propuseram modelos conceituais que abrangem, por exemplo, as necessidades de autonomia, competência e afiliação social (segundo a teoria da autodeterminação; Ryan & Deci, 2000), ou significado na vida (p. ex., Mc-Gregor & Little, 1998). Em comparação com a abordagem hedônica, sobre a operação e a medição do bem-estar psicológico no trabalho (Kashdan, Biswas-Diener & King, 2008; Lent, 2004; Fisher, 2014).

Integração das Abordagens Hedônica e Eudemônica

O debate entre as abordagens hedônica e eudemônica do bem-estar psicológico ainda não foi resolvido (Fisher, 2014; Kashdan et al., 2008; Ryan & Deci, 2001). Alguns autores argumentam que o bem-estar psicológico deve idealmente ser concebido como um construto multidimensional que integra as dimensões hedônica e eudemônica (Keyes & Lopez, 2002; Keyes & Magyar-Moe, 2008; Lent, 2004; Ryan & Deci, 2001).

Apoiando essa posição, Diener *et al.* (1998) reconhecem que o bem-estar subjetivo (isto é, hedônico) é um componente essencial da saúde e do bem-estar psicológico, pois afeto positivo e satisfação na vida derivam de manifestações eudemônicas, como manter relações interpessoais positivas ou ter metas significativas para si mesmo. Eles também declaram que nem a abordagem hedônica nem a eudemônica são por si só suficientes para medir a vida saudável dos indivíduos (Diener et al., 1998). De acordo com Keyes *et al.* (2002), o bem-estar psicológico hedônico e eudemônico no trabalho é complementar em certa medida, mas também pode compensar um ao outro em algumas circunstâncias. Lent (2004), por sua vez, argumenta que o bem-estar eudemônico pode explicar a tensão que pode existir entre o crescimento pessoal e a felicidade hedônica, e que a felicidade nem sempre leva à autoatualização.

Em apoio a essas percepções teóricas, várias demonstrações empíricas sustentam um modelo bidimensional de bem-estar psicológico. No que se refere à estrutura fatorial do bem-estar psicológico, alguns estudos demonstraram que os componentes hedônico e eudemônico são distintos, mas relacionados (Keyes et al., 2002: Linley, Maltby, Wood, Osborne e Hurling, 2009; McGregor & Little, 1998). Outros estudos demonstraram uma relação moderada a forte entre o bem-estar hedônico e eudemônico (Kiziah, 2003; Ryff & Keyes, 1995; Waterman, 1993). Apesar dessa variação compartilhada, os componentes hedônicos e eudemônicos do bem-estar psicológico estão relacionados de maneira diferente com as atividades que possibilitam aos indivíduos realizar seu potencial (Waterman, 1993) e, em certa medida, aos comportamentos pró-sociais (Kiziah, 2003), o que sugere que cada componente contribui de maneira diferente.

Com base nessas considerações teóricas e empíricas, à primeira vista, parece relevante fundir as tradições de pesquisa hedônicas e eudemônicas. Apesar da atratividade dessa abordagem integrativa, entretanto, sua validade não foi demonstrada e pesquisas empíricas adicionais são necessárias antes que uma posição empírica clara sobre essa questão possa ser adotada (Keyes et al., 2002). A esse respeito, Lent (2004) adverte:

> A unificação de modelos teóricos requer um equilíbrio difícil entre abrangência e parcimônia na seleção de elementos causais e na determinação do nível apropriado de especificidade explicativa. Como o bem-estar é determinado por múltiplos elementos, uma representação integrativa e clinicamente relevante de suas supostas causas pareceria exigir a assimilação de inúmeros construtos e reconciliação de diversos pontos de vista. Esses esforços de reaproximação, contudo, podem ser propensos à "teorização no estilo cafeteria, em que os construtos são arrancados de teorias divergentes e amarrados juntos" (Bandura, 1995, p. 354) em uma colcha de retalhos eclética não crítica. (Lent, 2004, p. 499)

Até o momento, parece que alguns autores que tentaram integrar as perspectivas hedônica e eudemônica voltaram-se para essa abordagem de cafeteria sem questionar a validade dessas escolhas conceituais e metodológicas. Esses autores usaram medidas de bem-estar psicológico hedônico e eudemônico simultaneamente sem mais investigações (Keyes et al., 2002; Keyes, 2005; McGregor e Little, 1998). Essa escolha metodológica levanta questões sobre a validade dessa operacionalização.

TRABALHO E BEM-ESTAR PSICOLÓGICO

Embora duas correntes importantes de pesquisa tenham sido dedicadas à compreensão do bem-estar psicológico, o bem-estar psicológico no trabalho recebeu pouca atenção (Kiziah, 2003). No entanto, vários índices sugerem que o construto merece um modelo conceitual próprio. Primeiro, algumas evidências sugerem que o bem-estar psicológico e o bem-estar psicológico no trabalho são diferentes, mas relacionados. Na verdade, evidências preliminares sugerem que a estrutura fatorial do bem-estar psicológico no trabalho é semelhante, mas diferente da estrutura fatorial do bem-estar psicológico livre de contexto (Gilbert, Dagenais-Desmarais & Savoie, 2011). Além disso, o bem-estar psicológico livre de contexto e o bem-estar psicológico no trabalho parecem compartilhar algumas variações mas, ao mesmo tempo, as correlações imperfeitas sugerem uma variabilidade única para cada construto. A esse respeito, Diener (1994) afirmou que alguns componentes do bem-estar psicológico podem variar em diferentes situações, pois existe um vínculo moderado a forte entre o bem-estar psicológico livre de contexto e o bem-estar psicológico em domínios específicos da vida, como o trabalho. Vários autores, que estudaram as relações entre satisfação no trabalho e satisfação na vida (dimensões consideradas como indicadores de bem-estar hedônico), encontraram correlações que corroboram essa afirmação (Hart, 1999; Tait, Padgett & Baldwin, 1989; Mendonça, Caetano, Ferreira, Sousa & Junça-Silva, 2014).

Como a pesquisa de comportamento organizacional pretende predizer uma série de variáveis organizacionais, parece mais coerente estudar um preditor contextualizado para esse mesmo domínio de vida (Guion, 2011). Esta proposta recebeu apoio empírico de estudos que demonstram que a adaptação de medidas para o domínio do trabalho prevê melhor desempenho no trabalho do que medidas livres de contexto (p. ex., instrumentos que medem a personalidade no trabalho; English, 2001; Hunthausen, Truxillo, Bauer & Hammer, 2003). Portanto, sugerimos que a medida psicológica de bem-estar no trabalho poderia contribuir ainda mais para explicar os diferentes resultados organizacionais quando comparada a uma medida de bem-estar psicológico livre de contexto.

RUMO A UM MODELO CONCEITUAL DE BEM-ESTAR PSICOLÓGICO NO TRABALHO

Apesar da reconhecida relevância dos modelos conceituais de referência de bem-estar psicológico, esses modelos ainda não são adotados em larga escala pela comunidade científica. Até hoje, estudos focados em uma ou mais facetas do bem-estar psicológico no local de trabalho são geralmente afetados por uma ou mais limitações importantes. Primeiro, talvez porque alguns autores apresentem bem-estar psicológico como um traço estável entre os domínios da vida (Diener, 1984, 1994; Li, Yin, Jiang, Wang & Cai, 2014), a maioria dos estudos não aborda as especificidades do construto ao longo dos domínios da vida (Kashdan et al., 2008). Assim, vários estudos em ciências organizacionais limitam-se a medir um ou mais componentes do bem-estar psicológico livre de contexto, sem sequer considerar a relevância de usar um conceito e uma operacionalização adaptados à realidade da empresa.

Da mesma maneira, alguns indicadores de bem-estar psicológico no trabalho estão sub-representados na literatura organizacional. Na verdade, embora eles raramente delineiem de maneira explícita um paralelo com o bem-estar psicológico no trabalho, as principais correntes de pesquisa em ciências organizacionais concentraram-se na satisfação profissional (p. ex., Judge & Klinger, 2008; Kiziah, 2003) e, em menor grau, no afeto no trabalho (p. ex., Daniels, 2000; Warr, 1990). *A posteriori*, podemos dizer que esses estudos se concentraram essencialmente nos componentes hedônicos do bem-estar psicológico no trabalho. Em contrapartida, a mesma riqueza de pesquisa não é observada quando se trata de bem-estar eudemônico no trabalho, que recebeu muito pouca atenção até o momento.

No nível conceitual, alguns modelos de bem-estar psicológico no trabalho foram propostos até agora, mas a maioria deles é conceitualmente problemática. Vários modelos não são compatíveis com a teoria bidimensional da saúde psicológica. Como exemplo, em seu modelo heurístico de saúde organizacional, Cotton e Hart (2003) concebem o bem-estar psicológico no trabalho como uma combinação de moral, angústia e satisfação no trabalho. Daniels (2000), por sua vez, conceituou o bem-estar psicológico no trabalho em termos afetivos por meio de cinco contínuos: ansiedade-conforto, depressão-prazer, tédio-entusiasmo, cansaço-vigor e raiva-placidez. Além disso, Danna & Griffin (1999) descreveram o bem-estar no trabalho como incluindo sintomas médicos físicos e psicológicos no trabalho, experiências gerais de vida (p. ex., satisfação no trabalho, vínculo empregatício). À medida que integram componentes positivos e negativos, esses três modelos aproximam-se mais do conceito de saúde psicológica no trabalho, incluindo, em alguns casos, saúde física e psicológica. Além disso, esses modelos parecem obliterar os aspectos eudemônicos do bem-estar psicológico no trabalho, sem explicar essa escolha conceitual.

Com o objetivo de abordar essas limitações, Dagenais-Desmarais e Savoie (2012) desenvolveram um modelo conceitual de bem-estar psicológico no trabalho por meio de uma abordagem etno-semântica, a fim de maximizar seu conteúdo e validade de construto. Para isso, eles primeiro coletaram manifestações de bem-estar psicológico no trabalho por meio de uma série de entrevistas de incidentes críticos com trabalhadores de diferentes setores de atividade. Em seguida, eles desenvolveram um questionário para medir o bem-estar psicológico no trabalho e validaram-no empiricamente em um estudo quantitativo. Esse modelo indutivo, ascendente, de bem-estar psicológico no trabalho compreende cinco dimensões: ajuste interpessoal no trabalho, prosperidade no trabalho, sentimento de competência no trabalho, reconhecimento percebido no trabalho e desejo de envolvimento no trabalho. Essas dimensões são reagrupadas sob um único fator de bem-estar psicológico no trabalho (Dagenais-Desmarais & Savoie, 2012), preservando uma especificidade característica quando o fator de ordem mais alta é levado em conta (Morin et al., 2016). Este modelo é interessante porque, para nosso conhecimento, é o único modelo de bem-estar psicológico no trabalho que se baseia em uma abordagem indutiva, ao mesmo tempo em que é compatível com a abordagem eudemônica do bem-estar livre de contexto. Consequentemente, reflete a experiência subjetiva dos trabalhadores em relação ao seu próprio bem-estar psicológico no trabalho, uma experiência em que os aspectos eudemônicos parecem ser mais salientes do que os componentes hedônicos. Ele também está associado a uma pequena medida disponível em inglês, francês, português, espanhol e mandarim, fornecendo assim um instrumento útil para a pesquisa sobre o tema. Por mais relevante que seja, não captura os aspectos hedônicos do bem-estar psicológico no trabalho.

FUTUROS DIRECIONAMENTOS E CONCLUSÕES

Neste capítulo, apresentamos alguns dos principais debates e contribuições teóricas em torno do bem-estar psicológico no trabalho. Ancoramos essa discussão em pesquisas desenvolvidas nas últimas décadas sobre os benefícios do bem-estar psicológico na saúde, qualidade de vida e produtividade dos indivíduos. Também destacamos a necessidade de uma conceituação mais sólida do bem-estar psicológico no trabalho. Descrevemos os dois principais fluxos de pesquisa sobre o tema. Por um lado, o bem-estar hedônico consiste em avaliações subjetivas da satisfação no trabalho, além de experiências mais positivas e menos negativas relacionadas ao afeto, felicidade, humor e emoções no trabalho. Por outro lado, o bem-estar eudemônico refere-se a prosperidade, experiências de crescimento, significado e propósito, bem como engajamento e competência no trabalho.

Apesar do crescimento exponencial deste campo de pesquisa nos últimos 25 anos, o conhecimento científico produzido sobre o bem-estar psicológico é surpreendentemente desigual. Diante das lacunas e inconsistências teóricas relacionadas ao construto, surgem diferentes questões não respondidas e que mostram direcionamentos para o avanço da pesquisa sobre o bem-estar psicológico no trabalho. Conceitualmente, parece fundamental lançar mais luz sobre o conceito de bem-estar psicológico no trabalho, em oposição a outros construtos semelhantes. Como uma palavra de cautela para os pesquisadores interessados no tema, gostaríamos de reiterar que pode ser inadequado continuar usando modelos de bem-estar psicológico livres contexto ao investigar fenômenos organizacionais.

A fim de possibilitar que os cientistas do comportamento organizacional estudem o bem-estar no local de trabalho por meio de modelos válidos, argumenta-se que modelos conceituais especificamente voltados para o bem-estar psicológico no trabalho precisam ser desenvolvidos e validados, embora pouca atenção tenha sido dada a essa questão.

Em termos de validade concorrente, investigar a distinção conceitual e empírica entre bem-estar psicológico no trabalho e bem-estar psicológico livre de contexto parece ser um esforço necessário. Essa questão poderia ser abordada pela análise das relações entre o bem-estar psicológico no trabalho e sua contrapartida livre de contexto, o que é possível pela análise da força das associações entre o bem-estar psicológico no trabalho e várias medidas de bem-estar geral.

De maneira semelhante, de acordo com as premissas teóricas da saúde psicológica, é de se esperar uma relação inversa entre indicadores de saúde psicológicos positivos (bem-estar) e negativos (angústia). Para desenvolver uma conceituação de bem-estar psicológico no trabalho que seja compatível com o modelo bidimensional de saúde psicológica, os especialistas precisam se concentrar em analisar a força e a direção das relações entre o bem-estar psicológico no trabalho e as manifestações de sofrimento psicológico.

A fim de esclarecer a rede nomológica de bem-estar psicológico no trabalho, também incentivamos os pesquisadores a avaliar a validade preditiva incremental do bem-estar psicológico no trabalho sobre o bem-estar psicológico livre de contexto ou mesmo sofrimento psicológico no local de trabalho. Nesta perspectiva, as relações com diferentes critérios organizacionais, especialmente o desempenho no trabalho, o critério final em psicologia (Austin & Villanova, 1992), devem ser examinadas. Em consonância com estudos sobre a adoção de um quadro de referência de trabalho para medidas psicológicas não cognitivas discutidas anteriormente, postulamos que o bem-estar psicológico no trabalho contribuiria para prever o desempenho no trabalho, além do bem-estar psicológico e saúde.

Em suma, acreditamos que a busca dessa agenda de pesquisa é um primeiro passo necessário para possibilitar identificar o poder heurístico do bem-estar psicológico no trabalho no estudo do trabalho e das organizações. No entanto, esses caminhos de pesquisa são frequentemente negligenciados por pesquisadores em ciências organizacionais. Entendemos o crescente interesse pelo estudo do bem-estar psicológico no trabalho e na psicologia positiva e compartilhamos o entusiasmo por esse tópico. No entanto, defendemos o desenvolvimento de teorias e conceituações consistentes do bem-estar psicológico no trabalho, a fim de fundamentar o conhecimento empírico que emerge dessa corrente de pesquisa em uma base conceitual sólida.

Essa agenda de pesquisa também criaria a possibilidade de fornecer às partes interessadas conhecimento baseado em evidências sobre o bem-estar psicológico no trabalho. Isto possibilita intervenções em ambientes organizacionais e aumento da conscientização entre organizações e sociedades sobre as abordagens contemporâneas da saúde psicológica ideal da força de trabalho e a importância da promoção da saúde. Embora no atual mercado competitivo os gerentes apresentem grande preocupação com a produtividade, sua preocupação com a saúde de sua força de trabalho nem sempre é evidente. Portanto, esperamos que as ideias apresentadas neste capítulo tragam benefícios de bem-estar psicológico no trabalho para a atenção de gerentes, profissionais de recursos humanos e consultores, encorajando-os a atuar como agentes de mudança para o desenvolvimento de organizações e funcionários saudáveis.

REFERÊNCIAS

1. Achille, M. A. (2003). Définir la santé au travail. I. La base conceptuelle d'un modèle de la santé au travail. In R. Foucher, A. Savoie & L. Brunet (Eds.), *Concilier performance organisationnelle et santé psychologique au travail* (pp. 65-90). Montréal, QC: Éditions Nouvelles.
2. Adkins, J. A. (1999). Promoting organizational health: The evolving practice of occupational health psychology. *Professional Psychology: Research and Practice, 30*(2), 129-137.
3. Allin, P. (2014). Measuring wellbeing in modern societies. In P. Y. Chen, & C. L. Cooper (Eds.), *Wellbeing: A complete reference guide, Work and Wellbeing* (Volume III, pp. 409–463). Chichester, United Kingdom: John Wiley.
4. American Psychological Association (2016). *Stress in America: The impact of discrimination.* Stress in America™ Survey.
5. Austin, J. T., & Villanova, P. (1992). The criterion problem: 1917-1992. *Journal of Applied Psychology, 77*, 836-874.
6. Bakker, A. B., & Xanthopoulou, D. (2013). Creativity and charisma among female leaders: the role of resources and work engagement. *The International Journal of Human Resource Management, 24*(14), 2760-2779.
7. Bandura, A. (1995). On rectifying conceptual ecumenism. In J. E. Maddux (Ed.), *Self-efficacy, adaptation, and adjustment: Theory, research, and application* (pp. 347–375). New York: Plenum Press.
8. Bono, J. E., Davies, S. E., & Rasch, R. L. (2012). Some traits associated with flourishing at work. In K. S. Cameron, & G. M. Spreitzer (Eds.), *The Oxford handbook of positive organizational scholarship* (pp. 125–137). New York: Oxford.
9. Carver, C. S., & Scheier, M. F. (2008). Feedback processes in the simultaneous regulation of action and affect. In J. Y. Shah & W. L. Gardner (Eds.), *Handbook of motivation science* (pp. 308 –324). New York: Guilford Press.
10. Code, S., & Langan-Fox, J. (2001). Motivation, cognition and traits: Predicting occupational health, well-being and performance. *Stress & Health: Journal of the International Society for the Investigation of Stress, 17*(3), 159-174.
11. Cotton, P., & Hart, P. M. (2003). Occupational wellbeing and performance: A review of organisational health research. *Australian Psychologist, 38*(2), 118-127.
12. Dagenais-Desmarais, V., & Savoie, A. (2012). What Is Psychological Well-Being, Really? A Grassroots Approach from Organizational Sciences. *Journal of Happiness Studies,* 13 (4), 659-668, DOI : 10.1007/s10902-011-9285-3
13. Daniels, K. (2000). Measures of five aspects of affective well-being at work. *Human Relations, 53*(2), 275-294.
14. Danna, K., & Griffin, R. W. (1999). Health and well-being in the workplace: A review and synthesis of the literature. *Journal of Management, 25*(3), 357-384.

15. Deci, E. L., & Ryan, R. M. (2008). Facilitating optimal motivation and psychological well-being across life's domains. *Canadian Psychology, 49*(1), 14-23.
16. Diehl, M., Hay, E. L., & Berg, K. M. (2011). The ratio between positive and negative affect and flourishing mental health across adulthood. *Aging and Mental Health*, 15(7), 882–893.
17. Diener, E. (1994). Assessing subjective well-being: Progress and opportunities. *Social Indicators Research, 31*, 103-157.
18. Diener, E., Lucas, R. E., & Oishi, S. (2002). Subjective well-being: The science of happiness and life satisfaction. In C. R. Snyder & S. J. Lopez (Eds.), *Handbook of positive psychology* (pp. 463-473). London: Oxford University Press.
19. English, A. D. (2001). When personality traits need a frame of reference: Enhancing the predictive validity of non-cognitive measures. *Dissertation Abstracts International, 64* (11), 5829.(UMI no. 3111604).
20. EU-OSHA (2016). *Psychosocial risks and stress at work*. Retrieved 08 November 2016, from: https://osha.europa.eu/en/themes/psychosocial-risks-and-stress.
21. Fisher, C. D. (2014). Conceptualizing and measuring wellbeing at work. In P. Y. Chen, & C. L. Cooper (Eds.), *Wellbeing: A complete reference guide, Work and Wellbeing* (Volume III, pp. 9–33). Chichester, United Kingdom: John Wiley.
22. Fredrickson, B. L. (2013). Updated thinking on positivity ratios. *American Psychologist*, 68(9), 814-822.
23. Gabriel, P., & Liimatainen, M. (2000). *Mental health in the workplace. Introduction: Executive summaries*. Geneva, Switzerland: International Labour Office.
24. Gilbert, M.-H., Dagenais-Desmarais, V., & Savoie, A. (2011). Validation d'une mesure de santé psychologique au travail. *Revue européenne de psychologie appliqué/European Review of Applied Psychology, 61* (4), 195-203.
25. Guion, R. M. (2011). *Assessment, measurement, and prediction for personnel decisions*. Florence, KI: Taylor & Francis.
26. Harris, G. E., & Cameron, J. E. (2005). Multiple dimensions of organizational identification and commitment as predictors of turnover intentions and psychological well-being. *Canadian Journal of Behavioural Science, 37*(3), 159-169.
27. Hart, P. M. (1999). Predicting employee life satisfaction: A coherent model of personality, work, and nonwork experience, and domain satisfactions. *Journal of Applied Psychology, 84*, 564-584.
28. Harter, J. K., Schmidt, F. L., & Hayes, T. L. (2002). Business-unit-level relationship between employee satisfaction, employee engagement, and business outcomes: A meta-analysis. *Journal of Applied Psychology, 87*(2), 268-279.
29. Hunthausen, J. M., Truxillo, D. M., Bauer, T. N., & Hammer, L. B. (2003). A field study of frame-of-reference effects on personality test validity. *Journal of Applied Psychology, 88*(3), 545-551.

30. Ilies, R., Aw, S. S., & Pluut, H. (2015). Intraindividual models of employee well-being: What have we learned and where do we go from here? *European Journal of Work and Organizational Psychology*, 24(6), 827-838.

31. Judge, T. A., & Klinger, R. (2008). Job satisfaction: Subjective well-being at work. In M. Eid & R. J. Larsen (Eds.), *The science of subjective well-being* (pp. 393-413). New York: Guilford Press.

32. Judge, T. A., Thoresen, C. J., Bono, J. E., & Patton, G. K. (2001). The job satisfaction - job performance relationship: A qualitative and quantitative review. *Psychological Bulletin, 127*(3), 376-407.

33. Junça-Silva, A. & Caetano, A. (2013). Validation of the flourishing scale and scale of positive and negative experience in Portugal. *Social Indicators Research*, 110(2), 469-478.

34. Kahneman, D., Diener, E., & Schwarz, N. (1999). *Well-being: The foundations of hedonic psychology*. New York, NY: Russell Sage Foundation.

35. Karasek, R., & Theorell, T. (1990). *Healthy work : stress, productivity and the reconstruction of working life*. New York, NY: Basic Books.

36. Kashdan, T. B., Biswas-Diener, R., & King, L. A. (2008). Reconsidering happiness: the costs of distinguishing between hedonics and eudaimonia. *The Journal of Positive Psychology: Dedicated to furthering research and promoting good practice*, 3(4), 219 - 233.

37. Kesebir, P., & Diener, E. (2008). In pursuit of happiness: Empirical answers to philosophical questions. *Perspectives on psychological science*, 3(2), 117-125.

38. Keyes, C. L. M. (1998). Social well-being. *Social Psychology Quarterly, 61*(2), 121-140.

39. Keyes, C. L. M. (2003). Complete mental health: An agenda for the 21st century. In C. L. M. Keyes (Ed.), *Flourishing: Positive psychology and the life well-lived* (pp. 293-312). Washington, DC: American Psychological Association.

40. Keyes, C. L. M. (2005). Mental illness and/or mental health? Investigating axioms of the complete state model of health. *Journal of Consulting and Clinical Psychology, 73*(3), 539-548.

41. Keyes, C. L. M. (2006). Subjective well-being in mental health and human development research worldwide: An introduction. *Social Indicators Research, 77*(1), 1-10.

42. Keyes, C. L. (2007). Promoting and Protecting Mental Health as Flourishing: A Complementary Strategy for Improving National Mental Health. *American Psychologist, 62*(2), 95-108.

43. Keyes, C. L. M., & Annas, J. (2009). Feeling good and functioning well: distinctive concepts in ancient philosophy and contemporary science. *The Journal of Positive Psychology*, 4 (3), 197–201.

44. Keyes, C. L. M., & Lopez, S. J. (2002). Toward a science of mental health: Positive directions in diagnosis and interventions. In C. R. Snyder & S. J. Lopez (Eds.), *Handbook of positive psychology* (pp. 45-59). New York, NY: Oxford University Press.

45. Keyes, C. L. M., & Magyar-Moe, J. L. (2003). The measurement and utility of adult subjective well-being. In S. J. Lopez & C. R. Snyder (Eds.), *Positive psychological assessment: A handbook of models and measures* (pp. 411-425). Washington, DC, US: American Psychological Association.
46. Keyes, C. L., Shmotkin, D., & Ryff, C. D. (2002). Optimizing well-being: The empirical encounter of two traditions. *Journal of Personality and Social Psychology, 82*(6), 1007-1022.
47. Kiziah, J. E. (2003). Job satisfaction vs. work fulfillment: Exploring positive experience at work. *Dissertation Abstracts International, 64* (10), 5261.(UMI no. 3107643).
48. Kraut, R. (1979). Two conceptions of happiness. *The Philosophical Review, 88*(2), 167-197.
49. Lee, K., & Allen, N. J. (2002). Organizational citizenship behavior and workplace deviance: The role of affect and cognitions. *Journal of Applied Psychology, 87*(1), 131-142.
50. Lent, R. W. (2004). Toward a unifying theoretical and practical perspective on well-being and psychosocial adjustment. *Journal of Counseling Psychology, 51*(4), 482-509.
51. Li, Z., Yin, X., Jiang, S., Wang, M., & Cai, T. (2014). Psychological mechanism of subjective well-being: A stable trait or situational variability. *Social Indicators Research*, 118(2), 523-534.
52. Linley, P., Maltby, J., Wood, A. M., Osborne, G., & Hurling, R. (2009). Measuring happiness: The higher order factor structure of subjective and psychological well-being measures. *Personality and Individual Differences, 47*(8), 878-884.
53. Maddux, J. E. (2002). Stopping the "Madness": Postive psychology and the deconstruction of the illness ideology and the DSM. In C. R. Snyder & S. J. Lopez (Eds.), *Handbook of positive psychology* (pp. 13-25). New York, NY: Oxford University Press.
54. Maslow, A. H. (1943). A theory of human motivation. *Psychological Review, 50*, 370-396.
55. Massé, R., Poulin, C., Dassa, C., Lambert, J., Bélair, S., & Battaglini, A. (1998). The structure of mental health: Higher-order confirmatory factor analyses of psychological distress and well-being measures. *Social Indicators Research, 45*, 475-504.
56. McGregor, I., & Little, B. R. (1998). Personal projects, happiness, and meaning: On doing well and being yourself. *Journal of Personality and Social Psychology, 74*(2), 494-512.
57. McMahon, D. M. (2006). *Happiness: A history*. New York, NY: Grove Press.
58. Mendonça, H, Caetano, A, Ferreira, M. C., Feliz, S., Junça-Silva, A. (2014). Florescimento no trabalho. In: M. M. M. Siqueira (Ed.), *Novas medidas do comportamento organizacional* (pp.172-177).Porto Alegre: Artmed.
59. Mendonça, H, Ferreira, M. C., Porto, J. & Zanini D. (2012). Saúde, qualidade de vida e bem-estar: limites e interfaces teórico-metodológicas. In: M. C. Ferreira & H. Mendonça (Eds.), *Saúde e Bem-estar no Trabalho: Dimensões individuais e culturais* (pp. 11-34). São Paulo: Casa do Psicólogo.

60. Mills, P. J., Redwine, L., Wilson, K., Pung, M. A., Chinh, K., Greenberg, B. H., ... & Chopra, D. (2015). The role of gratitude in spiritual well-being in asymptomatic heart failure patients. *Spirituality in Clinical Practice*, 2(1), 5.

61. Morin, A. J. S., Boudrias, J.-S., Marsh, H. W., McInerney, D. M., Dagenais-Desmarais, V., Madore, I., & Litalien, D. (2016). Complementary variable- and person-centered approaches to the dimensionality of psychometric constructs: Application to psychological wellbeing at work. *Journal of Business and Psychology*, 1–25. http://doi.org/10.1007/s10869-016-9448-7

62. Paolli, P., & Merllié, D. (2000). *Troisième enquête européenne sur les conditions de travail 2000*. Dublin, Irlande: Fondation européenne pour l'amélioration des conditions de vie et de travail.

63. Podsakoff, P. M., MacKenzie, S. B., Paine, J. B., & Bachrach, D. G. (2000). Organizational citizenship behaviors: A critical review of the theoretical and empirical literature and suggestions for future research. *Journal of Management, 26*(3), 513-563.

64. Rogers, C. (1951). *Client-centered therapy: Its current practice, implications and theory*. London: Constable.

65. Rogers, C. (1961). *On becoming a person: A therapist's view of psychotherapy*. London: Constable.

66. Ryan, R. M., & Deci, E. L. (2000). Self-determination theory and the facilitation of intrinsic motivation, social development, and well-being. *American Psychologist, 55*(1), 68-78.

67. Ryan, R. M., & Deci, E. L. (2001). On happiness and human potentials: A review of research on hedonic and eudaimonic well-being. *Annual Review of Psychology, 52*, 141-166.

68. Ryff, C. D. (1989). Happiness is everything, or is it? Explorations on the meaning of psychological well-being. *Journal of Personality and Social Psychology, 57*(6), 1069-1081.

69. Ryff, C. D. (1995). Psychological well-being in adult life. *Current Directions in Psychological Science, 4*(4), 99-104.

70. Ryff, C. D., & Keyes, C. L. M. (1995). The structure of psychological well-being revisited. *Journal of Personality and Social Psychology, 69*(4), 719-727.

71. Ryff, C. D., & Singer, B. (1998). The contours of positive human health. *Psychological Inquiry, 9*(1), 1-28.

72. Ryff, C. D., & Singer, B. H. (2008). Know thyself and become what you are: A eudaimonic approach to psychological well-being. *Journal of Happiness Studies, 9*(1), 13-39.

73. Schneider, B., Hanges, P. J., Smith, D., & Salvaggio, A. N. (2003). Which comes first: Employee attitudes or organizational financial and market performance? *Journal of Applied Psychology, 88*(5), 836-851.

74. Sears, L. E., Shi, Y., Coberley, C. R., & Pope, J. E. (2013). Overall well-being as a predictor of health care, productivity, and retention outcomes in a large employer. *Population Health Management, 16*(6), 397-405.

75. Seligman, M. E. (2008). Positive health. *Applied Psychology: An International Review, 57*(1), 3-18.
76. Seligman, M. E., & Csikszentmihalyi, M. (2000). Positive psychology: An introduction. *American Psychologist, 55*(1), 5-14.
77. Seligman, M. E., Steen, T. A., Park, N., & Peterson, C. (2005). Positive psychology progress: Empirical validation of interventions. *American Psychologist, 60*(5), 410-421.
78. Spector, P. E. (2008). *Industrial and Organizational Behavior* (5th ed.). Hoboken, NJ: John Wiley.
79. Stephens, T., & Joubert, N. (2001). The economic burden of mental health problems in Canada. *Chronic Disease in Canada, 22*(1), 18-23.
80. Tait, M., Padgett, M. Y., & Baldwin, T. T. (1989). Job and life satisfaction: A reevaluation of the strenght of the relationship and the gender effects as a function of the date of the study. *Journal of Applied Psychology, 74*(3), 502-507.
81. Warr, P. (1990). The measurement of well-being and other aspects of mental health. *Journal of Occupational Psychology, 63*(3), 193-210.
82. Waterman, A.S. (1993). Two conceptions of happiness: Contrasts of personal expressiveness (eudaimonia) and hedonic enjoyment. *Journal of Personality and Social Psychology, 64*(4), 678-691.
83. Watson, D., Clark, L. A., & Tellegen, A. (1988). Development and validation of brief measures of positive and negative affect: The PANAS scales. *Journal of Personality and Social Psychology, 54*(6), 1063-1070.
84. Watson Wyatt (2005). *Au travail! Vers une organisation en santé*. Canada: Watson Wyatt.
85. White, N. (2006). *A brief history of happiness*. Oxford, UK: Blackwell publishing.
86. World Health Organization – WHO (1946). *Preamble to the Constitution of the World Health Organization as adopted by the International Health Conference*, New York, NY (pp. 19-22).
87. Wright, T. A., Cropanzano, R., Denney, P. J., & Moline, G. L. (2002). When a happy worker is a productive worker: A preliminary examination of three models. *Canadian Journal of Behavioural Science, 34*(3), 146-150.

SEÇÃO II
Fatores Sociais e Psicológicos do Local de Trabalho no *Stress* e na Saúde

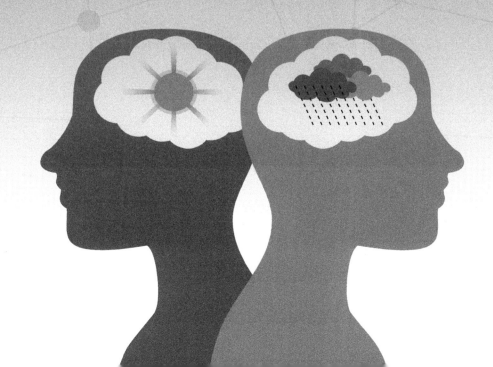

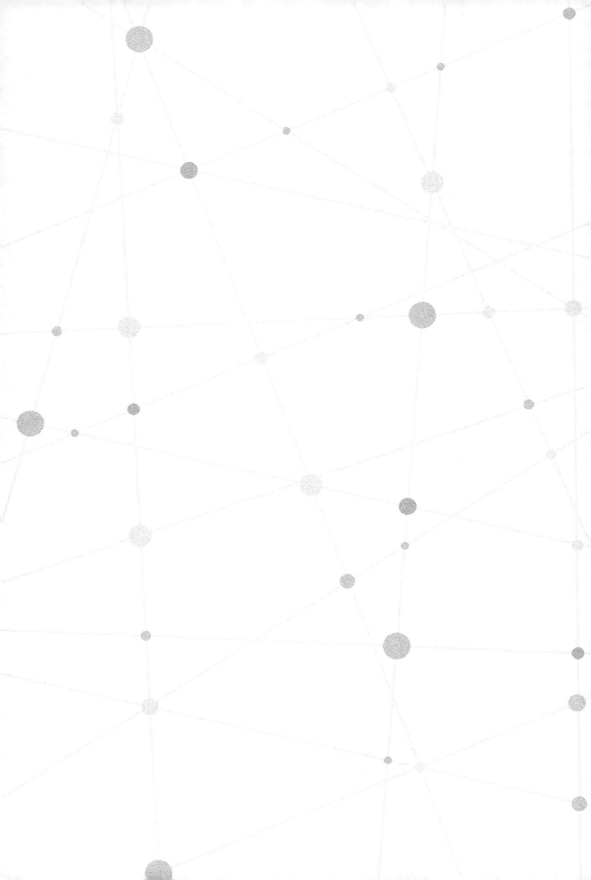

Job Crafting
Uma nova abordagem de reestruturação do trabalho

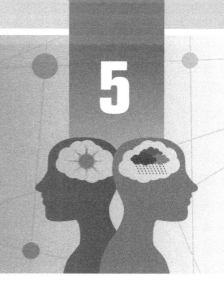

5

Evangelia Demerouti
Eindhoven University of Technology

RESUMO

O objetivo deste capítulo é ampliar a discussão sobre *job crafting* como representante de uma forma específica de comportamento proativo, no qual os funcionários iniciam mudanças no nível de demandas de trabalho e recursos de trabalho, a fim de tornar seus próprios trabalhos mais significativos, envolventes e menos estressantes. A premissa básica é que o *job crafting* pode ser usado ao lado de abordagens de cima para baixo para melhorar os empregos e superar as inadequações das abordagens de reestruturação de trabalho. Este capítulo fornece uma visão geral do modelo de demandas-recursos de trabalho que pode ser usado para analisar as características do trabalho, que representam os alvos das tentativas de *job crafting*. Depois de apresentar a conceituação de *job crafting* e seus preditores e resultados, o capítulo destaca a importância da elaboração de *job crafting* para a implementação da mudança organizacional e inovação, e fecha com a apresentação de uma intervenção para estimular *job crafting* do funcionário.

A crescente popularidade de equipes autogerenciadas, reengenharia e outras inovações organizacionais, aliada à maior flexibilidade nos arranjos de trabalho possibilitada pelos avanços da tecnologia da informação, expandiu de forma considerável a complexidade dos empregos profissionais. Em consequência, cada posto de trabalho parece ser caracterizado por uma constelação única de características de trabalho, da qual a empresa dificilmente pode estar ciente. Não surpreendentemente, as intervenções organizacionais de cima para baixo para reduzir o *stress* ou melhorar a motivação e o desempenho organizacional frequentemente parecem em parte ineficazes (Biron, Karanika-Murray & Cooper, 2012). Portanto, as empresas começaram a reconhecer que as abordagens de reestruturação iniciadas pelo indivíduo ou pelo titular do cargo (de baixo para cima) devem ser promovidas e combinadas com abordagens iniciadas pela empresa.

O objetivo deste capítulo é ampliar o processo por meio do qual as empresas podem melhorar as características do trabalho de seus funcionários, oferecendo-lhes a oportunidade de fazê-lo sozinhos. Este processo é chamado de *job crafting* e pode ser visto como uma forma específica de comportamento proativo em que o funcionário inicia mudanças no nível de demandas de trabalho e recursos de trabalho, a fim de tornar seu próprio trabalho mais significativo, envolvente e menos estressante. A premissa básica é que o *job crafting* pode ser usado ao lado de abordagens de cima para baixo a fim de melhorar os empregos, com o objetivo de superar as inadequações das abordagens de reestruturação de trabalho e consequentemente aumentar a saúde e a motivação no trabalho. O *job crafting* também pode ser usado para responder à complexidade dos empregos contemporâneos e para lidar com as necessidades da força de trabalho atual. O capítulo começará com uma visão geral do modelo de demandas-recursos de trabalho, que pode ser usado para analisar as características do trabalho dos funcionários e que representa as metas das tentativas de *job crafting*. Em seguida, o *job crafting* será introduzido como uma abordagem de reestruturação por meio da ampliação de sua conceituação, seus preditores e resultados. Consequentemente, a ligação entre o *job crafting* e a implementação da mudança organizacional e da inovação é feita porque representa exigências duradouras das empresas modernas. Na seção final será apresentada uma intervenção para estimular o comportamento de *job crafting* dos empregados.

DEMANDAS DE TRABALHO E RECURSOS DE TRABALHO

Um modelo relacionado com o trabalho que pode ser usado para analisar as características do trabalho e para explicar o *stress* e o processo motivacional no trabalho é o modelo de demandas-recursos do trabalho (JD-R) (Demerouti, Bakker,

Nachreiner & Schaufeli, 2001). No cerne do modelo JD-R está a suposição de que, embora toda ocupação possa ter seus próprios fatores de risco específicos associados ao *stress* no trabalho, esses fatores podem ser classificados em duas categorias gerais: demandas de trabalho e recursos de trabalho (Bakker & Demerouti, 2007). As demandas de trabalho referem-se aos aspectos físicos, psicológicos, sociais e organizacionais do trabalho que exigem esforço ou habilidades físicas e/ou psicológicas (cognitivas e emocionais) sustentadas e, portanto, estão associados a certos custos fisiológicos e/ou psicológicos. São exemplos a alta pressão no trabalho, um ambiente físico desfavorável e interações emocionalmente exigentes com os clientes. Embora as demandas de trabalho não sejam necessariamente de natureza negativa, elas podem se transformar nos chamados estressores de trabalho quando atender essas demandas exige um alto esforço do qual o funcionário não se recuperou adequadamente ou não consegue lidar adequadamente. Os recursos do trabalho referem-se aos aspectos físicos, psicológicos, sociais ou organizacionais do trabalho que são: (a) funcionais para atingir as metas de trabalho; (b) reduzir as demandas de trabalho e os custos fisiológicos e psicológicos associados; ou (c) estimular o crescimento pessoal, a aprendizagem e o desenvolvimento. Consequentemente, os recursos são valorizados por direito próprio ou porque são meios para a realização ou proteção de outros recursos valorizados. Os recursos podem estar localizados no nível da empresa (p. ex., remuneração, oportunidades de carreira, segurança no trabalho), das relações interpessoais e sociais (p. ex., apoio do supervisor e colega de trabalho, clima de equipe), da organização do trabalho (p. ex., participação na tomada de decisões) e no nível da tarefa (p. ex., variedade de habilidades, identidade da tarefa, significado da tarefa, autonomia, *feedback* de desempenho).

Outra premissa do modelo JD-R é que dois processos psicológicos diferentes subjacentes desempenham um papel no desenvolvimento da tensão no trabalho e da motivação. No primeiro processo, o chamado processo energético ou de comprometimento da saúde, empregos mal planejados e/ou demandas crônicas de trabalho (p. ex., sobrecarga de trabalho, demandas emocionais) esgotam os recursos mentais e físicos dos funcionários e podem levar ao esgotamento de energia (isto é, um estado de exaustão) e a problemas de saúde (p. ex., Demerouti et al., 2000; 2001). O segundo processo é de natureza motivacional, pelo qual se supõe que os recursos de trabalho têm potencial motivacional e levam a um alto engajamento no trabalho, baixo cinismo e excelente desempenho. Por definição, os recursos de trabalho podem desempenhar um papel motivacional intrínseco porque promovem o crescimento, o aprendizado e o desenvolvimento dos funcionários, ou podem desempenhar um papel motivacional extrínseco, porque são fundamentais para atingir as metas de trabalho. No primeiro caso, os recursos de trabalho satisfazem as necessidades humanas básicas, como a necessidade de autonomia, competência e relacionamento. Por exemplo, o *feedback* adequado promove o aprendizado, aumentando assim a competência no trabalho; ao passo que a discrição no trabalho e o apoio social satisfazem a necessidade de autonomia e a necessidade de pertencer, respectivamente. Os recursos do trabalho também podem desempenhar um papel motivacional extrínseco, porque os ambientes de trabalho que oferecem muitos recursos de trabalho estimulam a vontade de dedicar seus esforços e habilidades à tarefa de trabalho. Nesse caso, é provável que a tarefa seja concluída com sucesso e que a meta de trabalho seja atingida. Por exemplo, colegas de apoio e *feedback* adequado do superior aumentam a probabilidade de serem bem-sucedidos no alcance das metas de trabalho.

Ao lado desses processos, a interação entre as demandas do trabalho e os recursos de trabalho foi testada mais explicitamente como uma função tampão de recursos entre as demandas do trabalho e os resultados relacionados com o trabalho, como tensão e motivação no trabalho (Bakker, Demerouti & Euwema, 2005). Além disso, tem sido sugerido que os recursos de trabalho se tornam mais evidentes sob condições exigentes (hipótese de enfrentamento; Bakker, Hakanen, Demerouti e Xanthopoulou, 2007). Saber que demandas e recursos de trabalho desempenham um papel em uma determinada organização depende das características específicas do trabalho que prevalecem. Assim, o modelo JD-R afirma que diferentes tipos de demandas de trabalho e recursos de trabalho podem interagir na previsão de tensão/*stress* e motivação no trabalho.

JOB CRAFTING COMO UMA ABORDAGEM INDIVIDUAL DA REESTRUTURAÇÃO DO TRABALHO

Conceituação de *Job Crafting*

Está claro que a disponibilidade de trabalhos bem projetados e as características ideais do trabalho (com demandas de trabalho acessíveis e altos recursos de trabalho) facilitam a motivação e o desempenho dos funcionários e reduzem o *stress*. Mas o que acontece se essas características favoráveis do trabalho não estiverem disponíveis? Os funcionários podem mudar ativamente o *design* de seus trabalhos, escolhendo tarefas, negociando conteúdo de trabalho diferente e atribuindo significado às suas tarefas ou empregos (Parker & Ohly, 2008). Esse processo de os funcionários moldarem seus trabalhos tem sido chamado de *job crafting* (Wrzesniewski & Dutton, 2001). *Job crafting* é definido como as mudanças físicas e cognitivas que os indivíduos fazem em suas tarefas ou limites relacionais. Alterações físicas referem-se a alterações na forma, no escopo ou no número de tarefas do trabalho; enquanto as mudanças cognitivas referem-se a mudar a maneira como alocar o trabalho.

Wrzesniewski e Dutton (2001) observam que *job crafting* não é inerentemente bom ou ruim para uma empresa. Seu efeito depende da situação.

Para entender o que é *job crafting* usamos o exemplo do técnico de manutenção que foi entrevistado por Berg, Wrzesniewski e Dutton (2009), que disse que moldou seu trabalho na maneira de assumir tarefas adicionais. Depois de estar na empresa por algum tempo, ele começou a ajudar proativamente os recém-chegados a aprenderem o trabalho. Pelo fato de ter ficado bom nisso, ele tornou-se formalmente responsável pelo treinamento de novos funcionários. Como outro exemplo, considere este representante de atendimento ao cliente que reformulou a percepção do trabalho como um todo significativo que impactou positivamente os outros, e não como uma coleção de tarefas separadas (isto é, mudança cognitiva como uma forma de *job crafting*): "Tecnicamente, [meu trabalho é] elaborar pedidos, entrar com pedidos, mas na verdade eu vejo isso como promover uma experiência positiva, agradável para os nossos clientes, o que é muito mais significativo para mim do que digitar números" (Berg et al., 2010, p. 167).

De acordo com Wrzesniewski e Dutton (2001), a motivação para o *job crafting* surge de três necessidades individuais. Primeiro, os funcionários envolvem-se no *job crafting* porque têm a necessidade de assumir o controle sobre determinados aspectos do trabalho, a fim de evitar as consequências negativas de seu trabalho, como a alienação. Em segundo lugar, os funcionários são motivados a mudar os aspectos de seu trabalho, a fim de possibilitar uma sensação mais positiva de si que seja expressada e confirmada pelos outros. Terceiro, o *job crafting* possibilita aos funcionários o atendimento da necessidade humana básica de conexão com os outros. Além disso, Petrou, Demerouti, Peeters, Schaufeli e Hetland (2012) sugerem que os indivíduos elaboram seu trabalho para criar condições nas quais possam trabalhar de maneira saudável e motivados.

A característica central do *job crafting* é que os funcionários alteram suas tarefas ou outras características do trabalho por iniciativa própria (Tims, Bakker & Derks, 2012). Isso distingue o *job crafting* de outras abordagens de reestruturação de baixo para cima, como arranjos idiossincrásicos (chamados em inglês de *i-deals*), nos quais os funcionários negociam com seu empregador suas condições de trabalho (Hornung, Rousseau, Glaser, Angerer & Weigl, 2010) ou a participação do funcionário na reestruturação do trabalho (Nadin, Waterson & Parker, 2001). Wrzesniewski e Dutton (2001) veem o *job crafting* como um comportamento voluntário que altera o significado do trabalho de alguém. Lyons (2008) define *job crafting* como mudanças espontâneas não supervisionadas no escopo de seu trabalho. Além disso, o *job crafting* é diferente dos comportamentos proativos de trabalho. Comportamentos proativos de trabalho têm em comum o fato de terem sido iniciados pela pessoa, seja agindo com antecedência em relação a uma situação futura e/ou assumindo o controle e causando mudanças (Parker & Collins, 2010). Um benefício importante do comportamento proativo é que ele é voltado para o desempenho: Os funcionários que tomam a iniciativa de mudar determinadas coisas em seu ambiente de trabalho provavelmente contribuem para a eficácia organizacional (Tims et al., 2012). De acordo com Tims *et al.*, o *job crafting* é diferente dos construtos proativos previamente estudados porque as mudanças realizadas pelos que fazem *job crafting* têm como objetivo principal melhorar o ajuste pessoal no emprego e a motivação para o trabalho.

Job crafting sob a perspectiva do modelo JD-R

Embora Wrzesniewski e Dutton (2001) definam *job crafting* como um comportamento "de todo dia", a maioria das conceituações empíricas não aborda esse aspecto. Lyons (2008) descobriu que os funcionários relataram uma média de 1,49 episódio de *job crafting* no último ano. Para captar as mudanças cotidianas nas características do trabalho que os funcionários podem buscar, alguns estudiosos (Petrou et al., 2012; Tims & Bakker, 2010) teoricamente enquadram a definição de *job crafting* no modelo JD-R de trabalho (Bakker & Bemerouti, 2007; Demerouti et al., 2001). Como resultado, o *job crafting* é definido como mudanças que os funcionários podem fazer para equilibrar suas demandas e recursos de trabalho com suas habilidades e necessidades pessoais (cf. Tims & Bakker, 2010). Segundo Petrou *et al.* (2012), a conceituação de *job crafting* consiste em três dimensões de busca de fontes, busca de desafios e redução de demandas. Ao fazê-lo, o *job crafting* pode ser concebido como um desdobramento em uma base diária e como sendo direcionado para o ambiente de trabalho que envolve o indivíduo, ou seja, as demandas específicas e os recursos do trabalho. Como Wrzesniewski e Dutton (2001), Petrou *et al.* (2012) sugerem que mesmo nos ambientes mais estáveis, com descrições detalhadas do trabalho e procedimentos de trabalho claros, os indivíduos podem ajustar as tarefas que realizam e mobilizar os recursos de que necessitam para realizar suas tarefas com sucesso. Desta maneira, os indivíduos permanecem saudáveis e motivados.

A diminuição dos recursos do trabalho não foi proposta e não parece ser um comportamento intencional dos trabalhadores. A busca por recursos de trabalho (p. ex., *feedback*, conselhos de colegas ou do gerente, para maximização da autonomia do trabalho) pode ser uma maneira de lidar com demandas de trabalho ou atingir metas e concluir tarefas. Pesquisas anteriores examinaram resultados positivos de vários comportamentos de busca de recursos, como busca de *feedback* (Ashford, Blatt & VandeWalle, 2008) e busca de apoio social (Carver, Scheier & Weintraub,

1989). Hobfoll (2001) também sugere que uma motivação humana básica é direcionada para o acúmulo de recursos importantes para a proteção de outros recursos valorizados.

A busca por desafios pode incluir comportamentos, como procurar novas tarefas desafiadoras no trabalho, manter-se ocupado durante o dia de trabalho ou pedir mais responsabilidades depois de concluir as tarefas atribuídas. Csikszentmihaly e Nakamura (1989) argumentam que quando os indivíduos se envolvem em atividades que oferecem oportunidades de crescimento, eles buscam desafios para manter a motivação e evitar o tédio. Isso é compatível com a proposição de que os trabalhadores com empregos ativos (caracterizados por altas demandas de trabalho e alto controle) tendem a buscar situações desafiadoras que promovam o domínio (Karasek & Theorell, 1990).

A estratégia do *job crafting* de redução de demandas de trabalho pode incluir comportamentos direcionados para a minimização dos aspectos emocionalmente, mentalmente ou fisicamente exigentes do trabalho, redução da carga de trabalho ou redução do impacto negativo do trabalho na vida privada. Do ponto de vista organizacional, reduzir as demandas de trabalho pode ser um mecanismo de enfrentamento para proteção da saúde quando as demandas são excessivamente altas. A redução das demandas do trabalho não foi sistematicamente estudada como comportamento organizacional. No entanto, na literatura, a evitação de tarefas tem sido descrita como um mecanismo de enfrentamento orientado para o afastamento (Parker & Endler, 1996), o trabalho lento ou negligente e o mau atendimento têm sido descritos como comportamentos contraproducentes (Gruys, 1999) e a procrastinação pode ser um comportamento ativo com resultados positivos (Chu & Choi, 2005).

Usando essa conceituação, Petrou et al. (2012) realizaram um estudo com funcionários de várias empresas que preencheram um diário quantitativo por cinco dias consecutivos. Os resultados não só confirmaram que esses três comportamentos de *job crafting* são distintos, mas também que eles variam significativamente de um dia para o outro. Especificamente, verificou-se que o *job crafting* ocorre diariamente, com oscilações diárias variando entre 31% (busca de desafios), 34% (busca de recursos) e 78% (redução de demandas; Petrou et al.). Além disso, Tims et al. (2012) mostraram que os autorrelatos de comportamentos de *job crafting* correlacionaram-se positivamente com as classificações dos colegas em relação ao envolvimento no trabalho, empregabilidade e desempenho. Por fim, os comportamentos de autoavaliação de *job crafting* correlacionaram-se positivamente com os comportamentos de *job crafting* avaliados pelos pares, o que indica que o *job crafting* representa comportamentos que outros também podem observar.

Preditores e Resultados de *Job Crafting*

Preditores

Como o *crafting* representa um comportamento discricionário por parte do funcionário, a extensão e a autonomia de decisão no trabalho já foram sugeridas por Wrzesniewski e Dutton (2001) como condições importantes que estimulam esse comportamento. A extensão ou autonomia de decisão descreve os recursos do trabalho que possibilitam ao trabalhador ter liberdade ou critério ao tomar decisões sobre como o trabalho é feito e ao definir o cronograma para concluir as atividades de trabalho. Diversos estudos confirmaram que a extensão da decisão está positivamente relacionada com o *job crafting* (p. ex., Leana, Appelbaum & Shevchuk, 2009; Lyons, 2008). Os trabalhos que possibilitam a liberdade de decisões também possibilitam que os funcionários ajustem as características de seu trabalho. Em contrapartida, sugere-se (Wrzesniewski & Dutton, 2001; Leana et al., 2009) que os indivíduos que são dependentes do trabalho de seus colegas durante a execução de suas tarefas (isto é, interdependência de tarefas) sejam menos inclinados à realização de *job crafting*. Isso ocorre porque depender do trabalho dos outros restringe a liberdade de decisão. Note-se, no entanto, que se descobriu que a interdependência de tarefas inibe o *job crafting* coletivo (o grau em que as equipes realizam *job crafting*), mas não estava relacionado com o *crafting* individual (Leana et al., 2009). Outra forma de preditores de *job crafting* é concebida como sendo as altas demandas de trabalho. Especificamente, observou-se que trabalhos que exigem que os funcionários cumpram tarefas complexas, trabalhem sob alta pressão ou que estabeleçam tarefas desafiadoras para os funcionários desencadeiam um comportamento mais criativo (Berg, Wrzesniewski & Dutton, 2010; Demerouti, Bakker & Halbesleben, 2015; Ghitulescu, 2007). Os trabalhos exigentes criam uma maior urgência de realização de ajustes pelos indivíduos (na forma de redução ou otimização de demandas ou arranjo de recursos relevantes), de tal maneira que as demandas se tornem mais acessíveis. Ao lado desses preditores relacionados com o trabalho, uma característica de personalidade também foi encontrada como relacionada com um comportamento maior de *job crafting*. Especificamente, os indivíduos com uma personalidade mais proativa (ou seja, com a tendência disposicional de se envolver em comportamentos proativos em uma variedade de situações) eram mais propensos a realizar *job crafting* no trabalho (aumentam seus recursos de trabalho e seus desafios profissionais; Bakker, Tims & Derks, 2012).

Além desses aspectos, pesquisas mostram que combinações de características do trabalho também podem desencadear comportamentos de *job crafting*. Petrou *et al*. (2012) examinaram as condições situacionais que influenciam o *job crafting* no dia a dia, bem como a relação entre *job crafting* e o envolvimento com o trabalho oficial. Seu estudo diário mostrou que nos dias em que a pressão do trabalho e a autonomia eram ambas altas (isto é, empregos ativos; Karasek & Theorell, 1990), os indivíduos apresentaram maior procura de recursos e menos comportamentos de redução de demandas.

Finalmente, observou-se que o comportamento de *job crafting* depende da posição hierárquica que os indivíduos ocupam na empresa. Berg *et al.* (2010) entrevistaram 33 funcionários em empresas com e sem fins lucrativos para examinar como os funcionários em diferentes categorias descrevem a execução de seu comportamento de *job crafting*. Embora o nível hierárquico do funcionário não tenha relação com a prevalência de esforços de *job crafting*, o nível hierárquico estava relacionado com a maneira como os funcionários percebiam os desafios para realizar o *job crafting*. Os funcionários de nível mais elevado tendiam a ver os desafios que enfrentavam no *job crafting* como localizados em suas próprias expectativas de como eles e outras pessoas deveriam gastar seu tempo; enquanto os funcionários de nível hierárquico inferior tendiam a ver seus desafios como localizados em seus trabalhos prescritos e nas expectativas dos outros em relação a eles. Além disso, os funcionários de nível hierárquico superior adaptaram suas próprias expectativas e comportamentos para lidarem com as oportunidades percebidas de *job crafting* no trabalho; enquanto funcionários de nível hierárquico inferior adaptavam as expectativas e os comportamentos dos outros para criar oportunidades de *job crafting*.

Resultados

Embora a pesquisa sobre os resultados de *job crafting* ainda esteja engatinhando, há alguns achados empíricos interessantes a serem relatados. Wrzesniewski e Dutton (2001) propuseram que as pessoas que realizavam *job crafting* eram trabalhadores satisfeitos, porque o *job crafting* representava uma maneira de melhorar o significado experimentado no trabalho. Em apoio a essa sugestão, Ghitulescu (2007) encontrou uma relação positiva entre *job crafting* e comprometimento organizacional, bem como com a satisfação no trabalho. O comprometimento organizacional é definido como o grau em que os indivíduos se identificam com a organização para a qual trabalham, ao passo que a satisfação no trabalho diz respeito a quanto os indivíduos gostam (de facetas específicas) de seus trabalhos. Tanto a satisfação no trabalho quanto o comprometimento organizacional são importantes, pois estão relacionados com a disposição dos funcionários de continuar trabalhando para a empresa.

Mais pesquisas foram conduzidas sobre a relação entre *job crafting* e engajamento no trabalho. O engajamento no trabalho é definido como um estado afetivo positivo da mente caracterizado por vigor, dedicação e absorção. O engajamento no trabalho é um resultado importante; está relacionado com o desempenho no trabalho e o funcionamento do empregado (Demerouti & Cropanzno, 2010). Em seu estudo de empregados que trabalham em várias organizações, Bakker *et al.* (2012) descobriram que os funcionários caracterizados por uma personalidade proativa tinham maior probabilidade de realizar *job crafting* (aumentar seus recursos de trabalho estruturais e sociais e aumentar seus desafios profissionais). O *job crafting*, por sua vez, era preditivo de engajamento no trabalho e classificações pelos colegas do desempenho das funções exigidas pelo trabalho. Essas descobertas sugerem que, à medida que os funcionários ajustam proativamente seu ambiente de trabalho, eles conseguem se manter engajados e ter um bom desempenho. No estudo de Tims *et al.* (2012), a diminuição das demandas de trabalho (p. ex., tornar o trabalho menos emocional ou fisicamente exigente) não estava relacionada com engajamento no trabalho. A razão para isso é muito provavelmente que as demandas de trabalho precisam ser atendidas para evitar a exaustão e o não engajamento no trabalho (Demerouti et al., 2001). Petrou, Demerouti, Peeters *et al.* (2012) constataram que nos dias em que os funcionários faziam mais *job crafting* também estavam mais engajados em seu trabalho. Especificamente, foi demonstrado que quanto mais os empregados buscavam recursos e desafios em um dia específico, mais engajados ficavam com seu trabalho. Em contrapartida, quanto mais os funcionários simplificaram seu trabalho em um dia específico, mais engajados ficavam naquele dia. Entretanto, é importante observar que a redução das demandas pode ter efeitos prejudiciais no processo motivacional (p. ex., engajamento no trabalho), mas efeitos benéficos no processo de comprometimento da saúde (p. ex., no esgotamento; Petrou et al., 2012).

Além disso, descobriu-se que o *job crafting* influencia o desempenho no trabalho, o que representa um resultado muito valioso para as empresas. Leana *et al.* (2009) realizaram avaliações de desempenho em 62 creches e entrevistaram 282 professores e auxiliares para examinar em que medida os trabalhadores realizavam *job crafting* e como isso afetava a qualidade na sala de aula. Os resultados mostraram que o *job crafting* colaborativo foi positivamente relacionado com o desempenho, sobretudo para professores menos experientes. Note-se que, neste estudo, o *job crafting* colaborativo também foi associado a níveis mais elevados de satisfação no trabalho e comprometimento organizacional.

Tomados em conjunto, há evidências de que as pessoas geralmente realizam *job crafting* quando vivenciam mais autonomia e quando são exigentes. Além disso, o *job crafting* ocorre nos dias em que os funcionários vivenciam alta pressão de trabalho combinada com alta autonomia. No entanto, o nível hierárquico no emprego parece influenciar o grau em que alguém se sente responsável pelos comportamentos de *job crafting*, com funcionários de alto escalão sentindo-se mais responsáveis por seu *job crafting* do que os funcionários de nível hierárquico inferior. Além disso, as evidências empíricas escassas até o momento sugerem que o *job crafting* é benéfico para a satisfação no trabalho e para o comprometimento organizacional. O *job crafting* pode tanto apresentar benefícios (no caso de busca de recursos e demandas) como efeitos prejudiciais (no caso de redução de demandas) sobre o engajamento no trabalho. Além disso, o *job crafting* tem efeitos favoráveis no engajamento no trabalho e no desempenho de grupos e indivíduos.

Ligação de *Job Crafting* com Mudança Organizacional e Inovação

O *job crafting* enquadra-se nos comportamentos proativos dos funcionários, promovidos à luz de um ambiente de trabalho cada vez mais incerto e transformacional (Grant & Parker, 2009). Realizar *job crafting* não apenas exige, mas também desencadeia esforços adaptativos. O *job crafting* pode ser a chave para lidar com sucesso com o local de trabalho de hoje, onde tarefas e papéis já estão em fluxo. Como os gerentes atuais não exigem simplesmente que os funcionários mudem, mas também que introduzam mudanças proativamente (Grant & Parker, 2009), o *job crafting* melhora a capacidade sustentável dos funcionários de se adaptar às demandas do ambiente de trabalho dinâmico pós-industrial (Kira, Eijnatten & Balkin, 2010). Ações proativas que são úteis durante a mudança organizacional incluem: (a) maximizar o conjunto de recursos de trabalho que ajudam os funcionários a lidar com ou enfrentar mudanças; (b) manter a pressão de trabalho associada à mudança em um nível ideal, e (c) buscar desafios que transformem a mudança em uma experiência envolvente e eficaz (Avey, Wernsing e Luthans, 2008). Esses três comportamentos estão presentes no *job crafting* e, assim, formam uma vantagem estratégica ideal para os funcionários no contexto da mudança (Petrou et al., 2012).

Evidências preliminares indicam que o *job crafting* pode ser útil durante a mudança organizacional. Por exemplo, em um estudo qualitativo durante uma fusão, Balkin e San (2012) descobriram que, entre outras atividades, os *job crafting*s relacional (p. ex., solicitação de suporte de supervisão) e de tarefas (p. ex., priorização) foram usados como estratégias para lidar com a nova situação no trabalho. Em uma linha semelhante, os episódios de *job crafting* foram associados à prontidão para mudar (Lyons, 2008). No entanto, as evidências sobre como os diferentes comportamentos de *job crafting* e os resultados dos funcionários estão inter-relacionados estão longe de ser conclusivas. Em um estudo diário entre os funcionários que lidam com várias mudanças, Petrou *et al.* (2012) descobriram que a busca de desafios estava positivamente relacionada com o engajamento no trabalho e a redução de demandas foi negativamente relacionada com o engajamento no trabalho. Além desses efeitos diários, descobriu-se que o *job crafting* apresenta efeitos mais duradouros sobre o engajamento no trabalho e a adaptação à mudança. Em um estudo longitudinal conduzido durante a reorganização de um departamento de polícia holandês, Petrou, Demerouti e Schaufeli (no prelo) descobriram que a busca por recursos estava positivamente associada ao engajamento no trabalho, enquanto a redução das demandas estava negativamente associada ao engajamento no trabalho um ano depois. Além disso, dentro da mesma empresa, a busca por recursos e desafios foi positivamente associada à adaptação às mudanças relatadas pelos policiais, enquanto a redução das demandas foi negativamente associada à adaptação (Petrou et al., no prelo).

Em conjunto, a pesquisa até agora parece sugerir que o *job crafting* pode ser uma maneira de os indivíduos adaptarem mudanças e inovações a si próprios, o que os torna mais responsivos e adaptáveis ao contexto de mudança e consequentemente facilita a implementação bem-sucedida de mudanças e inovações organizacionais. Os achados revelam ainda uma implicação favorável da busca por recursos e da busca por desafios, e uma implicação desfavorável de reduzir as demandas por motivação e desempenho dentro de ambientes em mudança. Como já indicado, não podemos descartar a possibilidade de reduzir as demandas que têm implicações favoráveis para a saúde e o bem-estar dos funcionários. Pesquisas futuras devem lançar mais luz sobre os resultados de saúde do *job crafting*, além de suas implicações para motivação e desempenho.

INTERVENÇÃO DE *JOB CRAFTING*

Van den Heuvel, Demerouti e Peeters (2015) desenvolveram treinamento para aumentar a conscientização dos funcionários sobre as maneiras pelas quais eles podem adaptar seu trabalho às suas próprias necessidades, para que vivenciem mais prazer, engajamento e significado em seu trabalho. Os ajustes referem-se a demandas específicas de trabalho e recursos de trabalho, as duas categorias de características de trabalho que são descritas no modelo JD-R e são almejadas pelo *job crafting*. O treinamento em *job crafting* visa a aumentar a motivação e o envolvimento dos participantes por meio de duas vias diferentes: (a) a promoção do comportamento autodirigido dos empregados; e (b) o fortalecimento de recursos pessoais. Pesquisas anteriores mostraram que é possível facilitar o comportamento autodirigido por meio de intervenções (p. ex., Demerouti, van Eeuwijk, Snelder & Wild, 2011).

A intervenção de *job crafting* consiste em várias fases: (a) oficina de *job crafting*; (b) diário semanal de *job crafting* e (c) reunião para reflexão. O treinamento começa com uma oficina de *job crafting*, que consiste em uma sessão de meio dia em pequenos grupos de funcionários. Por meio de várias explicações e exercícios durante a oficina, os colaboradores conhecem o modelo J-DR e o conceito de *job crafting*. A oficina é concluída com o desenvolvimento de um chamado plano pessoal de *job crafting* (PCP). O PCP consiste em ações específicas de *job crafting* que os participantes devem realizar por um período de quatro semanas. Na segunda fase, os funcionários mantêm um chamado livro de *crafting*. Este é um diário de bordo semanal onde os funcionários mantêm relatórios detalhados sobre suas atividades de *crafting* naquela semana, conforme eles foram especificados no PCP. Na intervenção de *job crafting* de Van den Heuvel *et al.* (2015) os participantes foram solicitados a realizar as ações autoestabelecidas de *job crafting* na seguinte ordem por semana: aumentar os recursos (ou seja, buscar *feedback* e apoio social); diminuir as demandas (ou seja, reduzir as demandas físicas ou cognitivas); procurar desafios no trabalho (isto é, novas tarefas e responsabilidades); e aumentar recursos (isto é, busca de autonomia, participação na tomada de decisões e possibilidades de desenvolvimento). Além disso, pediu-se aos participantes que tirassem um tempo para pensar em várias questões de reflexão a cada semana. Durante a reunião para reflexão eles discutiram sucessos, problemas e soluções. Desta maneira, os funcionários poderiam aprender com as melhores práticas uns dos outros. Além disso, prestou-se atenção em como os funcionários poderiam superar possíveis obstáculos futuros que poderiam dificultar suas tentativas de *job crafting*.

Este treinamento foi testado (com medidas prévias e posteriores) entre 39 funcionários de um distrito policial, enquanto o grupo de controle consistia em 47 funcionários. O treinamento teve um efeito positivo em dois recursos de trabalho, ou seja, contato com o supervisor e oportunidades de desenvolvimento relacionadas com o trabalho. Estes foram maiores no Tempo 2 em comparação com o Tempo 1; enquanto para o grupo de controle, nenhuma alteração foi encontrada. Além dos recursos para o trabalho, também se observou aumento da autoeficácia no grupo de treinamento, mas não no grupo de controle. Finalmente, os participantes relataram mais emoções positivas e menos emoções negativas após o treinamento, indicando que o *job crafting* não apenas influenciou as características do trabalho, mas também o bem-estar dos funcionários. Pesquisas mostram que pessoas que frequentemente vivenciam emoções positivas (*versus* pessoas que não vivenciam) estão mais abertas a novas experiências e são mais criativas e cooperativas (Avey et al., 2008).

CONCLUSÃO

O principal objetivo deste capítulo foi apresentar o *job crafting* como uma abordagem que as empresas podem usar (junto a abordagens de cima para baixo) para melhorar os trabalhos de seus funcionários. Abordagens que reconhecem o papel dos indivíduos como agentes proativos que formam seu trabalho e mudam as características de seu próprio trabalho (de baixo para cima) vieram para completar a literatura tradicional (de cima para baixo) de *design* do trabalho. O capítulo partiu da conceituação de trabalho de acordo com Wrzesniewski e Dutton (2001) como as mudanças físicas e cognitivas que os indivíduos fazem em suas tarefas ou limites relacionais. Em seguida, o *job crafting* foi conceituado como um comportamento do funcionário proativo que consiste em busca de recursos, busca de desafios e redução de demandas com base no modelo JD-R. Descobriu-se que condições como autonomia de trabalho, desafios do trabalho e sua combinação estimulam o *job crafting*; enquanto a interdependência de tarefas impedia o *job crafting*. O *job crafting* parece ocorrer com mais frequência entre os funcionários com uma personalidade proativa e com foco na promoção. Além disso, verificou-se que o *job crafting* tem ramificações importantes para o engajamento do funcionário no trabalho e para seu desempenho. Os motivos para o *job crafting* parecem ser a conquista de metas, o aprimoramento da adequação da pessoa ao trabalho, a saúde e a motivação. O *job crafting* pode ser implementado por empresas não apenas para complementar as abordagens de redesenho de tarefas de cima para baixo, mas também para obter vantagem competitiva na atração e retenção de funcionários. As intervenções de *job crafting* podem ser efetivamente usadas para incentivar os funcionários a modificarem proativamente seu próprio ambiente de trabalho, a fim de permanecerem engajados.

Vimos neste capítulo que o *job crafting* está relacionado com resultados favoráveis. No entanto, ainda não sabemos por que isso ocorre. Os benefícios do *job crafting* derivam de mudanças substanciais no próprio trabalho ou principalmente do envolvimento no processo de fazer essas mudanças? Isso ocorre porque o trabalho agora se ajusta melhor às preferências e necessidades dos funcionários, ou o trabalho recém-criado com *job crafting* amplia as habilidades de um funcionário, ou porque possibilita que um indivíduo elimine ineficiências e redundâncias nos processos de trabalho que foram frustrantes e impediram sua produtividade (Oldham & Hackman, 2010)? Além disso, ainda não está claro se o *job crafting* pode ter lados obscuros para a empresa. Por exemplo, se os funcionários ajustam um produto, serviço ou característica de seu trabalho, podem ocorrer interrupções nos processos que afetam não apenas o profissional, mas também outros funcionários que podem ter que se esforçar para acomodar o produto ou serviço recentemente modificado (Oldham & Hackman, 2010). As empresas são, portanto, desafiadas a encontrar maneiras de diminuir a probabilidade de problemas imprevistos que reduzem a eficácia da unidade de trabalho como um todo.

Do ponto de vista prático, o *job crafting* tem implicações importantes para os administradores. A primeira implicação prática é que os comportamentos individuais de *job crafting* podem impulsionar diversos resultados favoráveis e levar a um desempenho superior do supervisor. Embora o *job crafting* não seja a panaceia para todos os problemas da empresa, é válido que as organizações reconheçam sua existência e "administrem-no", de modo que tenham efeitos benéficos sobre os funcionários e as empresas. Não afirmo que o *job crafting* deva substituir as tentativas (de cima para baixo) das empresas de melhorar o trabalho de seus funcionários, mas que isso poderia ser usado para complementar outras intervenções organizacionais.

A segunda é que o *job crafting* tem implicações para a prática organizacional, fornecendo orientação sobre quais fatores de contexto de trabalho possibilitam o *job crafting* e como a administração pode promover esses comportamentos para o benefício da empresa (Ghitulescu, 2007). Por exemplo, os achados informam à prática organizacional que projetar tarefas que possibilitem autonomia aos funcionários e que exijam que eles lidem com tarefas complexas e uma alta carga de trabalho podem ter o efeito mais poderoso sobre os comportamentos proativos de *job crafting* dos funcionários.

Em terceiro lugar, esta pesquisa tem implicações para reter funcionários nas empresas. A perspectiva de *job crafting* destaca um caminho importante para motivar e reter funcionários valiosos nas empresas. Ao enfrentar a realidade da maior mobilidade no mercado de trabalho para muitos trabalhadores e, em particular, para profissionais, os administradores devem reconhecer o *job crafting* como uma ferramenta que pode impulsionar a motivação dos trabalhadores, o engajamento no trabalho e o vínculo com a empresa e, portanto, podem contribuir com sua retenção na empresa (Ghitulescu, 2007).

Quarto, a perspectiva de *job crafting* tem implicações práticas mais amplas para as empresas interessadas em promover mudanças e inovações. Os comportamentos de *job crafting* dos indivíduos representam um recurso inexplorado em muitas empresas, constituindo uma potencial capacidade de baixo para cima das empresas de mudar e melhorar à medida que o trabalho evolui. Portanto, sugiro que as empresas permitam, estimulem e treinem seus funcionários para que realizem *job crafting* de maneira que melhor se adaptem a eles e à empresa.

Finalmente, é importante que as empresas reconheçam que um funcionário individual é a pessoa que conhece melhor o trabalho, que pode reconhecer onde há espaço para melhorias, de modo que o trabalho se adapte melhor à pessoa. Valorizar os indivíduos como proprietários de seu trabalho e abrir canais para que eles deem *feedback* sobre melhorias em seu trabalho é uma maneira essencial para as empresas contemporâneas maximizarem o funcionamento ideal. Espera-se que este capítulo contribua para fortalecer o papel do *job crafting*, a fim de melhorar os locais de trabalho, a motivação e o desempenho dos funcionários, bem como reduzir o *stress*.

REFERÊNCIAS

1. Ashford, S. J., Blatt, R., & VandeWalle, D. (2003). Reflections on the looking glass: A review of research on feedback-seeking behavior in organizations. *Journal of Management, 29,* 769–799.
2. Avey, J. B., Wernsing, T. S., & Luthans, F. (2008). Can positive employees help positive organization change? Impact of psychological capital and emotions on relevant attitudes and behaviors. *Journal of Applied Behavioral Science, 44,* 48–70.
3. Bakker, A. B., & Demerouti, E. (2007). The job demands–resources model: State of the art. *Journal of Managerial Psychology, 22,* 309–328.
4. Bakker, A.B., Demerouti, E., & Euwema, M. (2005). Job resources buffer the impact of job demands on burnout. *Journal of Occupational Health Psychology, 10,* 170-180.
5. Bakker, A.B., Hakanen, J.J., Demerouti, E. & Xanthopoulou, D. (2007). Job resources boost work engagement, particularly when job demands are high. *Journal of Educational Psychology, 99,* 274-284.
6. Bakker, A. B., Tims, M., & Derks, D. (2012). Proactive personality and job performance: The role of job crafting and work engagement. *Human Relations, 65,* 1359-1378.
7. Berg, J. M., Wrzesniewski, A., & Dutton, J. E. (2010). Perceiving and responding to challenges in job crafting at different ranks: When proactivity requires adaptivity. *Journal of Organizational Behavior, 31,* 158–186.
8. Biron, C., Karanika-Murray, M., & Cooper, C. (Eds.) (2012). *Improving organizational interventions for stress and well-being: Addressing process and context.* Routledge.
9. Carver, C. S., Scheier, M. F., & Weintraub, J. K. (1989). Assessing coping strategies: A theoretically based approach. *Journal of Personality and Social Psychology, 56,* 267–283.
10. Chu, A. H. C., & Choi, J. N. (2005). Rethinking procrastination: positive effects of "active" procrastination behavior on attitudes and performance. *Journal of Social Psychology, 145,* 245–264.
11. Csikszentmihalyi, M., & Nakamura, J. (1989). The dynamics of intrinsic motivation: A study of adolescents. In C. Ames & R. Ames (Eds.), *Research on motivation in education* (Vol. 3, pp. 45-71). New York: Academic Press.
12. Demerouti, E., Bakker, A.B., Nachreiner, F., & Schaufeli, W.B. (2000). A model of burnout and life satisfaction among nurses. *Journal of Advanced Nursing, 32,* 454-464.
13. Demerouti, E., Bakker, A.B., Nachreiner, F., & Schaufeli, W.B. (2001). The job demands– resources model of burnout. *Journal of Applied Psychology, 86,* 499–512.

14. Demerouti, E., & Cropanzano, R. (2010). From thought to action: Employee work engagement and job performance. In A.B. Bakker & M.P. Leiter (eds.), *Work engagement: A handbook of essential theory and research* (p. 147-163). Hove, UK: Psychology press.
15. Demerouti, E., Eeuwijk, E. van, Snelder, M., & Wild, U. (2011). Assessing the effects of a "personal effectiveness" training on psychological capital, assertiveness and self-awareness using self-other agreement. *Career Development International, 16*, 60-81.
16. Ghitulescu, B. E. (2007). *Shaping tasks and relationships at work: Examining the antecedents and consequences of employee job crafting.* University of Pittsburgh.
17. Grant, A. M., & Parker, S. K. (2009). Redesigning work design theories: The rise of relational and proactive perspectives. *Academy of Management Annals, 3*, 273–331.
18. Gruys, M. L. (1999). *The dimensionality of deviant employee performance in the workplace.* Unpublished doctoral dissertation. University of Minnesota, Minneapolis, MN.
19. Hobfoll, S. E. (2001). The influence of culture, community, and the nested-self in the stress process: Advancing conservation of resources theory. *Applied Psychology: An International Review, 50*, 337 – 370.
20. Hornung, S., Rousseau, D. M., Glaser, J., Angerer, P., &Weigel, M. (2010). Beyond top-down and bottom-up work redesign: Customizing job content through idiosyncratic deals. *Journal of Organizational Behavior, 31*, 187– 215.
21. Karasek, R. A., & Theorell, T. (1990). *Healthy work.* New York: Basic Books.
22. Kira, M., Balkin, D. B., & San, E. (2012). Authentic work and organizational change: Longitudinal evidence from a merger. *Journal of Change Management, 12*, 31–51.
23. Kira, M., van Eijnatten, F. M., & Balkin, D. B (2010). Crafting sustainable work: development of personal resources. *Journal of Organizational Change Management, 23*, 616–632.
24. Leana, C., Appelbaum, E., & Shevchuk, I. (2009). Work process and quality of care in early childhood education: The role of job crafting. *Academy of Management Journal, 52*, 1169 – 1192.
25. Lyons, P. (2008). The crafting of jobs and individual differences. *Journal of Business Psychology, 23*, 25–36.
26. Nadin, S. J., Waterson, P. E., & Parker, S. K. (2001). Participation in job redesign: An evaluation of the use of a sociotechnical tool and its impact. *Human Factors and Ergonomics in Manufacturing, 11*, 53–69.
27. Oldham, G. R., & Hackman, J. R. (2010). Not what it was and not what it will be: The future of job design research. *Journal of Organizational Behavior, 31*, 463–479.
28. Parker, J. D., & Endler, N. S., (1996). Coping and defense: A historical overview. In M. Zeidner & N. S. Endler (Eds.), *Handbook of coping: Theory, research, applications* (pp. 3–23). New York: John Wiley.

29. Parker, S. K., & Collins, C. G. (2010). Taking stock: Integrating and differentiating multiple proactive behaviors. *Journal of Management, 36*, 633–662.
30. Parker, S. K., & Ohly, S. (2008). Designing motivating jobs: An expanded framework for linking work characteristics and motivation. In R. Kanfer, & G. Chen, & R. D. Pritchard (Eds.), *Work motivation: Past, present and future* (pp. 233–284). New York: LEA/Psychology Press.
31. Petrou, P., Demerouti, E., Peeters, M. Schaufeli, W.B., & Hetland, J. (2012). Crafting a job on a daily basis: contextual antecedents and the effect of work engagement. *Journal of Organizational Behavior, 33*, 1020-1041.
32. Petrou, P., Demerouti, E. & Schaufeli, W.B. (in press). Crafting the change: The role of employee job crafting behaviors for succesful organizational change. *Journal of Management.*
33. Ten Brummelhuis, L.L., Bakker, A.B., Hetland, J., & Keulemans, L. (2012). Do new ways of working foster work engagement? *Psicothema, 24*, 113-120.
34. Tims, M., & Bakker, A. B. (2010). Job crafting: Towards a new model of individual job redesign. *South African Journal of Industrial Psychology, 36*, 1–9.
35. Tims, M., Bakker, A.B., & Derks, D. (2012). Development and validation of the job crafting scale. *Journal of Vocational Behavior, 80*, 173-186.
36. van den Heuvel, M., Demerouti, E., & Peeters, M. C. W. (2015). The job crafting intervention: Effects on job resources, self-efficacy, and affective well-being. *Journal of Occupational and Organizational Psychology, 88*, 511-532.
37. Wrzesniewski, A., & Dutton, J. E. (2001). Crafting a job: Revisioning employees as active crafters of their work. *Academy of Management Review, 26*, 179–201.

A Dignidade do Trabalho

Dignidade como recurso principal

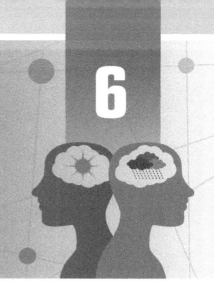

6

E. Kevin Kelloway
Saint Mary's University

RESUMO

Os relatos contemporâneos do processo de *stress* reconhecem que o local de trabalho expõe os indivíduos a estressores (isto é, demandas) e recursos. No entanto, essas teorias não especificam por que uma determinada característica do trabalho é uma demanda e outra é um recurso. Eu me baseio na análise seminal de Hodson (2001) para propor que a dignidade – uma sensação de autorrespeito e de ter o respeito dos outros – é um recurso essencial. Os indivíduos lutam para ganhar, defender e manter a dignidade no trabalho. Visto sob esta perspectiva, um recurso é aquilo que contribui para, e uma demanda é aquilo que ameaça a dignidade individual. Descrevo a relação entre a dignidade e os resultados, como o bem-estar individual, os comportamentos de trabalho contraproducentes e a cidadania organizacional, e levanto a hipótese de que a liderança e o reconhecimento organizacionais são os principais contribuintes para a dignidade individual.

Os enormes custos pessoais e organizacionais do *stress* foram bem documentados. Para os indivíduos, o *stress* está associado a inúmeras condições físicas e psicológicas, como *burnout*, depressão, hipertensão e doenças cardiovasculares (ver, p. ex., Kelloway & Day, 2005). Para as empresas, o *stress* dos funcionários tem sido ligado a comportamentos organizacionais, como *presenteísmo*, rotatividade, absenteísmo e aumento do uso de deficiências de curto e longo prazos (p. ex., Dimoff, Kelloway e MacLellan, 2014). Tanto as economias organizacionais como nacionais têm custos enormes como resultado de distúrbios de *stress* e saúde mental. Por exemplo, estima-se que o *stress* custe 300 bilhões de dólares anualmente à economia norte-americana, com estimativas astronômicas semelhantes no Reino Unido, Canadá (50 bilhões por ano, Comissão de Saúde do Canadá, 2012) e na União Europeia (135 milhões de euros por ano para depressão, McDaid, 2011).

Frente a esses números, não é de se surpreender que tenha havido muita pesquisa sobre as causas do *stress* e existam inúmeras taxonomias de estressores (para uma revisão, ver Kelloway & Day, 2005). Embora essas taxonomias sejam úteis na identificação de possíveis fontes de sofrimento no local de trabalho, o foco nos estressores como experiências aversivas criou um paradoxo na literatura sobre *stress*. O paradoxo surge porque os indivíduos frequentemente concordam em se expor a níveis aumentados de *stress* no ambiente de trabalho. Por exemplo, embora saibamos que a carga de trabalho é um estressor, também sabemos que muitos indivíduos têm uma aparente incapacidade de dizer "Não" e, como resultado, assumem uma carga de trabalho aumentada. Sugiro que qualquer teoria sobre o *stress* deve ser capaz de explicar esse paradoxo, explicando tanto a natureza aversiva do *stress* quanto a motivação individual para assumir tarefas estressantes.

Os relatos contemporâneos do processo de *stress* resolvem esse paradoxo reconhecendo que o local de trabalho expõe os indivíduos a estressores (isto é, demandas) e recursos (p. ex., Bakker & Demerouti, 2007). As demandas exigem esforço físico e/ou psicológico dos funcionários e estão associadas às consequências físicas (p. ex., fadiga) e psicológicas (p. ex., esgotamento). Os funcionários também experimentam recursos – aspectos do trabalho que os ajudam a lidar com as demandas e promovem crescimento pessoal e bem-estar (Bakker & Dermerouti, 2007). Assim, o modelo de demandas-recursos do trabalho (JD-R) incorpora dois processos: um processo de comprometimento da saúde em que se acredita que altas demandas afetam o bem-estar individual e um processo motivacional no qual os recursos de trabalho aumentam o engajamento e outros resultados positivos. Além disso, os recursos do trabalho podem funcionar como um amortecedor para as consequências negativas associadas às altas demandas de trabalho (Bakker, Demerouti, Taris, Schaufeli e Schreurs, 2003b). De acordo com o Modelo JD-R, se os recursos de um indivíduo superam as demandas de uma situação, o indivíduo provavelmente será capaz de lidar com a situação e limitar sentimentos de *stress* agudo ou tensão.

Hobfoll (2001) sugeriu que os recursos desempenham um papel mais central no processo de *stress*. Em essência, sua teoria da conservação de recursos sugere que os indivíduos buscam adquirir e reter recursos, e que o *stress* resulta do esgotamento, ou ameaça de esgotamento, dos recursos (Hofoll, 1998). Sonnentag (2001) usou a teoria da conservação de recursos para levantar hipóteses sobre o papel da recuperação. A sugestão era que os indivíduos pudessem usar seu tempo longe do trabalho para construir recursos, a fim de: (a) restaurar recursos esgotados durante o dia de trabalho, e (b) adquirir recursos para gastos futuros.

Hobfoll (2001) define recursos como coisas que os indivíduos valorizam e sugeriu que os recursos poderiam ser classificados em três categorias: recursos primários, recursos secundários e recursos terciários. Recursos primários consistem nas necessidades mais básicas necessárias para a sobrevivência, incluindo comida e abrigo. Os recursos secundários incluem o que se identifica como "ferramentas" que aumentam enormemente a probabilidade de obter e proteger recursos primários, incluindo seguro de saúde, transporte e senso de domínio. Por fim, embora não estejam diretamente ligados à sobrevivência, os recursos terciários, como o *status* social, possibilitam que alguém se sinta simbolicamente ligado à sobrevivência.

Embora Hobfoll tenha identificado uma lista de 74 recursos considerados importantes para a maioria dos indivíduos, a especificação do que constitui um recurso permanece um desafio para as teorias contemporâneas sobre *stress* no trabalho. Em essência, a lista de recursos potenciais é ilimitada. Além disso, não está claro se os recursos estão estruturados em qualquer forma de hierarquia e a maneira como os indivíduos equilibram o potencial de obtenção de um recurso e o de perda de outro recurso permanece pouco especificada nas teorias de recursos. De maneira semelhante, as teorias que abrangem demandas e recursos não especificam por que determinado recurso de trabalho é uma demanda e outro é um recurso. Isto é, o que existe sobre as experiências no local de trabalho que desvirtua de, ou contribui para o bem-estar individual?

Neste capítulo, adoto uma nova direção ao propor que a dignidade é um recurso essencial. Ou seja, muito do nosso comportamento pode ser visto como um esforço para adquirir e reter um senso de dignidade. Os indivíduos buscarão atividades que melhorem seu senso de dignidade, mesmo que coloquem outros recursos em risco. Além disso, qualquer evento ou atividade que ameace, ou resulte na perda de dignidade, também estará associado a um comprometimento do bem-estar. Assim, na minha opinião, demandas são demandas porque elas ameaçam nosso senso de dignidade.

DIGNIDADE: DEFINIÇÃO E TEORIA

Ter dignidade é ter um senso de autorrespeito e ser capaz de apreciar o respeito dos outros (Hodson, 2001). Embora amplamente negligenciada nas ciências sociais, a metaetnografia inovadora de Hodson (2001) sugere que o senso de dignidade de um indivíduo e a luta ativa para manter ou restaurar a dignidade são centrais para entender o comportamento organizacional e o bem-estar individual. Implícita na noção de autorrespeito e respeito dos outros está a sugestão de que a dignidade é baseada na capacidade de um indivíduo de satisfazer as necessidades fundamentais de autonomia, competência e relacionamento (p. ex., Deci & Ryan, 2008).

A análise de Hodson (2001) da dignidade no trabalho sugere que os indivíduos lutam para ganhar, defender e manter a dignidade no trabalho. A dignidade é tanto inerente (isto é, uma característica fundamental do ser humano) quanto adquirida (isto é, por meio de suas ações). Hodson (2001) identificou quatro características do local de trabalho que contribuem para a dignidade no local de trabalho: gestão e meio ambiente, tarefas de trabalho, autonomia e envolvimento dos funcionários. Bolton (2007) subsequentemente sugeriu que se poderia ter dignidade no trabalho em si (isto é, dignidade que se origina em atividades significativas e socialmente estimadas) e dignidade no local trabalho (isto é, dignidade que surge da maneira como se é tratado no local de trabalho). Apesar de não negar a importância do primeiro, na pesquisa atual eu me concentro na dignidade no local de trabalho examinando os fatores que levam a um aumento ou diminuição do senso de dignidade para os indivíduos como resultado do modo como eles são tratados no local de trabalho.

Teoricamente, recorro à teoria das trocas sociais (Blau, 1964) para propor que a dignidade é um mediador importante entre o tratamento que se recebe no local de trabalho e o bem-estar pessoal e o comportamento organizacional. A teoria da troca social (Blau, 1964) surgiu como um dos principais contextos teóricos no qual compreender como a justiça afeta resultados individuais como a intenção de rotatividade e os comportamentos de cidadania ocupacional (Cropanzano & Mitchell, 2005). Na verdade, alguns argumentariam que a teoria da troca social está "entre os paradigmas conceituais mais influentes para entender os comportamentos no local de trabalho" (Cropanzano & Mitchell, 2005, p. 874).

A teoria da troca social propõe que diferentes partidos sociais troquem vários tipos de recursos com base em determinadas regras ou normas (Colquitt et al., 2013). Esses recursos podem ser econômicos (ou seja, dinheiro) e socioemocionais (Foa & Foa, 1980). Os recursos socioemocionais tendem a ser em grande parte de natureza simbólica e tendem a nutrir o senso de autoestima do indivíduo (Cropanzano & Mitchell, 2005). No contexto atual, a aquisição de recursos socioemocionais (ou seja, liderança e reconhecimento) é colocada como guia para a dignidade individual, que por sua vez prediz o bem-estar e o comportamento organizacional.

PREDITORES DE DIGNIDADE

Liderança

A liderança é um dos fenômenos organizacionais mais estudados (Barling, 2014) e não há dúvida de que a maneira como os líderes se comportam é um determinante importante, tanto dos resultados individuais (p. ex., Kelloway & Barling, 2010; Kelloway, Turner, Barling & Loughlin, 2012), como organizacionais (p. ex., Barling, Weber & Kelloway, 1996). Em particular, três estilos de liderança (ver, p. ex., Mullen & Kelloway, 2011) parecem ser importantes preditores do senso de dignidade dos funcionários no ambiente de trabalho: lideranças transformacional, passiva e abusiva.

Liderança Transformacional

A teoria da liderança transformacional (Bass, 1985) é uma das teorias de liderança mais influentes e mais pesquisadas na literatura recente sobre administração (Barling, Christie & Hoption, 2011). A liderança transformacional é definida como influenciadora dos subordinados "ampliando e elevando os objetivos dos seguidores e fornecendo-lhes confiança para atuar além das expectativas especificadas no acordo de troca implícito ou explícito" (Dvir, Eden, Avolio & Shamir, 2002, p. 735; Shin & Zhou, 2003). A teoria de liderança transformacional de Bass (1985) engloba quatro dimensões: influência idealizada, motivação inspirada, consideração individualizada e estimulação intelectual. A influência idealizada é definida como fornecedora de uma visão do futuro e um senso de missão. Inclui comportamentos como estabelecer um exemplo pessoal e demonstrar altos padrões éticos. A motivação inspiradora envolve articular uma visão otimista e inspiradora do futuro. Finalmente, a estimulação intelectual envolve comportamentos que aumentam a conscientização dos funcionários sobre os problemas e incentivam-nos a desafiar o *status quo* (Bass & Avolio, 1994).

Evidências empíricas sugerem que a liderança transformacional e suas dimensões individuais predizem o desempenho do subordinado em experimentos de campo (Barling et al., 1996; Dvir et al., 2002), estudos de campo (Bass, Avolio, Jung & Berson, 2003; Hater & Bass, 1988), estudos de laboratório (Howell & Frost, 1989; Kirkpatrick & Locke, 1996) e estudos metanalíticos. Por exemplo, Judge e Piccolo (2004) realizaram uma metanálise e relataram que quando outros tipos de liderança eram estatisticamente controlados (p. ex., liderança transacional), a liderança transformacional era um preditor mais forte de satisfação do subordinado com seu líder, motivação do subordinado, e classificações pelos subordinados da eficácia do líder. O comportamento de liderança transformacional também está associado ao comprometimento organizacional do funcionário (Barling et al., 1996) e à satisfação no trabalho (Hater & Bass, 1988).

Liderança Passiva

Até recentemente, faltavam evidências empíricas na literatura para dar suporte a relatos anedóticos de que o mau comportamento da liderança tem um impacto negativo na saúde e no bem-estar dos funcionários. Formas construtivas de liderança (p. ex., liderança transformacional, liderança transacional) foram contrastadas com os estilos ruins de administração conhecidos como liderança passiva (Kelloway, Mullen & Francis, 2006; Kelloway, Sivanathan, Frescis & Barling, 2005; Mullern, Kelloway & Teed, 2011). A liderança passiva engloba a forma de liderança transacional mais inativa, na qual os administradores simplesmente não se envolvem ou respondem a problemas no local de trabalho. A administração por exceção (passiva) é um estilo mais reativo caracterizado por líderes que esperam até que questões de desempenho se tornem sérias para adotarem uma ação corretiva. Os líderes falham em intervir, tomar decisões e agir até que problemas de desempenho dos subordinados criem problemas que não podem mais ser evitados (Bass, 1990). A dimensão da liderança passiva é empiricamente distinta e negativamente correlacionada com a liderança transformacional (Kelloway et al., 2006). Em sua análise, Judge e Picollo (2004) descobriram que a liderança passiva estava negativamente correlacionada com a satisfação no trabalho do subordinado, a satisfação do subordinado com o líder e a eficácia do líder.

Supervisão Abusiva

Embora grande parte da pesquisa sobre liderança tenha focado nas características e nos comportamentos dos líderes que resultam em desfechos positivos para o indivíduo e para a empresa (p. ex., atitudes de trabalho positivas, atitude positiva em relação ao líder, desempenho individual e organizacional), o problema do comportamento do líder caracterizado como abusivo (Tepper, 2000), solapante (Duffy, Gangster & Pagon, 2002), agressivo (Schat, Desmarals & Kelloway, 2006), tirânico (Ashforth, 1994) e emocionalmente abusivo (Keashly, 1998) está recebendo atenção crescente na literatura sobre administração. O termo mais comumente usado pelos pesquisadores para descrever as várias formas de comportamento ruim de liderança é a supervisão abusiva (Tepper, 2007), definida como "percepções dos subordinados sobre até que ponto seus supervisores se engajam na exibição prolongada de comportamentos verbais e não verbais hostis, excluindo contato físico" (Tepper, 2000, p. 178). Exemplos de supervisão abusiva incluem ridicularizar os subordinados publicamente, culpar subordinados por erros que não cometem (Tepper, Duffy & Shaw, 2001), uso arbitrário de poder e autoridade (Ashforth, 1997) e uso de nomes depreciativos e intimidação (Keashly, 1998). O contexto social (p. ex., a justiça organizacional) dentro de uma organização desempenha um papel importante na previsão de comportamento abusivo de supervisão.

Consistente com a análise de Hodson (2001), os indivíduos que são maltratados por seus gerentes podem sentir ressentimento (Schweiger, Ivancevich & Power, 1987) que pode levar a níveis aumentados de hostilidade e desvios no local de trabalho (Judge, Scott & Ilies, 2006). Os maus-tratos interpessoais levam, por sua vez, ao desejo de retaliar (Folger & Baron, 1996; Sheppard, Lewicki & Minton, 1992; Skarlicki e Folger, 1997) como um meio de restaurar a justiça ou a dignidade. A retaliação pode incluir a retirada de comportamentos de cidadania e resistência (Hodson, 2001; Jermier, Knights & Nord, 1994) ou engajar-se ativamente em comportamentos contraproducentes (Kelloway, Francis, Prosser & Cameron, 2010) e inclui agressão deslocada (Miller, 1941) em que a retaliação é direcionada para indivíduos mais convenientes que são menos poderosos (p. ex., subordinados, Bies & Tripp, 1998; clientes, Mullen & Kelloway, 2013).

Reconhecimento

O reconhecimento de nossos esforços ou realizações no trabalho é considerado um preditor positivo direto da dignidade. Brun e Dugas (2008) forneceram um arcabouço conceitual que engloba a multidimensionalidade do reconhecimento do funcionário, além de estabelecer uma definição funcional:

> O reconhecimento é, antes de tudo, uma resposta construtiva; é também um julgamento feito sobre a contribuição de uma pessoa, refletindo não apenas o desempenho no trabalho, mas também a dedicação e o engajamento pessoal. Por fim, o reconhecimento é realizado de maneira regular ou *ad hoc* e expresso formal ou informalmente, individual ou coletivamente, de maneira privada ou pública, monetária ou não monetariamente. (p. 728)

Pesquisas empíricas demonstraram que o reconhecimento dos funcionários está associado a níveis mais elevados de engajamento destes, motivação autônoma e satisfação (Krueger et al., 2002; Siraz, Rashid & Riaz, 2011). A falta de reconhecimento até coloca os funcionários em maior risco de sofrerem distúrbios psicológicos (Brun, Biron, Martel & Hivers, 2003). Não surpreendentemente, a pesquisa também indica que os funcionários consideram o reconhecimento personalizado para o trabalho que fazem como parte integrante das recompensas que recebem no trabalho (Luthans, 2000). Em nossa pesquisa, o reconhecimento pelo supervisor surge como um forte preditor da intenção de rotatividade dos comportamentos de cidadania organizacional (Cannon & Kelloway, 2014). Além disso, o reconhecimento é preditivo do bem-estar individual (Gilbert & Kelloway, 2016).

RESULTADOS DE DIGNIDADE

Bem-Estar e Saúde Mental

A partir da definição de dignidade como um recurso individual central, segue a proposição de que a dignidade é um contribuinte central para o bem-estar individual. Ryan e Deci (2001) observaram que o bem-estar tem sido mais frequentemente definido de acordo com duas especificações complementares: hedônica e bem-estar eudemônico. A dignidade do indivíduo contribui para ambas as formas de bem-estar.

O bem-estar hedônico concentra-se no prazer do desprazer da experiência humana. Nessa visão, os humanos tendem a buscar experiências prazerosas e evitar as aversivas. Experiências aversivas, como ser alvo de agressão no local de trabalho, resultam em aumento do medo e da raiva e diminuição do bem-estar (Ford, Myrden & Kelloway, 2016). Pesquisas sobre violência e agressões no local de trabalho revelam uma série de resultados psicológicos e físicos que variam de distúrbios momentâneos a condições de longo prazo, como *stress* pós-traumático e *burnout* (para uma revisão, consulte Manier, Kelloway & Francis, 2016). Ser tratado de maneira injusta ou com desrespeito também tem sido associado a uma série de resultados físicos e psicológicos, incluindo doença coronariana (ver Kelloway & Barling, 2010, para uma revisão). Em contrapartida, as experiências positivas (p. ex., interações positivas com líderes organizacionais) resultam em afeto mais positivo e bem-estar (ver, p. ex., Kelloway, Weigand, McKee & Das, 2012).

Em contraste com a visão hedônica, a definição de bem-estar eudemônico não equaciona bem-estar com afeto positivo ou felicidade (Ryan & Deci, 2001), mas sim concentra-se em noções de funcionamento ou florescimento humano ideal (Ryff, 1995). Noções de autoestima, autonomia e competência sustentam as definições contemporâneas de saúde mental (p. ex., Warr, 1987) sob uma perspectiva eudemônica.

O trabalho que é significativo e que é algo que vale a pena (Ryan & Deci, 2001) contribui para o bem-estar eudemônico. Empiricamente, a sensação de ter um trabalho significativo está ligada à saúde mental (Kelloway et al., 2012). O estudo qualitativo de Stacey (2005) sobre os trabalhadores de cuidados domiciliares fornece um exemplo notável de como até mesmo as condições aversivas podem contribuir positivamente para o bem-estar. Stacey relatou que os trabalhadores de cuidados domiciliares eram obrigados a se engajar em "trabalho sujo" associado ao fornecimento de cuidados pessoais de saúde. No entanto, a capacidade dos trabalhadores viu isso como uma atividade significativa e importante (ou seja, prestação de cuidados de saúde) que lhes possibilitou manter e aumentar seu senso de dignidade, mesmo que eles estivessem realizando tarefas que a maioria das pessoas acharia ser fisicamente repugnante.

COMPORTAMENTOS DE TRABALHO CONTRAPRODUCENTES

Os membros organizacionais envolvem-se em comportamentos contraproducentes (Spector & Fox, 2005) ou disfuncionais (Robinson, 2008) quando cometem atos intencionais com intenção de prejudicar empresas ou pessoas dentro delas (Spector & Fox, 2005). Essa definição ampla inclui comportamentos como roubo (p. ex., Greenberg, 1990), sabotagem (p. ex., Ambrose, Seabright & Schminke, 2002), violência no local de trabalho e agressão (p. ex., Barling, Dupré & Kelloway, 2009; Kelloway, Barling & Hurrell, 2006), incivilidade (Anderson & Pearson, 1999), vingança (Bies & Tripp, 2005) e sabotagem de serviços (p. ex., Harris & Ogbona, 2002; Mullen & Kelloway, 2009). Pesquisas sobre esses tópicos têm proliferado nos últimos anos em reconhecimento aos custos financeiros (Robinson, 2008), pessoais (p. ex., Schat & Kelloway, 2005) e organizacionais (p. ex., Rogers & Kelloway, 1997) assombrosos, associados ao comportamento contraproducente.

Talvez não surpreendentemente, a maior parte desta pesquisa tenha se concentrado em prever comportamentos de trabalho contraproducentes (Robinson, 2008), na tentativa de entender por que os indivíduos se engajariam nesses comportamentos e como eles poderiam ser evitados. Assim, a teoria e a pesquisa sobre comportamentos de trabalho contraproducentes mantiveram amplamente uma perspectiva gerencial que se concentra na disfuncionalidade desse tipo de comportamento (p. ex., Bies & Tripp, 2005; Robinson, 2008). Entretanto, de acordo com a análise de Hodson (2001), outros conceituaram comportamentos contraproducentes como atos de protesto que visam a expressar a insatisfação com ações ou condições organizacionais (Kelloway, Catano & Day, 2010). Em consonância com essa visão, defendo que os comportamentos de trabalho contraproducentes são, na verdade, tentativas de restaurar a dignidade obscurecida (Hodson, 2001) e, portanto, estão negativamente associados à dignidade no local de trabalho.

CIDADANIA ORGANIZACIONAL

O comportamento de cidadania organizacional (CCO) foi originalmente conceituado como comportamentos discricionários que contribuíram para a melhoria do funcionamento da empresa (ou seja, Organ, 1988). Levantou-se a hipótese de duas dimensões: comportamentos direcionados para ajudar indivíduos e comportamentos direcionados para as empresas (Smith, Organ e Near, 1983). Embora agora se admita que o CCO pode ser reconhecido e recompensado pela empresa (Dalal, 2005), o CCO ainda é amplamente visto como um comportamento voluntário e útil. Nesse sentido, está intimamente relacionado com o construto conceitualmente semelhante de desempenho contextual (Kelloway, Day & Catano, 2010). Embora os CCO possam ser reconhecidos pela empresa, o reconhecimento empírico surge como um preditor de engajamento no CCO (Cannon & Kelloway, 2014) levando à sugestão de que esta é uma espiral positiva (Fredrikson, 2003) na qual o reconhecimento leva a mais CCO, que por sua vez, leva a mais reconhecimento. Sugiro que a dignidade desempenhe um papel central na manutenção dessa espiral.

LEALDADE ORGANIZACIONAL

Seguindo a teoria da troca social (Blau, 1964), há muito tempo se aceita que os indivíduos trocam sua lealdade a uma empresa pelos benefícios da participação na empresa. Essa noção de troca sustenta grande parte da pesquisa e da teorização sobre o comprometimento dos membros com a empresa (ver, p. ex., Gordon, Philpot, Burt, Thompson & Spiler, 1980). Consistente com a análise de Hodson (2001), a dignidade é vista como um dos benefícios da participação como membro da empresa. Portanto, também suponho que a dignidade será associada à maior lealdade à empresa. A maior lealdade se manifestará operacionalmente como maior comprometimento afetivo com a empresa (Allen & Meyer, 1990) e redução da (a) intenção de rotatividade e (b) ausência (Meyer, Stanley, Herscovitch & Topolnytsky, 2002).

RESUMO E CONCLUSÕES

A pesquisa pioneira de Hodson (2001) identificou um senso de dignidade (isto é, ter autorrespeito e respeito de outros) como sendo fundamental para entender a experiência organizacional dos indivíduos. Ele argumentou que os indivíduos se esforçam ativamente para adquirir e manter um senso de dignidade, e resistem ativamente às ameaças à dignidade individual. Eu estendo essa análise sugerindo que a dignidade pode ser proveitosamente vista como um recurso central, um atributo valorizado que os indivíduos se esforçam para adquirir e manter (Hobfoll, 1998). Além disso, ter dignidade é ter uma sensação de bem-estar e saúde mental; inversamente, as ameaças à dignidade estão associadas a um bem-estar deficiente e resultam na tentativa dos indivíduos de restaurar a dignidade por meio de seus comportamentos organizacionais. Embora preliminares, essas sugestões fornecem a base para futuras pesquisas focadas na dignidade individual no local de trabalho.

REFERÊNCIAS

1. Allen, N. J., & Meyer, J. P. (1990). The measurement and antecedents of affective, continuance, and normative commitment to the organization. *Journal of Occupational Psychology*, 63, 1-18.
2. Ambrose,M.L., Seabright, M.A. & Schminke, M. (2002). Sabotage in the workplace:
3. The role of organizational injustice. *Organizational Behavior and Human Decision Processes*, 89, 947-965.
4. Ashforth, B.E. (1994) Petty tyranny in organizations. *Human Relations*, 47, 755-788.
5. Ashforth, B.E. (1997). Petty tyranny in organizations. A preliminary examination of antecedents and consequences. *Canadian Journal of Administrative Sciences*, 14, 126-140.
6. Bakker, A. B., & Demerouti, E. (2007). The Job Demands-Resources model: State of the art. *Journal of Managerial Psychology*, 22, 309-328.
7. Bakker, A. B., Demerouti, E., Taris, T., Schaufeli, W. B., & Schreurs, P. (2003b). A multi-group analysis of the job demands–resources model in four home care organizations. *International Journal of Stress Management, 10,* 16–38.
8. Barling, J. (2014). *The science of leadership: Lessons from research for organizational leaders*. New York, NY: Oxford University Press.
9. Barling, J., Christie, A., & Hoption, C. (2011). Leadersip. In S. Zedeck (Ed.), APA handbook of industrial and organizational psychology (Vol.1): *Building and developing the organization* (pp. 183-240). Washington, DC: American Psychological Association.
10. Barling, J., Dupré, K., & Kelloway, E.K. (2009). Predicting workplace violence and aggression. *Annual Review of Psychology*. 60, 671-692.
11. Barling, J., Weber, T. & Kelloway, E.K. (1996). Effects of transformational leadership training on attitudinal and financial outcomes: A field experiment. *Journal of Applied Psychology*, 81, 827-832
12. Bass, B. M. (1985). *Leadership and performance beyond expectations*. New York: Free Press.
13. Bass, B. (1990). From transactional to transformational leadership: Learning to share the vision. *Organizational Dynamics, 18*(3), 19-31.
14. Bass, B. M., & Avolio, B. J. (1994). *Improving organizational effectiveness through transformational leadership*. Thousand Oaks: CA: SAGE.

15. Bass, B. M., Avolio, B. J., Jung, D. I., & Berson, Y. (2003). Predicting unit performance by assessing transformational and transactional leadership. *Journal of Applied Psychology, 88*(2), 207.
16. Bies, R. J., & Tripp, T. M. (1998). Two faces of the powerless: Coping with tyranny. *Power and influence in organizations* (PP. 203-219). THOUSAND OAKS, CA: SAGE.
17. Bies, R.J. & Tripp, T.M. (2005). The study of revenge in the workplace: Conceptual, ideological, and empirical issues. In P.E. Spector and S. Fox (Eds). *Counterproductive work behavior: Investigation of actors and targets.* (pp. 65-105). Washington, DC.: APA Books.
18. Blau, P. M. (1964). *Exchange and power in social life.* New York: Wiley.
19. Bolton, S. C. (Ed.). (2007). *Dimensions of dignity at work.* Routledge.
20. Brun, J. & Dugas, N. (2008). An analysis of employee recognition: Perspectives on human resources practices. *The International Journal of Human Resource Management,* 19 (4), 716-730.
21. Brun, J-P., Biron, C., Martel, J., and Hivers, H. (2003), *L'évaluation de la santé mentale au travail: une analyse des pratiques de gestion des ressources humaines,* Montréal: Institut de Recherche Robert-Sauvé en santé et en sécurité du travail.
22. Cannon, M. & Kelloway, E.K.(2014). Recognition in the workplace : Development of a measure and examination of its correlates. Manuscript in preparation.
23. Colquitt, J. A., Scott, B. A., Rodell, J. B., Long, D. M., Zapata, C. P., Conlon, D. E., & Wesson, M. J. (2013). Justice at the millennium, a decade later: A meta-analytic test of social exchange and affect-based perspectives. *Journal of Applied Psychology,* 98 (2), 199-236.
24. Cropanzano, R. & Mitchell,M. S. (2005). Social Exchange Theory: An interdisciplinary review. *Journal of Management,* 31, 874-900.
25. Dalal. R.S. (2005). A Meta-Analysis of the Relationship Between Organizational Citizenship Behavior and Counterproductive Work Behavior. *Journal of Applied Psychology,90, 1241-1256.*
26. Deci, E. L., & Ryan, R. M. (2008). Self-determination theory: A macrotheory of human motivation, development, and health. *Canadian psychology/Psychologie canadienne, 49*(3), 182-185.
27. Dimoff, J. K., Collins, L., & Kelloway, E. K. (2015). Scrambling: An ability and a process. In C. L. Cooper & A. S. Antoniou (Eds.), *Coping, personality and the workplace: Responding to psychological crisis and critical events.* Farnham: Gower.
28. Dimoff, J.K., Kelloway, E.K. & MacLellan, A.S. (2014). Health and performance: Science or Advocacy? *Journal of Organizational Effectiveness: People and Performance,* 1, 316-334.
29. Duffy, M.K., Gangster, D., & Pagon, M. (2002). Social undermining in the workplace. *Academy of Management Journal,* 45, 331-351.
30. Dvir, T., Eden, D., Avolio, B. J., & Shamir, B. (2002). Impact of transformational leadership on follower development and performance: A field experiment. *Academy of Management Journal,* 45, 735-744.

31. Foa, U. G., & Foa, E. B. 1980. Resource theory: Interpersonal behavior as exchange. In K. J. Gergen, M. S. Greenberg & R. H. Willis (Eds.), *Social exchange: Advances in theory and research*. New York: Plenum.

32. Folger, R., & Baron, R.A. (1996). Violence and hostility at work: A model of reactions to perceived injustice. In. G.R.Vandenbos & E.Q. Bulato (Eds.), *Workplace Violence* (pp. 51 – 85). Washington, DC: American Psychological Association.

33. Ford, D. P., Myrden, S. E., & Kelloway, E. K. (2016). Workplace aggression targets' vulnerability factor: job engagement. *International journal of workplace health management*, 9(2).

34. Fredrickson, B.L. (2003). *Positive emotions and upward spirals in organizations* . In K. , J. Dutton, & R. Quinn (Eds.), *Positive organizational scholarship: Foundations of a new discipline* (pp. 163-175). San Francisco, CA: Berrett-Koehler.

35. Gilbert, S. & Kelloway, E.K. (in press). *Leadership, Recognition and Well-Being: A moderated meditational model. Canadian Journal of Administrative Science.*

36. Gordon, ME, Philpot, JW, Burt, RE, Thompson, CA & Spiller, WE 1980, "Commitment to the union: Development of a measure and an examination of its correlate", *Journal of Applied Psychology Monograph, 65,* pp.479-499.

37. Greenberg, J. (1990). Employee theft as a reaction to underpayment inequity: The hidden cost of pay cuts. *Journal of Applied Psychology, 75,* 561-568.

38. Harris, L.C. & Ogbanna, E. (2002). Exploring service sabotage: The antecedents, types and consequences of frontline, deviant, antiservice behaviors. *Journal of Service Research, 4,* 163-183.

39. Hater, J. J., & Bass, B. M. (1988). Superiors' evaluations and subordinates' perceptions of transformational and transactional leadership. *Journal of Applied Psychology, 73,* 695-702.

40. Hobfoll, S. E. (1998). *Stress, culture, and community: The psychology and philosophy of stress.* New York: Plenum Press.

41. Hobfoll, S. E. (2001). The influence of culture, community, and the nested-self in the stress process: Advancing conservation of resources theory. *Applied Psychology: An International Review, 50,* 337-421.

42. Hodson, R. (2001). *Dignity at work*. Cambridge University Press.

43. Howell, J. M., & Frost, P. J. (1989). A laboratory study of charismatic leadership. *Organizational behavior and human decision processes, 43*(2), 243-269.

44. Jermier, J.M., Knights, D., & Nord, W. (1994). *Resistance and power in organizations.* London: Routledge.

45. Judge, T.A., Scott, B.A., & Ilies, R. (2006). Hostility, job attitudes, and workplace deviance: Test of a multilevel model. *Journal of Applied Psychology, 91*(1), 126-138.

46. Judge, T.A & Piccolo, R.F., 2004. 'Transformational and transactional leadership: A meta-analytic test of their relative validity', *Journal of Applied Psychology*, 89(5), pp.755–768
47. Keashly, L. (1998). Emotional Abuse in the Workplace: Conceptual and Empirical Issues. *Journal of Emotional Abuse*, 1: 85-117.
48. Kelloway, E.K. & Barling, J. (2010). Leadership development as an intervention in occupational health psychology. *Work & Stress, 24*, 260-279.
49. Kelloway, E.K., Barling, J. & Hurrell, J.J. (2006). *Handbook of Workplace Violence.*Thousand Oaks, CA: SAGE.
50. Kelloway, E.K., Catano, V.M. & Day, A.L. (2010). *People and Work in Canada: Introduction to Industrial/Organizational Psychology*. Toronto: Nelson.
51. Kelloway, E. K., & Day, A. L. (2005). Building healthy organizations: What we know so far. *Canadian Journal of Behavioural Science*, 37, 223-236.
52. Kelloway, E.K., Francis, L., Prosser, M. & Cameron, J.E. (2010). Counterproductive behavior as protest. *Human Resource Management Review.20*,18-25.
53. Kelloway, E.K., Mullen, J., & Francis, L. (2006). Divergent effects of passive and transformational leadership on safety outcomes. *Journal of Occupational Health Psychology*, 11(1), 76-86.
54. Kelloway, E. K., Sivanathan, N., Francis, L., & Barling, J. (2005). Poor leadership. *Handbook of work stress*, 89-112. Thousand Oaks, CA: SAGE.
55. Kelloway, E.K., Turner, N., Barling, J. & Loughlin, C. (2012). Transformational leadership and employee psychological well-being. *Work & Stress, 26*,39-55.
56. Kelloway, E.K., Weigrand, H., McKee, M., & Das, H. (2013). Positive leadership. *Journal of Leadership and Organizational Studies, 20*, 107-117.
57. Kirkpatrick, S. A., & Locke, E. A. (1996). Direct and indirect effects of three core charismatic leadership components on performance and attitudes. *Journal of Applied Psychology, 81*, 36-51.
58. Krueger, P., Brazil, K., Lohfeld, L., Edward, H. G., Lewis, D., & Tjam, E. (2002). Organization specific predictors of job-satisfaction: Findings from a Canadian multi-site quality of work life cross-sectional survey. *BMC Health Services Research*, 2(6) (no page number).
59. Luthans, F. (2002). The need for and meaning of positive organizational behavior. *Journal of Organizational Behavior, 23*(6), 695-706.
60. Luthans, K. (2000). Recognition: A powerful but often overlooked leadership tool to improve employee performance. *The Journal of Leadership Studies*, 7(1), 31-39.
61. Manier, A.O., Kelloway, E.K., & Francis, L. (2016). Damaging the workplace: Consequences for people and organizations. In N.A. Bowling & M.S. Herschcovis (Eds). Research and Theory on Workplace Aggression. Cambridge: University of Cambridge Press.

62. McDaid, D. (2011). Making the long-term economic case for investing in mental health to contribute to sustainability. European Union. Retrieved from http://ec.europa.eu/health/mental_health/docs/long_term_sustainability_en.pdf
63. Mental Health Commission of Canada. (2012). *Changing directions, changing lives: The mental health strategy for Canada*. Calgary, AB: Mental Health Commission of Canada.
64. Meyer, J. P., Stanley, D. J., Herscovitch, L., & Topolnytsky, L. (2002). Affective, continuance, and normative commitment to the organization: A meta-analysis of antecedents, correlates, and consequences. *Journal of vocational behavior, 61*(1), 20-52.
65. Miller, N. E. (1941). The frustration-aggression hypothesis. *Psychological Review, 48*, 337–342.
66. Mullen, J., Kelley, E., & Kelloway, E. K. (2008). Health and well-being outcomes of the work-family interface. *Handbook of work-family integration. Research, theory, and best practices* (pp. 191-214). ondon, England: Academic.
67. Mullen, J. & Kelloway, E.K. (2009). Safety leadership: A longitudinal study of the effects of transformational leadership on safety outcomes. *Journal of Occupational and Organizational Psychology, 20*, 253-272.
68. Mullen, J. & Kelloway, E.K. (2011). Leading to occupational health and safety. In J. Campbell J. Quick and L. Tetrick (Eds). *Handbook of Occupational Health Psychology*. Washington, DC: APA Books.
69. Mullen, J. & Kelloway, E.K. (2013). The Effects of Interpersonal Customer Mistreatment on Employee Retaliation. *International Journal of Workplace Health Management, 6*, 118-128.
70. Mullen, J., Kelloway, E.K., & Teed, M. (2011). Inconsistent leadership as a predictor of safety behavior. *Work & Stress.25*, 41-54.
71. Organ. D.W. (1988). *Organizational Citizenship Behavior: The Good Soldier Syndrome*. Lexington MA: Lexington Books.
72. Riff, C. D. (1995). Psychological well-being in adult life. *Current Directions in Psychological Science, 4*(4), 99-104.
73. Rogers, K. & Kelloway, E.K. (1997). Violence at work: Personal and organizational outcomes. *Journal of Occupational Health Psychology, 2*, 63-71.
74. Robinson, S.L. (2008). Dysfunctional Workplace Behavior. In J. Barling and C.L. Cooper (Eds). *The Sage Handbook of Organizational Behavior* (pp. 141-159). Thousand Oaks, CA: SAGE.
75. Ryan, R. M., & Deci, E. L. (2001). On happiness and human potentials: A review of research on hedonic and eudaimonic well-being. *Annual review of psychology, 52*(1), 141-166.
76. Schat, A., & Kelloway, E.K. (2005). Workplace Violence. In Barling, J., Kelloway, E.K., & Frone, M. (Eds.), *Handbook of Workplace Stress*. Thousand Oaks, CA: SAGE.

77. Schat, A., Desmerais, S., & Kelloway, E.K. (2006). *Exposure to workplace aggression from multiple sources: Validation of a measure and test of a model.* Unpublished manuscript, McMaster University, Hamilton, Canada.
78. Schweiger, D.M., Ivancevich, J.M., & Power, F.R. (1987). Executive actions for managing human resources before and after acquisitions. *Academy of Management Executive, 1,* 127-138.
79. Seligman, M. E. (1998). APA President Address. APA 1998 Annual Report *(appearing in American Psychologist, 1999, 54,* 559–562).
80. Seligman, M. E. (2002). Positive psychology, positive prevention, and positive therapy. *Handbook of positive psychology* (pp. 3-12). New York, NY: Oxford University Press.
81. Sheppard, B.H., Lewicki, R., & Minton, J.W. (1992). *Organizational justice: The search for fairness in the workplace.* New York: Lexington Books.
82. Shin, S. J., & Zhou, J. (2003). Transformational leadership, conservation, and creativity: Evidence from Korea. *Academy of Management Journal, 46*(6), 703-714.
83. Siraz, N., Rashid, M. & Riaz, A. (2011). The impact of reward and recognition programs on employee's motivation and satisfaction. *Interdisciplinary Journal of Contemporary Researcher in Business, 3* (3), 1428-1434.
84. Skarlicki, D.P., & Folger, R. (1997). Retaliation in the workplace: The roles of distributive, procedural and interactional justice. *Journal of Applied Psychology, 82*(3), 434-443.
85. Smith, C. A., Organ, D. W., & Near, J. P. (1983). Organizational citizenship behavior: Its nature and antecedents. *Journal of applied psychology, 68*(4), 653.
86. Sonnentag, S. (2001). Work, recovery activities, and individual well-being: A diary study. *Journal of Occupational Healthy Psychology, 6*(3), 196-210.
87. Spector, P.E. & Fox, S. (2005). *Counterproductive work behavior: Investigation of actors and targets.* Washington, DC.: APA Books.
88. Stacey, C. L. (2005). Finding dignity in dirty work: The constraints and rewards of low-wage home care labour. *Sociology of health & illness, 27*(6), 831-854.
89. Tepper, B.J., (2000). The consequences of abusive supervision. *Academy of Management Journal, 43,* 178 – 190.
90. Tepper, B.J. (2007). Abusive supervision in work organizations: Review, Synthesis, and research agenda. *Journal of Management, 33* (3), 261 – 289.
91. Tepper, B.J., Duffy, M.K., & Shaw, J.D. (2001). Personality moderators of the relationship between abusive supervision and subordinates' resistance. *Journal of Applied Psychology, 86* (5), 974 – 983.
92. Warr, P. B. (1987). *Work, employment, andmental health.* Chichester, England: Wiley.

Presenteísmo

Impacto social na saúde do trabalhador

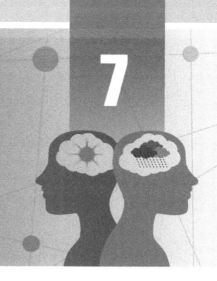

Beatriz Machado de Campos Corrêa Silva
Sérgio Roberto de Lucca
Aline Bedin Zanatta
Universidade Estadual de Campinas

RESUMO

Introdução: Comparecer ao trabalho doente e não se afastar com receio de perder o emprego é um comportamento contemporâneo adotado pelos trabalhadores no mundo do trabalho. O presenteísmo contribui para o agravamento da saúde dos trabalhadores. Devido às suas repercussões sociais e econômicas, tem despertado a atenção dos pesquisadores de diversas áreas. **Objetivo:** Analisar a evolução conceitual do tema, suas causas e consequências para a saúde dos trabalhadores. **Método:** A pesquisa bibliográfica sobre o tema foi estruturada a partir das bases de dados (Medline, Scielo e Lilacs), publicadas nos últimos 20 anos. **Resultados e Discussão:** A pesquisa revelou diferenças conceituais entre os estudos sobre o tema. O cenário macroeconômico, os fatores psicossociais e os aspectos culturais da organização do trabalho influenciam na variação da prevalência do presenteísmo. O principal grupo de doenças identificadas foi o dos transtornos mentais e comportamentais o entre os presenteístas. Os estudos indicam que a prevalência do comportamento presenteísta está subestimada em função das dificuldades de padronização conceitual e da escassez de instrumentos para sua mensuração. O tema é relevante e atual, porém o real impacto na saúde dos trabalhadores representa ainda um desafio.

INTRODUÇÃO

O olhar sobre a saúde do trabalhador tem sofrido mudanças. Os aspectos cognitivos e psíquicos ganham importância na avaliação da saúde dos trabalhadores, pois anteriormente esta era restrita à avaliação da capacidade física para execução das atividades. Neste contexto, as relações de trabalho se ampliam focalizando os aspectos psicossociais dos trabalhadores.

Diferentes situações de trabalho podem ocasionar danos à saúde física e mental dos trabalhadores. Más condições de trabalho associados com a precariedade das instalações e dos equipamentos e elevada intensidade de exposição a fatores de riscos químicos, físicos e ergonômicos podem comprometer a saúde física dos trabalhadores. Por outro lado, dependendo do modo como se organiza o trabalho (excesso de demanda e falta de autonomia, relações interpessoais tensas, ausência de flexibilidade), a saúde psíquica dos trabalhadores também poderá ser comprometida (Farias & Zeitoune, 2004; Calderero, Miasso & Corradi-Webster, 2009; Couto, 2008).

O trabalho é um elemento fundamental para a preservação da saúde e pode ser fonte de prazer, mas também pode ser causa de sofrimento e desencadear doenças nos trabalhadores. Para o autor, diante do contexto de crise do emprego ou da falta deste, e da ameaça do desemprego, os indivíduos vivenciam o medo. Esse sentimento reforça condutas de obediência, submissão, fragilização da ética, quebra da reciprocidade e da solidariedade nas relações humanas, incutindo um temor que individualiza o sofrimento dos que vivem a mesma condição (Dejours, Abdoucheli & Jayet, 1994).

As reestruturações organizacionais do trabalho, as novas exigências de formação e adequação aos novos ritmos de trabalho, os fatores psicossociais e de *stress* relacionados com a precarização das relações de trabalho manifestam-se direta ou indiretamente nos crescentes índices de absenteísmo, presenteísmo e rotatividade dos trabalhadores.

Trata-se de um trabalho de revisão sobre a evolução do conceito do presenteísmo, o impacto de sua ocorrência na saúde dos trabalhadores e aspectos sociais e econômicos relacionados com a sua ocorrência.

MÉTODO

A pesquisa bibliográfica foi estruturada a partir da busca de publicação sobre o termo presenteísmo. Os descritores utilizados foram presenteísmo e presenteísmo por doença em português, *presentismo, presentismo por enfermidad* em espanhol e *presenteeism* e *sickness presenteeism* em inglês. Para esse levantamento foram consultadas as bases de dados: Medline, SciELO, Lilacs, e outras publicações de domínio público sobre o tema nos últimos 20 anos.

A primeira seleção se deu através da leitura de títulos e resumos. Foram considerados somente os artigos completos que abordassem o tema presenteísmo no trabalho, especialmente por motivo de doença. Procurou-se priorizar os artigos de periódicos que abordassem os aspectos psicossociais e os relacionados com a saúde do trabalhador.

Foram triados inicialmente 740 documentos (por título e resumo), e selecionados 110 artigos e periódicos.

Evolução do Conceito

O termo presenteísmo foi utilizado até os anos 1980 como antônimo de absenteísmo, isto é, "estar presente no trabalho, mas sem trabalhar" (Johns, 1997), por trabalhadores que dedicam parte de sua jornada de trabalho a atividades que não têm relação com suas funções (García, 2011). A partir dos anos 1990 o presenteísmo passou a ser relacionado com a perda de produtividade, referindo-se aos trabalhadores que vêm trabalhar doentes e não desempenham de maneira eficiente suas tarefas por causa da doença (Cooper, 2011).

Para alguns pesquisadores, a perda de produtividade está associada aos transtornos de ansiedade gerados pelo sentimento de insegurança laboral e excesso de trabalho (Flores-Sandi, 2006). As reestruturações organizacionais, intensificadas neste período, resultaram em elevadas taxas de desemprego, aumento do número de pessoas com contratos temporários e redução dos benefícios (Araújo, 2012). Nesse contexto, o presenteísmo está relacionado com a necessidade de sobrevivência e empregabilidade do trabalhador, que procura permanecer mais tempo no local de trabalho por receio de perder o emprego, quando muitas vezes, por questões de doença ou questões decorrentes do excesso de trabalho, deveria estar ausente. Em alguns casos, o trabalhador adota este comportamento com o objetivo de marcar presença e demonstrar um compromisso visível com a empresa, favorecendo o adoecimento e a diminuição na produtividade (Clark, 1994, Cooper & Dewe, 2008; Biron & Saksvik, 2009; Araújo, 2012).

O presenteísmo como a situação de "estar no trabalho e ao mesmo tempo fora dele" devido a condições alteradas no estado de saúde, sejam elas de ordem física ou psíquica, que tornam o trabalhador incapaz de executar suas funções satisfatoriamente, acarretando perda de produtividade (Hemp, 2004). Deste modo, presenteísmo não é uma questão de falta de motivação, preguiça ou desvio de comportamento do trabalhador (Gosselin & Lauzie, 2011).

Há uma tendência dos pesquisadores em definir o termo presenteísmo como consequência da insegurança e do medo dos trabalhadores com relação à permanência ou não no emprego (Cooper & Dewe, 2008; Seligman-Silva, 2011). Nesse caso, o presenteísmo tem como resultado a permanência do trabalhador no trabalho mesmo doente (Johns, 2010). O Quadro 7.1 sintetiza a evolução do conceito na literatura.

As políticas de enxugamento nas organizações exercem grande impacto na relação com o presenteísmo e são fonte de preocupação dos trabalhadores. Por outro lado, as reestruturações, ou *downsing*, podem estimular atitudes perigosas no trabalho, percepção de injustiça, danos psicológicos e *stress* relacionado ao adoecimento (Kammeyer-Mueller, Liao & Harvey, 2001).

As causas do presenteísmo são complexas e sua ocorrência é dependente das políticas organizacionais de permanência no emprego incluindo salários, bônus e outros benefícios, características do trabalho tais como: grau de autonomia e decisão para a realização das atividades) e cultura da organização em relação ao absenteísmo, cuja falta é evitada para que a assiduidade transmita imagem positiva (Johns, 2010).

Há estudos que relatam que grupos de trabalhadores com baixa remuneração apresentam maiores índices de presenteísmo (Aronsson, Gustafsson & Dallner, 2002; Hansen & Andersen, 2008). Nestes casos, o pagamento está diretamente relacionado com a prática do presenteísmo (Johns, 1997). As empresas que possuem um sistema de controle do absenteísmo com ações disciplinares também possuem elevados índices de presenteísmo (Grinyer & Singleton, 2000).

Com relação às características do trabalho, destacam-se os aspectos relacionados com a natureza das exigências e controle das atividades, facilidade ou não de reposição da mão de obra e do trabalho em equipe. Esses fatores influenciam na permanência do trabalhador em seu posto de trabalho mesmo doente, dispondo de recursos físicos, cognitivos e psíquicos para executar sua atividade (Demerouti, Le Blank, Bakker, Schaufeli & Hex, 2009). A qualidade de relacionamento com os colegas de trabalho e com a chefia e o grau de suporte social no trabalho podem interferir no presenteísmo (Hansen & Andersen, 2008).

O controle e a autonomia estão relacionados com o trabalhador ter ou não a possibilidade de reduzir seu trabalho ou de decidir fazer pausas, ou até mesmo alterar procedimentos de produção. Caso o controle seja baixo, a mecanização do trabalho aumenta os índices de presenteísmo e favorece a ocorrência de acidentes de trabalho (Johns, 2006).

Quando o trabalhador sabe que pode ser facilmente substituído por outro trabalhador, as chances de ele ir trabalhar doente são muito maiores, pois receia perder o seu trabalho (Aronsson & Gustafsson, 2005; Böckerman & Laukkanen, 2009).

Quadro 7.1. Utilização e evolução do conceito e significado do termo "presenteísmo"

Ano	Contexto e Concepções sobre Presenteísmo
1892	Mark Twain utiliza o termo "presenteísmo" – pela primeira vez. Referindo-se ao trabalhador que está de corpo presente no trabalho, mas não produz
1943	A empresa americana de relações públicas da Kaiser introduziu em sua política a 'cultura presenteísta' ao elogiar os trabalhadores que não faltavam ao trabalho
1970	Smith utiliza o conceito de presenteísmo como oposto ao conceito de absenteísmo
1990	Para Cary Cooper presenteísmo é consequência de excesso de trabalho e de sentimentos de insegurança no emprego, resultantes da reestruturação de empresas na década de 1990
1994	Selligman-Silva é a primeira autora brasileira a abordar o presenteísmo como consequência ao medo dos trabalhadores perderem o emprego
1998	Simpson conceitua "presenteísmo competitivo", a cultura fomentada pelas empresas na qual o trabalhador permanece mais tempo do que o necessário para ser visto na empresa
2000	Para Aronsson *et al.*, os trabalhadores continuam trabalhando mesmo com queixas e problemas de saúde
2004	Paul Hemp considera o presenteísmo como sinônimo de absenteísmo de corpo presente

Fonte: Adaptado pelos autores de Araújo (2012).

As organizações denominadas presenteístas são aquelas que controlam ou desaprovam fortemente o absenteísmo e valorizam os trabalhadores que permanecem no posto de trabalho e que demonstram que estão trabalhando. Este tipo de cultura reduz os níveis de absenteísmo, mas estimula os indicadores de presenteísmo (Bergström et al., 2009).

Uma investigação sobre os fatores preditores do presenteísmo, em comparação com o absenteísmo por doença, constatou que os trabalhadores que avaliaram seu estado de saúde como "bom" apresentaram maiores índices de absenteísmo. Paradoxalmente, aqueles que avaliaram seu estado de saúde como regular tiveram maior prevalência de presenteísmo (Aronsson & Gustafsson, 2005).

Alguns autores distinguem os fatores relacionados com o trabalho dos fatores individuais entre as causas de presenteísmo. Entre os fatores relacionados ao trabalho os autores destacam a pressão do tempo, o controle sobre as tarefas de trabalho, o relacionamento com os colegas e a insegurança no emprego. Já os fatores individuais estão associados aos aspectos subjetivos, tais como a saúde percebida, os incentivos financeiros, a vida familiar, *stress* e atitude conservadora em relação à licença médica. Os pesquisadores destacam ainda que a atenção deva ser direcionada para a forma como o indivíduo interpreta esses fatores ao decidir ficar em casa ou ir trabalhar doente (Bergström et al., 2009; Krohne & Magnussen, 2011).

O comportamento presenteísta pode ter consequências para os trabalhadores. O termo presenteísmo, além de significar que pessoas adoecidas estão trabalhando sem manifestar queixas e em geral sem procurar tratamento, ao mesmo tempo indica que seus quadros clínicos se agravam e se cronificam como resultado da falta de tratamento (Seligman-Silva, 1994).

Questões relacionadas com saúde mental e *stress* são frequentemente incompreendidas e estigmatizadas. No entanto, quando abordadas como problema organizacional e não como falha individual, esses fatores podem ser controlados da mesma maneira que qualquer outro fator de risco para a saúde e segurança no local de trabalho.

Impacto para a Saúde do Trabalhador

De acordo com estudo realizado no Reino Unido com trabalhadores da saúde, constatou-se que 80% desses profissionais apresentavam elevados níveis de *stress* ocupacional e problemas de saúde e evitavam faltar ao trabalho, sendo que 48% dos trabalhadores se sentem culpados por terem que faltar ao trabalho; 20% temem atitude hostil da chefia, e 18% têm medo de diminuir a produtividade no trabalho (Mckevitt, Morgan, Dundas & Holland, 1999).

As doenças crônicas ou episódicas e os sintomas das doenças são causas frequentes do presenteísmo (Hemp, 2004). Os problemas de saúde mais comumente associados ao presenteísmo são: cefaleia, fadiga, problemas articulares, lombalgia, alergias, asma, problemas gastrointestinais, ansiedade e depressão, distúrbios do sono, entre outros fatores (Arteaga, Vera, Carrasco & Contreras, 2007). Os sintomas relacionados com quadros depressivos são mais frequentes em mulheres (Lerner et al., 2004).

No estudo piloto realizado em Boston, os trabalhadores referiram as seguintes queixas físicas: 12% enxaqueca, 19,7% artrite, 21,3% lombalgias crônicas, 59,8% alergias ou sinusite, 16,1% problemas dermatológicos, 17,5% gripe nas duas últimas semanas, 13,9% depressão (Cocker & Martin, 2012).

Pesquisa que investigou a produtividade de 12 mil trabalhadores constatou que 36% desta população com presenteísmo apresentaram alterações emocionais (Prochaska et al., 2011). Alterações crônicas de saúde, especialmente dores e rigidez em alguma articulação ou nas costas e pescoço também foram relatadas pelos pesquisadores. A prevalência das doenças osteomusculares variou entre 28,9 a 65%, respectivamente (Collins et al., 2005; Allen, Hubbard & Sullivan, 2005).

Outras condições de saúde que também se destacam devido a sua elevada prevalência são as limitações causadas pela obesidade que atingem 43,8% dos trabalhadores, tendo como principais consequências a síndrome metabólica 53,6%, a dislipidemia 36,4%, a hipertensão 35,3% e o diabetes tipo II, 11,9%. Ou seja, a obesidade exerce um forte impacto na saúde dos trabalhadores (Hertz, Unger, McDonald, Lustik & Biddulph-Krentar, 2004).

No Reino Unido, estudo com 420.000 trabalhadores encontrou 14,1% de presenteístas; destes, parcela significativa foi associada a transtornos mentais e comportamentais, visto que um em cada seis trabalhadores relatou sofrer de depressão e/ou ansiedade, assim como um em cada cinco trabalhadores apresentam dependência de álcool ou outras drogas (Cooper, 2011). O Quadro 7.2 sintetiza os principais grupos de doenças e sintomas entre os trabalhadores.

Situações cotidianas de trabalho que geram *stress* são reconhecidas como um dos riscos mais sérios ao bem-estar biopsicossocial do trabalhador, colocando em risco a saúde dos membros da organização. Alguns autores referem que 50 a 80% de todas as doenças possuem fundo psicossomático ou relação com altos níveis de *stress* (Lerner, Rogers & Chang, 2001; Bateman & Strasser, 1983).

As manifestações de tensão, tais como ansiedade, depressão e baixa autoestima, ocorrem como resposta aos aspectos organizacionais e à sobrecarga cognitiva e psíquica na atividade de trabalho e percebida pelo indivíduo como insuportável (Pelletier, 1984). O desgaste crônico muitas vezes pode ser estabelecido correlacionando-se

Quadro 7.2. Principais grupos de doenças e sintomas relacionados entre os trabalhadores presenteístas

Transtornos mentais e comportamentais	Depressão, ansiedade, angústia, irritação, fadiga e insônia
Doenças osteomusculares	Dores nas regiões cervical, lombar e ombros, artrite
Doenças respiratórias	Rinites, sinusites, asma, gripe e infecções respiratórias
Doenças dermatológicas	Prurido, alergias
Outras doenças crônicas	Diabetes, hipertensão arterial e enxaqueca

Fonte: Elaborado pelos autores (Hertz et al., 2004; Goetzel et al., 2004; Collins et al., 2005; Allen et al., 2005; Cooper & Dewe, 2008; Veslaco & Martínez, 2008; Gilbreath & Karimi, 2008; Rossi, 2010; Roelen & Groothoff, 2010; Prochaska et al., 2011)

as alterações de saúde e ocorrência de doenças de determinados grupos de trabalhadores com a situação de trabalho, especialmente entre os assalariados (Ganster, Fusilier & Mayes, 1986).

Insatisfação com a vida, insatisfação no trabalho, problemas de saúde e *stress* são considerados como fatores psicossociais de risco e estão fortemente associados a maiores índices de presenteísmo (Seligman-Silva, 2011). Desde os anos 1990 alguns estudos já apontavam que os estressores ocupacionais, em especial quando há um desequilíbrio entre as exigências/demandas de trabalho e a autonomia para a realização das atividades, provocam a ruptura do equilíbrio psíquico e desencadeiam doenças no decurso de períodos mais ou menos prolongados (Chapman, 2005).

Pesquisas recentes evidenciaram que o *stress* laboral prolongado torna o trabalhador vulnerável a diversos distúrbios orgânicos e psíquicos, inclusive as depressões (Ganster et al., 1986). O "silenciamento" dos trabalhadores a respeito de suas dificuldades, tensões e frustrações provoca sofrimento mental e pode desencadear o adoecimento, isso ocorre porque muitas vezes os sintomas são pouco perceptíveis (Karasek & Theorell, 1990).

Há também de se considerar as exigências colocadas pela organização de trabalho, que podem favorecer o desencadeamento de um conjunto de reações negativas, e o comportamento presenteísta pode evoluir para o *stress* crônico e posteriormente o *burnout* (Chambel, 2005; Paschoalino, 2007).

Os processos psicológicos e psicossociais que pressionam os trabalhadores são de origens diversas, e fazê-los admitir um problema de saúde pode ser perigoso para a carreira e até mesmo para a conservação do emprego. Assim, o silenciamento de quaisquer queixas de mal-estar como estratégia de preservação de emprego decorre de aumento do presenteísmo. À medida que ficam prejudicadas funções como a atenção e o raciocínio, entre outras, o presenteísmo pode se tornar um importante fator de risco também para a ocorrência de acidentes de trabalho (Seligman-Silva, 1994).

Impacto Social e Econômico

Apesar das dificuldades para sua mensuração, os custos relacionados com a perda de produtividade atribuída ao presenteísmo são maiores quando comparado ao absenteísmo por doença (Johns, 2010; García, 2011).

O impacto econômico baseado na perda ou redução da produtividade do trabalhador americano que vai trabalhar doente foi calculado em mais de 150 bilhões de dólares por ano (Hertz, Unger, McDonakld, Lustik & Biddulph-Krentar, 2004). Estar presente e não produzir pode afetar em 1/3 a produtividade estimada e ser mais custoso que o absenteísmo (Hemp, 2004). O presenteísmo limita a produtividade no trabalho em seus aspectos quantitativos e qualitativos, caracterizados pela diminuição no rendimento, falhas na produção, erros e diminuição da atenção no trabalho, entre outros (European Agency for Safety and Health at Work [OSHA], 2010).

Entre os principais problemas de saúde as dores osteomusculares e a depressão tiveram um custo de 47 bilhões de dólares/ano. Além disso, a perda na produtividade foi menor quando o trabalhador se ausentou do que quando se esforçou a trabalhar, mas não conseguiu produzir (Araújo, 2012).

Pesquisa na Suécia revelou que 1/3 dos entrevistados informou ter trabalhado uma ou duas vezes sentindo-se doentes nos últimos 12 meses (Aronsson, Gustafsson & Daller, 2002). Na Dinamarca, 70% da força de trabalho relataram ter trabalhado doentes pelo menos uma vez nos últimos 12 meses (Hansen & Andersen, 2008).

Os trabalhadores do Reino Unido também relataram que foram trabalhar doentes pelo menos duas vezes por ano, e que mesmo adoecidos permaneceram na empresa (Biron & Saksvik, 2009). Outro estudo inglês, conduzido por Cooper & Dewe (2008), relacionou o aumento acentuado de 40% no presenteísmo após as crises econômicas que atingiram a Europa nos últimos anos.

No Brasil, estudo realizado com mil trabalhadores nos seguimentos de indústria e da prestação de serviços em Porto Alegre e São Paulo revelou 18% de presenteísmo nessa população, sendo que 94% dos presenteístas referiram que não se sentiam aptos a trabalhar por condições emocionais, porém mantinham-se ativos em suas funções por medo de perderem seus empregos (Rossi, 2010).

Os riscos psicossociais e *stress* relacionado ao trabalho podem desencadear sofrimento e adoecimento dos trabalhadores, manifestados predominantemente por transtornos mentais, sintomas psicossomáticos, dores osteomusculares e hipertensão arterial. O que faz com que o risco para a saúde no trabalho seja psicossocial é a sua origem, assim, são definidos como riscos para a saúde mental, física e social, originados pelas condições de trabalho e pelos fatores organizacionais relacionados (Shamansky, 2002).

No mundo de trabalho atual, os principais elementos desestabilizadores da saúde psíquica dos trabalhadores estão relacionados com a perda da subjetividade e da qualidade dos relacionamentos. Faz-se necessária a identificação sobre os fatores desencadeantes para a preservação da saúde mental dos trabalhadores (Gollac & Bodie, 2011).

Não atender às demandas de saúde do trabalhador é um grande problema para qualquer tipo de organização, pois o trabalhador que não está psiquicamente sadio terá rendimento abaixo do normal (Víu & Blasco, 2011).

CONSIDERAÇÕES FINAIS

Trabalhar doente com medo de perder o emprego é uma prática cotidiana no mundo contemporâneo. A precarização do trabalho e a imperiosa necessidade de sobrevivência dos trabalhadores contribuem para o aumento da prevalência do presenteísmo nos ambientes de trabalho.

Os artigos analisados nesta revisão demonstraram o impacto atual e potencial que o presenteísmo provoca na saúde dos trabalhadores, com perda de produtividade, aumento do risco de acidentes de trabalho e de agravamento de doenças quando não são tratadas no início dos sintomas. Outra dificuldade apontada nas pesquisas é a escassez de instrumentos para a mensuração do presenteísmo, o que pode subestimar a sua prevalência nos diferentes países.

Trabalhar doente devido ao medo de perder o emprego é um grave problema para a saúde dos trabalhadores. Os estudos reportados sugerem que o presenteísmo possui um impacto maior para a saúde dos trabalhadores quando comparado ao absenteísmo por doença. O aprofundamento da real dimensão desse problema possibilitará delinear políticas no desenvolvimento de estratégias de intervenção para reduzir o sofrimento dos trabalhadores.

A falta de homogeneidade conceitual e a escassez de instrumentos padronizados para a mensuração do presenteísmo pode subestimar a sua prevalência nos diferentes países. Em estudos transversais, o *Stanford Presenteeism Scale* – SPS6 é um instrumento de avaliação muito utilizado para quantificar o presenteísmo. Trata-se de um questionário sucinto (seis questões) que procura avaliar o trabalho finalizado e a concentração mantida e os sintomas ou doenças que estão interferindo no trabalho (Koopman et al., 2002; Paschoalin, Griep, Lisboa & Mello, 2013).

Contribuição

Pedro Panhoca da Silva colaborou realizando a revisão do capítulo.

REFERÊNCIAS

1. Allen, H., Hubbard, D., Sullivan, & S. (2005). The burden of pain on employee health and productivity at a major provider of business services. *Journal of Occupational and Environmental Medicine, 47,* 658-670.
2. Araújo, J.P. (2012). *Afastamento do trabalho: absenteísmo e presenteísmo em uma Instituição federal de Ensino Superior.* Dissertação de Mestrado, Universidade de Brasília, Brasília, DF, Brasil.

3. Aronsson, G., Gustafsson, K., & Dallner, M. (2002). Sick but yet at work. An empirical study of sickness presenteeism. *Journal Epidemioly Community Health, 54,* 502-509.
4. Aronsson, G., & Gustafsson, K. (2005). Sickness, presenteeism: prevalence, attendance-pressure factors, and outline of a model for research. *Journal of Occupational and Environmental Medicine, 47,* 958-966.
5. Arteaga, O., Vera, A., Carrasco, C., & Contreras, G. (2007). Presentismo y su relevância para la salud ocupacional em Chile. *Ciência y Trabajo, 9,* (24). *Disponível em:* <http://www.cienciaytrabajo.cl/61/63>. *Acessado em:* 27 jun. 2013.
6. Bateman, T.S., & Strasser, S. (1983). A cross-lagged regression test of the relationships between job tension and employee satisfaction. Journal of Applied Psychology, 68, (3):439-445.
7. Bergström, G., Bodin, L., Hagberg, J., Lindh, T., Aronsson, G., & Josephson M. (2009) Does sickness presenteeism have an impact in future general health? *Journal of Occupational and Environmental Medicine, 82,* 1179-1190.
8. Biron, C., & Saksvik, P. (2009). Sickness presenteeism and attendance pressure factors: implications for practice. In: Cooper, C.L., Quick, J.C., & Scharbracq, M.J. (eds.). *International Handbook or Work and Health Psychology.* 3rd ed. Oxford: John Wiley & Sons, p. 77- 94. *Disponível em:* <https://books.google.com.br/books/about/International_Handbook_of_Work_and_Healt.html?id=lSCn4W8RshsC&redir_esc=y>. *Acessado em:* 20 dez. 2013.
9. Böckerman, P., & Laukkanen, E. (2009). What makes you work while you are sick? Evidence from survey of workers. *European Journal Public Health, 20,* (1):43-46.
10. Calderero, A.R.L., Miasso, A.I., & Corradi-Webster, C.M. (2009). Stress e estratégias de enfrentamento em uma equipe de enfermagem de pronto atendimento. *Revista Eletrônica de Enfermagem. Disponível em:* <https://www.revistas.ufg.br/fen/article/view/7681>. *Acessado em:* 20 out. 2013.
11. Chambel, M.J. (2005). *O stress na Profissão Professor. Proformar online.* 7ª ed. *Disponível em:* <http://www.proformar.org/revista/edicao_7/pag_2.htm>. *Acessado em:* 11 jan. 2013.
12. Chapman, L. (2005). Presenteeism and its role in worksite health promotion. *American Journal of Health Promotion, 19,* (4):1-8.
13. Clark, S. (1994). Presenteeism. Sunday Times. 16 out.
14. Cocker, F., & Martin, A.S. (2012). Managerial understanding of presenteeism and its economic impact. *International Journal of Workplace Health Management, 5,* (2):76-87.
15. Collins, J., Baase, C., Sharda, C., Ozminkowski, RJ., Nicholson, S., Billotti, G.M., et al. (2005). The assessment of chronic health conditions on work performance, absence and total economic impact for employers. *Journal of Occupational and Environmental Medicine, 47,* 547-57.

16. Cooper, C., & Dewe, P. (2008). Well-being – absenteeism, presenteeism, costs and challenges. *Occupational Medicine*, 522-524.

17. Cooper, C. (2011). Presenteeism is more costly than absenteeism. *HR magazine. Disponível em*: <http://www.hrmagazine.co.uk/hro/features/1019355/presenteeism-costly-absenteeism>. *Acessado em*: 06 abr. 2014.

18. Couto, D.T. (2008). *Prazer, sofrimento e risco de adoecimento dos enfermeiros e técnicos de enfermagem, em unidade de terapia intensiva de um hospital público do DF.* Dissertação de Mestrado, Universidade de Brasília, Brasília, Brasil.

19. Dejours, C., Abdoucheli, E., & Jayet, C. (1994). *Psicodinâmica do trabalho: contribuições da escola dejouriana à análise da relação prazer, sofrimento e trabalho*. São Paulo: Atlas.

20. Demerouti, E., Le Blank, P.M., Bakker, A.B., Schaufeli, W.B., & Hex, J. (2009). Present but sick: a three-wave study on job demands, presenteeism and burnout. *Career Development International, 14* (1):50-68.

21. European Agency for Safety and Health at Work. (2010). *Managing psychosocial risks with cleaning workers. Disponível em*: <http://www.osha.mddsz.gov.si/resources/files/pdf/51_Managing-risks-cleaning-workers.pdf>. *Acessado em*: 12 fev. 2014.

22. Farias, S.N.P., & Zeitoune, R.C.G. (2004). A interferência da globalização na qualidade de vida no trabalho: a percepção dos trabalhadores de enfermagem. Escola Anna Nery, *Revista de Enfermagem, 8,* (3):386-392. *Disponível em*: <http://www.redalyc.org/articulo.oa?id=127718062009>. *Acessado em*: 13 jun. 2013.

23. Flores-Sandí, G. (2006). Presentismo: potencialidad en accidentes de salud. *Acta Médica Costarricense,* 30-34. *Disponível em*: <http://actamedica.medicos.cr/index.php/Acta_Medica/article/view/218/200>. *Acessado em*: 17 nov. 2013.

24. Ganster, D.C., Fusilier, M.P., & Mayes, B.T. (1986). Role of social support in the experience of *stress* at work. *Journal of Applied Psychology, 71,* 102-110.

25. García, R.F. (2011). *Jun. El presentismo laboral. Una amenaza silenciosa*. Gestión Práctica de Riesgos Laborales, p. 83.

26. Gilbreath, B., & Karimi, L. (2008). Supervisor behavior and employee presenteeism. *International Journal of Leadership Studies, 7,* (1):114-131.

27. Goetze, L.R., Long, S.R., Ozminkowski, R.J., Hawkins, K., Wang, S., & Lynch, W. (2004). Health, absence, disability, and presenteeism cost estimates of certain physical and mental health conditions affecting U.S. employers. *Journal of Occupational and Environmental Medicine, 46,* (4):398-412.

28. Gollac, M., & Bodier, M. (2011). *Mesurer leis facteurs psychosociaux de risque au travail pour les maîtriser* (Relatório do Collège d'Expertise surle Suivides Risques Psychosociaux au Travail). *Disponível em*: <http://www.college-risquespsychosociaux-travail.fr/rapport--final.fr,8,59cm.pdf>. *Acessado em*: 17 ago. 2013.

29. Gosselin, E., & Lauzie, M. (2011). Le présentéisme. Lorsque la présence n'est pas garante de la performance. *French journal Revue Francaise de Gestion*, 211:15-27. Disponível em: <http://archives.rfg.revuesonline.com/article.jsp?articleId=15953>. Acessado em: 12 jun. 2013.

30. Grinyer, A., & Singleton, V. (2000). Sickness absence as risk-taking behavior: a study of organizational and cultural factors in the public sector. *Health Risk & Society, 2,* 7-21.

31. Hansen, C.D., & Andersen, J.H. (2008). Going ill to work – What personal circunstances, attitudes and work-related factors are associated with sickness presenteeism? *Social Science & Medicine, 67,* 956-964.

32. Hemp, P. (2004). Presenteeism: at work – but out of it. *Harvard business review, 82,* (10):49-58.

33. Hertz, R.P., Unger, A.N., McDonald, M., Lustik, M.B., Biddulph-Krentar, J. (2004). The impact of obesity on work limitations and cardiovascular risk factors in the U.S. Workforce. *Journal of Occupational and Environmental Medicine, 46* (12):1196-1203.

34. Johns, G. (1997). Contemporary research on absence from work: correlates, causes, and consequences. *International Review of Industrial and Organizational Psychology, 12,* 115-174.

35. Johns, G. (2006). The essencial impact and context of organizacional behavior. *Academy of Management Review, 31,* 386-408.

36. Johns, G. (2010). Presenteeism in the workplace: a review and research agenda. *Journal of Organizational. Behavior, 31,* 519-542.

37. Kammeyer-Mueller, J., Liao, H., & Arvey, R.D. (2001). Downsizing and organizational performance: a review of the literature from a stakeholder perspective. *In Research in Personnel and Human Resources Management, 20,* 269-329.

38. Karasek, R., & Theorell, T. (1990). *Healthy work: stress productivity and the reconstruction of working life.* New York: Basic Books Inc.

39. Koopman, C., Pelletier, K.R., Murray, J.F., Sharda, C.E., Berger, M.L., Turpin, R.S., et al. (2002). Stanford presenteeism scale: health status and employee productivity. *Journal of Occupational and Environmental Medicine, 44,* (1):14-20.

40. Krohne, K., & Magnussen, L.H. (2011). Go to work or report sick? A focus group study on decisions of sickness presence among offshore catering section workers. *BMC Research Notes.* Disponível em: <http://www.biomedcentral.com/1756-0500/4/70>. Acessado em: 27 jun. 2013.

41. Lerner, D., Adler, D.A., Chang, H., Lapitsky, L., Hood, M.Y., Perissinotto, C., et al. (2004). Unemployment, job retention, and productivity loss among employees with depression. *Psychiatric Services, 55,* 1371-1378.

42. Lerner, D., Rogers, W.H., Chang, H. (2001). The work limitations questionnaire. *Medical Care, 39,* (1):72-85.

43. Mckevitt, C., Morgan, M., Dundas, R., & Holland, W.W. (1999). Scikness absence and 'working through' illness: A comparison of two Professional groups. *Journal of Public Health Medicine, 19,* 295-300.
44. Paschoalin, H.C.S., Griep, R.H., Lisboa, M.T.L., & Mello, D.C.B. (2013). Adaptação transcultural e validação para o português brasileiro do Stanford Presenteeism Scale para avaliação do presenteísmo. *Revista Latino-Americana de Enfermagem, 21,* (1):388-395. *Disponível em:* <http://www.scielo.br/scielo.php?script=sci_arttext&pid=S0104--11692013000100014&lng=en&nrm=iso>. *Acessado em:* 20 jan. 2013.
45. Paschoalino, J.B.Q. *Matizes do mal-estar dos professores do ensino médio.* Dissertação de Mestrado. Universidade Federal de Minas Gerais, Belo Horizonte, Brasil, 2007.
46. Pelletier, K.R. (1984). *Healthy people in unhealthy places: stress and fitness at work.* New York: Pelacorte. *Disponível em:* <http://byjeajeqy.ru/jaryvy.pdf.>. *Acessado em:* 02 fev. 2013.
47. Prochaska, J.O., Evers, K.E., Johnson, J.L., Castle, P.H., Prochaska, J.M., Sears, L.E., et al. (2011). The well-being assessment for productivity: a well-being approach to presenteeism. *Journal Occupational and Environmental Medicine, 53,* (7):735-742.
48. Roelen, C.A.M., Groothoff, J.W. (2010). Rigorous management of sickness absence provokes sickness presenteeism. *Occupational Medicine, 60,* (4):244-246. *Disponível em:* <http://occumed.oxfordjournals.org>. *Acessado em:* 16 mar. 2014.
49. Rossi, A.M. (2010). Doença no trabalho: presenteísmo afeta rendimento no trabalho. *Revista Proteção, 28 set. Disponível em:* <http://www.protecao.com.br/noticias/doencas_ocupacionais/presenteismo_afeta_rendimento_no_trabalho/JyjyAcjj/1586.>. *Acessado em:* 16 mar. 2014.
50. Seligman-Silva, E. (1994). *Desgaste mental no trabalho dominado.* São Paulo: Cortez.
51. Seligman-Silva, E. (2011). Presenteísmo em diferentes países. *Revista Proteção, 25 fev. Disponível em:* http://www.protecao.com.br/noticias/geral/presenteismo_em_diferentes_paises/Jay5AAj. *Acessado em:* 13 dez. 2013.
52. Shamansky, S.L. (2002). Presenteeism: when being there is not being there. *Public Health Nursing, 19*(2):79-80.
53. Veslaco, M, & Martínez, T. (2008). *Presentismo: un nuevo mal que afecta "la salud" de lãs empresas.* OTIC de Capacitacion. *Disponível em:* <http://www.ccc.cl/presentismo--un-nuevo-mal-que-afecta-la-salude-de-las-empresas/>. *Acessado em:* 06 abr. 2014.
54. Víu, C.M., & Blasco, J.M. (2011). Salud laboral y salud mental: estado de la cuestión. Occupational health and mental health: state of the art. *Medicina y Seguridad del Trabajo, 57,* (Supl. 1):1-3. *Disponível em:* <http://scielo.isciii.es/scielo.php?script=sci_arttext&pid=S0465-546X2011005500001&lng=es&tlng=es.>. *Acessado em:* 11 out. 2013.

Atravessamentos das Tecnologias da Informação e Comunicação nas Relações Interpessoais

8

Carolina Saraiva de Macedo Lisboa
André Verzoni
Daniel Capelli Fulginiti
Pontifícia Universidade Católica do Rio Grande do Sul

RESUMO

O presente capítulo discorre sobre a influência das tecnologias da informação e comunicação nos comportamentos, cognições e relações interpessoais dos indivíduos na contemporaneidade. São problematizados os riscos e benefícios da interação dinâmica dos indivíduos com estas tecnologias, em diferentes contextos. Salienta-se o quanto as tecnologias mantêm os indivíduos conectados, podendo favorecer relações e trocas de conhecimento/informação, mas por outro lado podem elevar a hipervigilância e a ansiedade das pessoas. Em especial, é discutida a Geração Y, sua relação estreita e específica com as tecnologias e estereótipos atribuídos a esta população. Ainda, são discutidos, mesmo que brevemente, os jogos digitais, e é trazida a discussão e conclusões ainda controversas sobre o impacto destes jogos no desenvolvimento socioemocional de indivíduos. Conclui-se que não se pode viver sem tecnologias, mas que estas devem ser uma ferramenta e não um fim em si mesmas. A conscientização sobre o uso equilibrado e adequado das tecnologias é importante.

Atualmente, pode-se afirmar que vivemos em um mundo tecnológico. Embora ainda não se saiba o que significa, efetivamente, viver em um mundo tecnológico, é ingênuo pensar que se pode viver sem a influência das tecnologias da informação e comunicação (TICs). Estatísticas confirmam que as tecnologias estão presentes na vida dos indivíduos em diferenças esferas, sendo utilizadas no trabalho, no lazer e nas relações interpessoais. Conforme dados apresentados pelo Comitê Gestor da *internet* (CGI), na amostra de 2.261 jovens brasileiros de 9 a 17 anos, 77% usam Facebook (CGI, 2014). Além disso, a pesquisa ainda mostra que 76% dos adolescentes utilizam a *internet* pelo *smartphone* (CGI, 2015). No que se refere aos psicoterapeutas, por exemplo, Hallberg e Lisboa (2016) encontraram que 88% dos psicoterapeutas participantes da pesquisa acessam a *internet* diariamente. Ademais, esta mesma pesquisa aponta que 55% da amostra de 155 psicoterapeutas utilizam diariamente o telefone celular para acessar a *internet* (Hallberg & Lisboa, 2016). Entretanto, aspectos qualitativos mais específicos e o impacto das tecnologias da informação e comunicação nas relações interpessoais ainda não estão claros. Nesse sentido, é possível afirmar que existe a demanda para estudos longitudinais – o que significa que ainda devemos ter paciência para tecer conclusões mais determinantes sobre estes atravessamentos – assim como reflexões profundas acerca dessa relação dinâmica.

Pode-se afirmar que o desenvolvimento socioemocional dos indivíduos passa pelas relações com os pais (ou cuidadores) e pares. Estes pares representam a "ponte" para conhecimento e apropriação da cultura e ordem socioeconômica de uma sociedade (Dacey & Travers, 2003; Prinstein & Dodge, 2008; Smith, Cowie & Blades, 2011). Nesse processo, em relação ao desenvolvimento cognitivo, emergem as cognições sociais, que são os pensamentos orientados diretamente para as interações (Gazzaniga & Heatherton, 2005). Atualmente, as tecnologias mantêm os seres humanos mais tempo e mais rapidamente conectados com seus pares e até mesmo outras culturas, do que há alguns anos. Assim, as TICs também representam estas "pontes" do sistema familiar para a cultura e sociedade, incluindo aproximação com hábitos e costumes de outras regiões e países. Da mesma forma, as classificações mentais, oriundas do processo de formação das cognições sociais, também podem ter ganhado novo "colorido" pois, além do contato face a face, os jovens estão expostos a padrões de comportamento de outros jovens de realidades distantes geograficamente, através de redes sociais, *blogs* ou canais no YouTube. Assim, as influências e mudanças no desenvolvimento psicossocial ocorrem de forma muito rápida. Dessa forma, emergem novas formas de subjetivação, com diferente expressão e conteúdo.

GERAÇÃO Y, NATIVOS E IMIGRANTES DIGITAIS

Um dos fenômenos que caracterizam as formas de subjetivação contemporâneas e que envolvem o uso das tecnologias digitais é a geração de indivíduos chamados de nativos digitais ou Geração Y (Bauman, 2011; Prensky, 2001). O conceito de nativos digitais surgiu com o objetivo de nomear e descrever as especificidades da nova geração de indivíduos que nasceu imersa no contexto das tecnologias digitais. Os nativos digitais receberam atenção de diversas áreas de conhecimento e foram atribuídos a estes jovens diversas nomenclaturas, a maioria destas com um enfoque nas tecnologias: *Net Generation*, *Millenials* e Geração Y estão dentre as principais definições/classificações. De maneira geral, todos esses conceitos servem ao mesmo propósito: referir-se à geração de jovens que se desenvolveu, desde o início da vida, sob a influência maciça e constante das tecnologias digitais. Considerando-se essa circunstância, esses jovens apresentariam novas formas de pensar, comportar-se e de se relacionar, diferentes das pessoas que passaram a conviver com as tecnologias digitais em idades mais avançadas ou etapas posteriores da vida (Howe & Strauss, 2000; Palfrey & Gasser, 2008; Prensky, 2001). A essas pessoas, que não nasceram já imersas no contexto das tecnologias digitais, foi atribuído o nome imigrantes digitais, uma vez que são indivíduos tiveram que se adaptar e deslocar-se do contexto das tecnologias analógicas para aquelas digitais (Prensky, 2001). Nesta interação entre gerações, evidencia-se uma grande lacuna (de comunicação, de compreensão), circunstância que pode gerar *stress*, dificuldades e atritos nas relações interpessoais. Ou seja, os nativos e os imigrantes digitais estão interagindo, mas com algumas dificuldades de empatia entre si.

Assim como Verzoni e Lisboa (2016a, 2016b), no presente capítulo utilizamos preferencialmente o termo Geração Y (Alsop, 2008; Bauman, 2011; Howe & Strauss, 2000) para designar a parte específica da juventude contemporânea que nasceu entre 1980 e 2000 (Howe & Strauss, 2000). Para Howe e Strauss (2000), esta geração se configura como um importante *laboratório* para os efeitos das tecnologias digitais sobre as crenças, comportamentos, modalidades de relações interpessoais e visões de mundo da sociedade contemporânea. Essa afirmação se sustenta na premissa de que, para esses jovens, o uso das tecnologias digitais ocupa um lugar fundamental nas suas vidas e talvez seja ainda mais influente do que para outras faixas etárias. Expostos desde o nascimento ao contexto digital, em oposição ao ambiente analógico, como foi vivenciado por seus pais, os jovens da Geração Y demonstram especificidades subjetivas específicas em razão dessa condição (Bauman, 2011; Prensky, 2001; Verzoni & Lisboa, 2016a, 2016b).

Assim, estudar e compreender os diferentes aspectos que compõem a Geração Y, além de fornecer elementos que podem ser importantes para explorar as características subjetivas da época contemporânea, tem a função de desconstruir preconceitos e estereótipos que são endereçados a esses jovens e também ao uso das tecnologias por parte dos indivíduos (Verzoni & Lisboa, 2016a). Algumas dessas formas de discriminação são brandas e difíceis de serem percebidas, enquanto outras são bastante diretas e agressivas. Entre os preconceitos mais comuns dirigidos à Geração Y está a crença de que eles são menos inteligentes que integrantes de gerações anteriores (Tapscott, 2008). Essa atribuição se baseia em comportamentos caracterizados pela dificuldade de focar a atenção em um estímulo específico, como ouvir uma história, ficar atento à explicação de um professor ou ler (Prensky, 2001). Em razão dessa dificuldade de atenção, esses jovens teriam um rendimento acadêmico fraco e dificuldade em estabelecer relações interpessoais e comunicar-se de maneira consistente. Outros estereótipos bastante significativos que são impostos a essa geração de jovens pressupõem que eles não estão desenvolvendo adequadamente as suas habilidades sociais, e as que apresentam são escassas, e que apresentam comportamentos aditivos quanto ao uso de computadores, celulares, *videogame* e *internet* (Tapscott, 2008). Outros preconceitos que são atribuídos aos indivíduos da Geração Y referem-se às dificuldades em tornarem-se independentes de seus pais, decidirem os rumos profissionais que irão seguir e fazer as escolhas e renúncias que são necessárias para tanto (Alsop, 2008; Verzoni & Lisboa, 2016a). Em parte, essa indecisão seria uma consequência do excesso de proteção dos pais que teria ocorrido ao longo do desenvolvimento desses jovens. Além disso, em razão de uma suposta liberdade e vasta quantidade de possibilidades de estudos e práticas profissionais que estariam disponíveis a eles, a Geração Y apresentaria uma acentuada dificuldade em fazer escolhas e construir trajetórias pessoais de maneira consistente e duradoura (Bauman, 2011). A Geração Y recebe críticas em relação ao uso da *internet* e das redes sociais. Nesse sentido, destacam-se a impulsividade e a falta de inibição relacionada ao conteúdo que disponibilizam *online*. Esse excesso de exposição pode se apresentar na forma de fotografias que expõem a intimidade do jovem ou de seus pares, informações a respeito de si e opiniões sobre acontecimentos aos quais não são capazes de avaliar as consequências e a magnitude que podem atingir (Tapscott, 2008).

Os jovens da Geração Y também podem ser considerados pouco éticos quando se trata de direitos autorais e propriedades intelectuais. Essa dificuldade moral estaria relacionada ao hábito e a banalização do *download* de músicas e livros de maneira irregular, além do compartilhamento de informações ou opiniões que se referem a outras pessoas sem considerar as consequências, circunstância que poderia derivar para condutas mais graves tais como plágio e falsificação (Tapscott, 2008). Quanto ao uso inadequado das tecnologias digitais, é válido ressaltar também o fenômeno do *cyberbullying*, que pode trazer consequências tão prejudiciais quanto o *bullying* e suas manifestações tradicionais (Wendt & Lisboa, 2014). Convém salientar que o *cyberbullying* não se restringe a jovens, esse fenômeno acomete todas as faixas etárias e tem caráter sistemático e atemporal, com audiência infinita, gerando consequências talvez ainda mais graves que o *bullying*.

Assim, não somente a Geração Y convive ativamente com as tecnologias da informação e comunicação, mas também crianças e imigrantes digitais. A interação entre diferentes gerações sempre foi desafiadora e hoje mediada por tecnologias pode ser ainda mais desafiadora ou no mínimo diferente. Convém refletir sobre o papel de risco e de proteção que estas tecnologias podem ter no desenvolvimento socioemocional, na subjetividade e nas interações dos indivíduos na atualidade.

TECNOLOGIAS DA INFORMAÇÃO E COMUNICAÇÃO – RISCOS E BENEFÍCIOS

Nem tudo são "flores", mas também as tecnologias não representam risco em si mesmas. A formação da identidade de jovens, por exemplo, pode ser favorecida com tecnologias como *chats* e aplicativos para troca de mensagens, pois através de conversas individuais os adolescentes se expõem e se autodescobrem, em um processo de autorrevelação (Davis, 2012). As meninas tendem a usar mais as mensagens de texto para este fim, assim como jovens tímidos ou socialmente retraídos usam destes recursos para interagir socialmente, o que pode reforçar suas defesas mas, também, representar um fator de proteção e um caminho para uma talvez exposição a interações sociais face a ace (Brown & Bobkowski, 2011; Davis, 2012).

Um exaustivo debate sobre riscos e proteção acerca das TICs em relação às interações interpessoais é urgente. As tecnologias nos aproximam, facilitam contatos, acesso e compartilhamento de informações. As redes sociais podem ser um espaço para debates políticos e fomento à propagação de ideologias, favorecendo o exercício da cidadania e atitude política em jovens (Brown & Bobkowski, 2011; Davis, 2012). Como já referido, os perfis construídos e expostos nas redes sociais, as trocas com outros pares, assim como observação de vídeos no YouTube e discussões em *blogs* estão diretamente ligadas à formação da identidade dos jovens e ao exercício de cidadania, que inclui dimensões emocionais, culturais e, ainda, a consolidação da identidade de gênero.

No tocante a relações de amizade, evidenciam-se aspectos positivos quando as interações *online* complementam as *offline*. Ou seja, mesmo que as interações *online* não substituam as *offline*, as mesmas podem se complementar e fortalecer as amizades e conexões, estimulando a autorrevelação – importante na adolescência – e o exercício da intimidade. Em um mundo no qual se percebe crescente violência urbana e menos interações nos espaços urbanos das cidades, as TICs podem facilitar para que os jovens não se afastem de seus amigos. Entretanto, deve-se atentar para que os indivíduos não desenvolvam uma certa necessidade de estarem sempre conectados e experimentem angústia quando não estão interagindo *online*. Atualmente, observa-se que as pessoas podem estar em estado constante de hipervigilância, não suportando estar *offline* ou não "saber" tudo que ocorre. O montante de estímulos e informações aos quais estamos expostos no mundo digital é imenso (quase infinito) e a "voracidade" de apreender tudo pode ser um grande preditor de ansiedade (Brown & Bobkowski, 2011; Ghosh, Lisboa, Chappell, Beard & Bunge, 2016).

Dentro das novidades da era digital, os jogos digitais são um assunto controverso. Ou seja, assim como as demais tecnologias, na maioria das vezes os jogos digitais são "demonizados" pelos imigrantes digitais. Os imigrantes digitais vivem um "pânico moral" (Brown & Bobkowski, 2011; Davis, 2012) em relação às TICs, ou seja, temem o que estas tecnologias podem representar para seus filhos ou para indivíduos (nativos digitais) com os quais interagem. Este temor está relacionado a certo desconhecimento sobre tecnologias e também pelo infinito alcance e inúmeras possibilidades que estas ferramentas alcançam e proporcionam.

Existem diversas discussões a respeito de jogos com conteúdos violentos poderem estimular a agressividade em seus jogadores. Na comunidade científica o debate sobre as influências que esses jogos têm na vida do indivíduo é bastante intenso (Anderson e Bushman, 2001; Bartholow, Sestir & Davis, 2005; Anderson et al., 2010; Ferguson, 2013; Gentile, Anderson, Swing, Rinker & Thomas, 2016). Anderson e Bushman (2001) encontraram 54 pesquisas que mostraram resultados nos quais os indivíduos expostos a jogos com conteúdos violentos apresentaram altos índices de agressividade. Outro estudo mais recente encontrou 381 estudos independentes que corroboram a hipótese de que jogos violentos aumentam o comportamento agressivo, diminuem a empatia e o comportamento pró-social (Anderson et al., 2010). Com relação às reações neurológicas, Gentile *et al.* (2016) observaram que pessoas que já eram frequentemente expostas aos jogos com conteúdo violento não tiveram ativação das áreas cerebrais responsáveis pela emoção em um experimento. Por outro lado, as pessoas que não eram expostas a esses jogos com a mesma frequência apresentaram alterações neurológicas no momento do experimento. Com este resultado, o estudo apontou que as pessoas que jogam jogos violentos têm a tendência a demonstrar menor reação emocional, podendo ser um sinal de dessensibilização e adaptação em relação à violência (Gentile et al., 2016). Infere-se, portanto, que a exposição a determinado conteúdo violento (via jogos digitais) pode possibilitar um *stress* momentâneo.

Ainda, para compreender a influência de jogos sobre a personalidade, Bartholow, Sestir e Davis (2005), baseados no modelo teórico *General Agression Model* (Buckley & Anderson, 2006), objetivaram verificar como funcionava o processamento cognitivo a partir do momento em que o indivíduo era exposto ao conteúdo de um jogo violento. Nesta pesquisa, na qual participaram jovens adultos de 18-22 anos, os resultados apontaram diferentes níveis de agressividade, dependendo da personalidade do participante (Bartholow, Sestir & Davis, 2005). Entretanto, o estímulo dos jogos não apresentou efeito em pessoas com traços menos agressivos e repertório cognitivo e comportamental também menos orientado para a agressividade. Este dado aponta que é importante considerar a personalidade do indivíduo para que se dimensione o impacto dos jogos digitais. Isto é, podem existir diversas variáveis subjetivas que acabam por fomentar agressividade e que os jogos digitais violentos podem não ser os únicos responsáveis pelo comportamento agressivo dos seres humanos.

Considera-se, assim, a partir dos dados apresentados, a importância em investigar os traços da personalidade que o indivíduo apresenta *a priori*. Ferguson e Garza (2011), por exemplo, em seu estudo, apontaram que crianças que jogavam jogos violentos com os seus familiares apresentaram mais comportamentos pró-sociais e engajamento civil, comparadas com as crianças que jogavam sozinhas. A partir disto, pode-se pensar ou discutir a afirmação de que jogos digitais com conteúdo violento influenciem ou promovam os comportamentos saudáveis. Ressalta-se que a personalidade dos indivíduos, suas características individuais (cognições, emoções e comportamentos) têm se mostrado muito influentes na forma como os indivíduos processam os estímulos do mundo, incluindo as tecnologias.

Outro ponto a ser destacado no debate sobre jogos digitais e influência nos comportamentos e cognições é a motivação que a pessoa apresenta para jogar jogos com conteúdos violentos. Estudos apontam que os indivíduos, geralmente, buscam jogos eletrônicos com o objetivo de obter novos desafios, diversão e redução do *stress* (Ferguson & Olson, 2012; Engelhardt, Bartholow & Saults, 2011). Nestes casos, o indivíduo tende a buscar no jogo eletrônico uma forma de aliviar estas necessidades psicológicas. Aponta-se, ainda, que jogos mais elaborados que envolvam maior raciocínio podem estimular habilidades cognitivas. Jogos estruturados em fases podem auxiliar o jogador a desenvolver a autoeficácia, além de estimular a atenção concentrada. Além disso, jogos que envolvam a intepretação de papéis por meio de personagens podem estimular a autonomia do jogador, principalmente em crianças (Przybylski, Rigby & Ryan, 2010).

Contudo, a discussão sobre riscos e benefícios se intensifica a partir do momento em que os jogos eletrônicos são envolvidos em acontecimentos relacionados à saúde de seus jogadores. No início dos anos 1990 registrou-se um atentado em uma escola nos EUA, onde ocorreram três assassinatos e um suicídio. Durante as investigações foi constatado que a criança responsável pelo atentado jogava o jogo *Doom*, recém-lançado na época. Como forma de contenção para novas tragédias, foi decidido que as empresas deveriam indicar a classificação etária permitida para cada jogo fabricado (Ferguson, 2013). Recentemente, em São Vicente, estado de São Paulo, um jovem de 13 anos morreu enforcado devido à derrota em uma partida do jogo virtual *League of Legends*. O enforcamento se deu por conta da punição estabelecida pelo grupo que jogava junto com o jovem. É importante destacar que essa punição não advém do mundo virtual, mas de práticas entre jovens no mundo real (Oliva & Pires, 2016). Reforça-se, assim, que a análise do impacto das tecnologias deve contemplar múltiplos fatores.

Até mesmo o comportamento adicto a tecnologias é controverso. Ou seja, há algumas tecnologias que são capazes de promover mais adição que outras, como por exemplo troca de mensagens instantâneas. Percebe-se que *sites* com conteúdo pornográfico e *e-mails*, por exemplo, não são tecnologias relacionadas à adição (Davis, 2012). Em um mundo no qual serviços, trabalhos, interações, lazer e cultura estão mediados e disponíveis através das TICs, o conceito de adição deve envolver o diagnóstico de uma clara dependência e prejuízo em outras áreas da vida do indivíduo em questão, como sono e alimentação.

Dentre os riscos que preocupam os especialistas potencializados pelas TICs estão o imediatismo e a baixa tolerância à frustração. Além disto, em um mundo conectado os indivíduos estão desenvolvendo uma hipervigilância e excessiva necessidade de aprovação externa. A pesquisa de Verzoni e Lisboa (2016a) destaca que jovens adultos apresentam a necessidade de compartilhar fotos e *posts* sobre momentos de suas vidas, um comportamento cujo objetivo seria buscar significados mais consistentes para as suas experiências. A necessidade de *likes*, assim como a preocupação excessiva com a falta desses, gera nos jovens uma orientação exageradamente voltada para o exterior e insegurança. Como consequência os jovens podem apresentar lacunas no autoconhecimento e na capacidade de reflexão, assim como dificuldades no processo de construção e manutenção da identidade.

As influências das tecnologias digitais sobre as formas de subjetivação contemporâneas ocorrem de maneira dinâmica e impõem desafios aos pesquisadores que atuam na Psicologia (Verzoni & Lisboa, 2016a, 2016b). As formas de subjetivação ocorrem na interação entre os sujeitos e o espaço-tempo em que esses habitam, circunstância que promove uma grande plasticidade e dinamicidade em suas manifestações. As modalidades de subjetivação incidem de forma direta sobre as relações, percepções, visões de mundo, características do bem-estar e do sofrimento e psíquicas (Bauman, 2011, 2001; Foucault, 1984; PotteBonneville, 2004; Verzoni & Lisboa, 2016a, 2016b). No contexto contemporâneo, em razão das tecnologias digitais e da rapidez na disseminação da informação que essas proporcionam, as mudanças tendem a ser ainda mais aceleradas e difíceis de serem acompanhadas pelos pesquisadores (Bauman, 2011, 2001; Verzoni & Lisboa, 2016a). Nesse contexto de modificações intensas, cabe aos psicólogos não naturalizar esses fenômenos e colocá-los em perspectiva para analisá-los de forma crítica e produtiva. Nessa tarefa é importante evitar os preconceitos e estereótipos – que emergem como uma resposta bastante comum frente aos fenômenos contemporâneos e os desafios e dificuldades que estes impõem – que apenas reforçam o desconhecimento sobre o tema.

Grande parte da atenção dos psicólogos recai sobre os eventuais prejuízos que o uso das tecnologias digitais pode causar para a saúde psíquica. Essa tendência pode se justificar em razão da tendência da Psicologia em identificar o que é patológico e buscar a sua restauração no sentido de retomar um funcionamento saudável. Entretanto, revela-se fundamental identificar e ampliar os efeitos benéficos das tecnologias digitais para a subjetividade e as relações interpessoais no contexto da contemporaneidade. As tecnologias aproximam as pessoas, trazem mais conhecimento e estreitam laços entre diferentes culturas. É inegável que as tecnologias otimizam processos de trabalho, de consumo e favorecem ou proporcionam espaços para debates e discussões sobre diferentes assuntos.

Além dos fatores psicológicos anteriormente citados, é necessário investigar quais podem ser as influências que as TICs exercem sobre os aspectos biológicos do indivíduo. Em seu estudo, Gradisar et al. (2013) apontam que o uso de aparelhos como computador, *videogames*, telefone celulares antes de dormir podem contribuir para o prejuízos no sono. Este dado se sustenta no argumento de que o uso das tecnologias antes da hora de dormir estimula o cérebro a ficar imerso pelas informações contidas nessas TICs (Gradisar, Wolfson, Harvey, Hale, Rosenberg & Czeisler, 2013).

NOTAS SOBRE EMPATIA E DESINIBIÇÃO *ONLINE* EM UM MUNDO DIGITAL

As tecnologias digitais estão proporcionando novas formas de interação entre as pessoas e entre grupos. Nesse contexto que se transforma de acordo com as mudanças tecnológicas, devem ser destacadas as manifestações de hostilidade e violência que fazem parte de relações e contatos que se estabelecem pela *internet*. Mesmo que exista liberdade e espaço para discussão de diversos temas no contexto virtual, nem sempre ocorre diálogo ou trocas produtivas. Esses fenômenos podem ser explicados, ao menos parcialmente, pelo efeito de desinibição *online* (Suler, 2004). A desinibição *online*, em seu viés negativo, é caracterizada por violência, incitamento, ataques verbais. Em seu viés positivo, determina-se pela tentativa de ajudar ou apoiar outras pessoas e compartilhar experiências e informações pessoais (Joinson, 2001). Entretanto, de uma maneira geral, o efeito de desinibição *online* pode ser entendido como a perda da inibição interna que ocasiona comportamentos agressivos ou de caráter mais impulsivo que, possivelmente, não ocorreriam em ambientes não virtuais, ou seja, em situações de convivência direta (Lapidot-Lefler & Barak, 2012). Entre os fatores que podem influenciar a desinibição *online* estão o anonimato (Bargh, Mckenna & Fitzsimons, 2002; Joinson, 2001), muitas vezes presente no *cyberbullying*, invisibilidade (Suler, 2004) e a falta de contato visual (Barak, 2007) entre as pessoas. O anonimato refere-se à condição de permanecer desconhecido, ou sem nome (verdadeiro), para as outras pessoas no ambiente virtual (Lapidot--Lefler & Barak, 2012; Suler, 2004). Além disso, o anonimato possibilita, para quem o pratica, omitir, ressaltar ou distorcer características pessoais, circunstância que pode ocasionar uma dissociação entre vida real ou virtual. Conforme a separação entre as duas realidades e as relações interpessoais que as integram aumenta, pode haver um incremento progressivo da autoexposição e da encenação ou simulação de outras identidades. Nesse sentido, a identidade virtual pode ser vivenciada de maneira totalmente isolada em relação à real, uma condição em que a responsabilidade e o controle dos impulsos se revelam enfraquecidos ou até mesmo ausentes. Em um nível extremo, o indivíduo pode acreditar que a identidade e seus comportamentos virtuais não têm relação nenhuma com a sua própria pessoa, o que configura o anonimato dissociativo (Suler, 2004). A invisibilidade refere-se à impossibilidade de que as pessoas que estão, por exemplo, conversando por mensagens de texto, possam se ver. Em alguns *sites*, a própria presença da pessoa, ou seja, o fato de que a pessoa esteja conectada à página da *internet*, pode ser impossível de ser reconhecida. Além disso, caso a presença seja reconhecível, ela deve se diluir em meio a centenas ou milhares de outros usuários. De todo modo, mesmo que a identidade esteja disponível para outras pessoas, a possibilidade de estar invisível pode estimular o efeito de desinibição *online*. Essa condição específica é a principal característica que diferencia a invisibilidade do anonimato. Na condição de invisibilidade o indivíduo não precisa estar atento à sua imagem ou comportamento, assim como pode apresentar uma tendência de se importar menos com as reações das outras pessoas em relação às suas atitudes. Esse desinteresse se intensifica em razão da falta da comunicação não verbal, como expressões faciais ou gestos, que oportunizam respostas que possibilitam uma avaliação mais coerente a respeito do que o indivíduo comunica, das suas atitudes e o que está suscitando na outra pessoa. Nesse sentido, a falta de contato visual e da interação face a face podem servir como estímulos ao efeito de desinibição *online* (Suler, 2004). Ainda que haja, por exemplo, visibilidade por meio de *webcams*, o contato visual, especificamente, pode estar ausente ou ser insignificante em algumas comunicações interpessoais *online*. Assim como o anonimato e a invisibilidade, a falta de contato visual tem efeitos emocionais e de comportamento sobre as interações que ocorrem *online* (Barak, 2007).

Em estudo realizado por Lapidot-Lefler e Barak (2012), foram investigadas as influências ou impactos do anonimato, invisibilidade e a falta de contato visual em relação ao efeito de desinibição *online*. Para atingir esse objetivo foi realizado um experimento em que os participantes, comunicando-se através de mensagens pelo computador, tinham que conversar com a sua dupla e debater sobre a solução de um dilema. O dilema, por sua vez, abordava o uso de um medicamento essencial para a manutenção da vida de uma pessoa importante e próxima de cada participante. Na discussão, cada dupla deveria ser alcançar um consenso a respeito de quem poderia dispor do medicamento, em detrimento do outro. O conteúdo das conversas *online* foi analisado a partir do autorrelato dos participantes, por juízes que avaliaram as transcrições das conversas e atribuíram níveis de hostilidade e agressividade e pela análise textual das mensagens. Nas relações entre o viés negativo de desinibição *online* e o anonimato, invisibilidade e a falta de contato visual, foi o último fator que apresentou a maior influência. Nesse sentido, quando havia contato visual (pela câmera do computador) apresentou-se uma diminuição da hostilidade (Lapidot-Lefler & Barak, 2012).

As condições de anonimato, invisibilidade e falta de contato visual podem ser controladas, em certa medida, pelos usuários das tecnologias digitais. Para Lapidot-Lefler e Barak (2012), falta de contato visual enquanto fator significativo no fenômeno de desinibição *online* deve ser objeto de estudos mais específicos. Entre as futuras investigações que podem ser realizadas nesse sentido, devem ser incluídas pesquisas que abordem as influências das interações que ocorrem no espaço virtual sobre as relações interpessoais em outros contextos sociais. De forma mais específica, um importante campo de pesquisa que se abre refere-se ao efeito das interações virtuais e o quanto podem potencializar a desinibição *online* (Suler, 2004) e suas relações e consequências sobre as relações interpessoais e a empatia.

Para a Psicologia, o conceito de empatia é bastante amplo e pode ser definido de diversas formas. De acordo com Batson (2009), de maneira geral, a empatia é dividida em dois campos distintos. O primeiro deles refere-se à capacidade de um indivíduo de tentar, e às vezes conseguir, reconhecer ou saber o que outra pessoa está pensando ou sentindo. O outro campo, por sua vez, sustenta que a empatia consiste na capacidade de um indivíduo de responder com sensibilidade e atenção ao sofrimento ou uma situação desagradável pela qual outra pessoa esteja passando. De maneira mais específica, a empatia pode ser definida de diferentes formas: a habilidade de reconhecer as condições internas de outro indivíduo, seus pensamentos, emoções e sentimentos; sentir o mesmo que outra pessoa está sentindo; buscar colocar-se no lugar de outra pessoa; imaginar como se sentiria ou o que estaria pensando se estivesse na situação vivenciada por outra pessoa; sentir sofrimento e emoções desagradáveis ao ver outra pessoa sofrer. A partir dessas definições, podemos ressaltar a importância da empatia para diversas formas de relações interpessoais. Esta atitude revela-se fundamental para a convivência entre as pessoas, uma vez que conduz o indivíduo a identificar e reagir em relação às necessidades dos outros (Batson, 2009). Considerando que a falta de contato visual – substituída por contatos prioritariamente virtuais – pode agir no sentido de potencializar o efeito de desinibição *online* em seus aspectos negativos, sobretudo hostilidade e agressividade (Lapidot-Lefler & Barak, 2012), emergem outras questões a respeito dessa relação. Nesse sentido, parece interessante indagar o quanto e de que forma as interações virtuais, muitas vezes caracterizadas pela ausência de contato visual (essencial para a empatia), podem estar modificando o desenvolvimento e a manutenção, sobretudo nos mais jovens, da empatia essencial para as saudáveis relações interpessoais.

CONSIDERAÇÕES FINAIS – *TAKE HOME MESSAGE*

Enfim, as tecnologias da informação e comunicação vieram para ficar. Estas tecnologias aproximam pessoas distantes geograficamente, otimizam processos de trabalhos, fornecem atividades de lazer, estimulam cognições e aprendizagens. Entretanto, percebe-se os indivíduos mais hipervigilantes, sempre conectados e ansiosos. Ainda, preocupação reside sobre a subjetivação dos nativos digitais, crianças ou Geração Y e a relação – excessiva ou não, dependente ou não – que estes jovens estabelecem com as tecnologias.

Muito ainda deve ser estudado, conclusões reducionistas e taxativas não podem ser realizadas e não serão produtivas para psicoeducação ou intervenções voltadas ao uso equilibrado e saudável das tecnologias. Reside então, neste ponto, o segredo ou o que se visa destacar com a discussão deste capítulo: orientações sobre o uso saudável das tecnologias da informação e comunicação devem fazer parte da agenda de escolas, empresas, universidades, e estar presentes na mídia em geral. Os indivíduos seguem sendo os protagonistas de seu desenvolvimento no ciclo vital, as tecnologias vieram para ficar, não para dominar os indivíduos e sim para serem dominadas por estes.

REFERÊNCIAS

1. Alsop, R. (2008). *The trophy kids grow up*. San Francisco: Jossey Bass.
2. Anderson, C. A., Shibuya, A., Ihori, N., Swing, E. L., Bushman, B. J., Sakamoto, A., et al. (2010). Violent video game effects on aggression, empathy, and prosocial behavior in eastern and western countries: a meta-analytic review. *Psychological Bulletin, 136* (2):151-73. DOI: 10.1037/a0018251.
3. Anderson, C., & Bushman, J. (2001). Effects of violent video games on aggressive behavior, aggressive cognition aggressive affect, physiological arousal, and prosocial behavior: A Meta-analytic review of the scientific literature. *Psychological Science, 12* (5):353-359. DOI: 10.1111/1467-9280.00366.
4. Barak, A. (2007). *Phantom emotions: Psychological determinants of emotional experiences on the Internet*. Oxford: Oxford handbook of Internet psychology, p. 303-329. DOI: 10.1093/oxfordhb/9780199561803.013.0020.
5. Bargh, J.A., McKenna, K.Y., & Fitzsimons, G.M. (2002). Can you see the real me? Activation and expression of the "true self" on the Internet. *Journal of social issues, 58* (1):33-48. DOI: 10.1111/1540-4560.00247.
6. Bartholow, B.D., Sestir, M.A., & Davis, E.B. (2005). Correlates television, movies and the internet: is there and consequences of exposure to videogame violence: Hostile personality, empathy and aggressive behavior. *Personality and Social Psychology Bulletin, 31*, 1573-1586. DOI: 10.1177/0146167205277205.
7. Batson, C.D. (2009). *These things called empathy: eight related but distinct phenomena*. In: Decety, J., & Ickes, W (eds.). The Social Neuroscience of Empathy. Cambridge: MIT Press, p. 3-15. DOI: 10.7551/mitpress/9780262012973.003.0002.
8. Bauman, Z. (2001). *Modernidade líquida*. Rio de Janeiro: Zahar.
9. Bauman, Z. (2011). *44 cartas do mundo líquido moderno*. Rio de Janeiro: Zahar.
10. Brown, J., & Bobkowski, P. (2011). Older and newer media: Patterns of use and effects on adolescents' health and well-being. *Journal of Research on Adolescence, 21* (1):95-113. DOI: 10.1111/j.1532-7795.2010.00717.x.
11. Buckley, K. E., & Anderson, C. A. (2006). *A theoretical model of the effects and consequences of playing video games*. In: Vordere, P., Bryant, J. (eds.). Playing Video Games – Motives, Responses and Consequences. Mahwah. NJ: LEA, p. 363-378.
12. Dacey, J. S., & Travers, J. F. (2003). *Human Development: Across the lifespan*. Nova York: McGraw-Hill.
13. Davis, K. (2012). Friendship 2.0: Adolescents' experiences of belonging and self-disclosure online. *Journal of Adolescence, 35* (6):1527-1536. DOI: 10.1016/j.adolescence.2012.02.013.

14. Engelhardt, C.R., Bartholow, B.D., & Saults, J.S. (2011). Violent and Nonviolent Video Games Differentially Affect Physical Aggression for Individuals High Vs. Low in Dispositional Anger. *Agressive Behavior, 37*, 539-546. DOI: 10.1002/ab.20411.
15. Ferguson, C. J. (2013). Violent Video Games and The Supreme Court. *American Psychological Association, 68*, 2:770-775. DOI: 10.1037/a0030597.
16. Ferguson, C. J., & Garza, A. (2011). Call of (civic) duty: Action games and civic behavior in a large sample of youth. *Computers in Human Behavior, 27*, 770-775. DOI: 10.1016/j.chb.2010.10.026.
17. Ferguson, C. J., & Olson, C. (2012). Friends, fun, frustration and fantasy: Child motivations for video game play. *Motivation and Emotion, 37*, 154-164. DOI: 10.1007/s11031-012-9284-7.
18. Foucault, M. (1984). *História da sexualidade 2: o uso dos prazeres.* Rio de Janeiro: Graal.
19. Gazzaniga, M. S., Heatherton, T. F. (2005). *Ciência Psicológica: Mente, cérebro e comportamento.* Porto Alegre: Artmed.
20. Gentile, D. A., Anderson, C. A., Swing, E. L., Rinker, D., & Thomas, K. M. (2016). Differential Neural Recruitment During Violent Video Game Play in Violent- and Nonviolent-Game Players. *Psychology of Popular Media Culture, 5*, 1:39-51. DOI: 10.1037/ppm0000009.
21. Ghosh, S., Lisboa, C. S. M., Chappell, C., Beard, C., Bunge, E. (2016). *O Uso de Eletrônicos e o Cyberbullying no Contexto Escolar.* In: Fava, D. Prática da Psicologia na Escola: Introduzindo a Abordagem Cognitivo-Comportamental. Belo Horizonte: Artesã Editora. p. 153-180.
22. Gradisar, M., Wolfson, A. R., Harvey, A. G., Hale L., Rosenberg, R., & Czeisler, C. A. (2013). The sleep and technology use of Americans: findings from the National Sleep Foundation's 2011 Sleep in America poll. *Journal of Clinical Sleep Medicine, 9*, 12:1291-1299. DOI: 10.5664/jcsm.3272.
23. Howe, N., & Strauss, W. (2000). *Millennials rising: the next great generation.* New York: Vintage Books.
24. Joinson, A. N. (2001). Self-disclosure in computer-mediated communication: The role of self-awareness and visual anonymity. *European Journal of Social Psychology, 31*, 2:177-192. DOI: 10.1002/ejsp.36.
25. Lapidot-Lefler, N., & Barak, A. (2012). Effects of anonymity, invisibility, and lack of eye-contact on toxic online disinhibition. *Computers in Human Behavior, 28*, 2:434-443. DOI: 10.1016/j.chb.2011.10.014.
26. Oliva, L., & Pires, O. (2016). *Menino morre após partida de game online e amigos notam pela webcam.* G1 Santos. *Disponível em:* http://g1.globo.com/sp/santos-regiao/noticia/2016/10/menino-morre-apos-partida-de-game-online-e-amigos-notam-pela-webcam.html?utm_source=facebook&utm_medium=social&utm_campaign=g1. *Acessado em:* 17 out. 2016.

27. Palfrey, J., & Gasser, U. (2008). *Born Digital: Understanding the First Generation of Digital Natives.* New York: Basic Books.
28. Potte-Bonneville, M. (2004). *Michel Foucault, l'inquietude de l'histoire.* Paris: Presses Universitaires de France.
29. Prensky, M. (2001). Digital Natives, Digital Immigrants. *On the Horizon, 9,* 5:1-6. DOI: 10.1108/10748120110424843.
30. Prinstein, M. J., & Dodge, K. A. (2008). *Understanding Peer Influence in Children and Adolescents.* London: The Guildford Press.
31. Przybylski, A. K., Rigby, C. S., & Ryan, R. M. (2010). A Motivational Model of Video Game Engagement. *Review of General Psychology, 14,* 154-166. DOI: 10.1037/a0019440.
32. Smith, P. K., Cowie, H., Blades, M. (2011). Understanding Children's Development. Nova York: Wiley.
33. Suler, J. (2004). The online disinhibition effect. *Cyberpsychology & Behavior, 7,* 3:321-326. DOI: 10.1089/1094931041291295.
34. Tapscott, D. (2008). *Grown Up Digital: How the Net Generation is Changing Your World.* Blacklick: McGraw-Hill.
35. Verzoni, A., & Lisboa, C. (2016a). Forms of subjectivation: Generation Y and the contemporaneity. *Athenea Digital, 16,* 3:105-130. DOI: 10.5565/rev/athenea.1638.
36. Verzoni, A., & Lisboa, C. (2016b). Formas de subjetivação contemporâneas e as especificidades da Geração Y. *Revista Subjetividades, 15,* 3:457. DOI: 10.5020/23590777.15.3.457.
37. Wendt, G.W., & Lisboa, C. S. D. M. (2014). Compreendendo o fenômeno do cyberbullying. *Temas em Psicologia, 22,* 1:39-54. DOI: 10.9788/tp2014.1-04.

SEÇÃO III
Avaliação do *Stress*

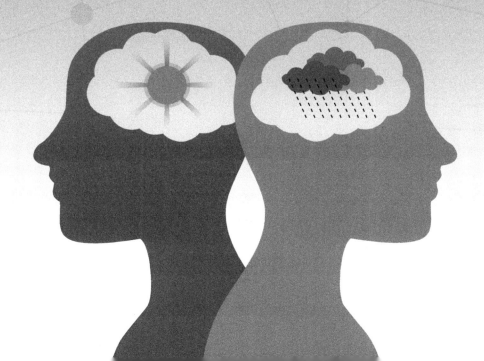

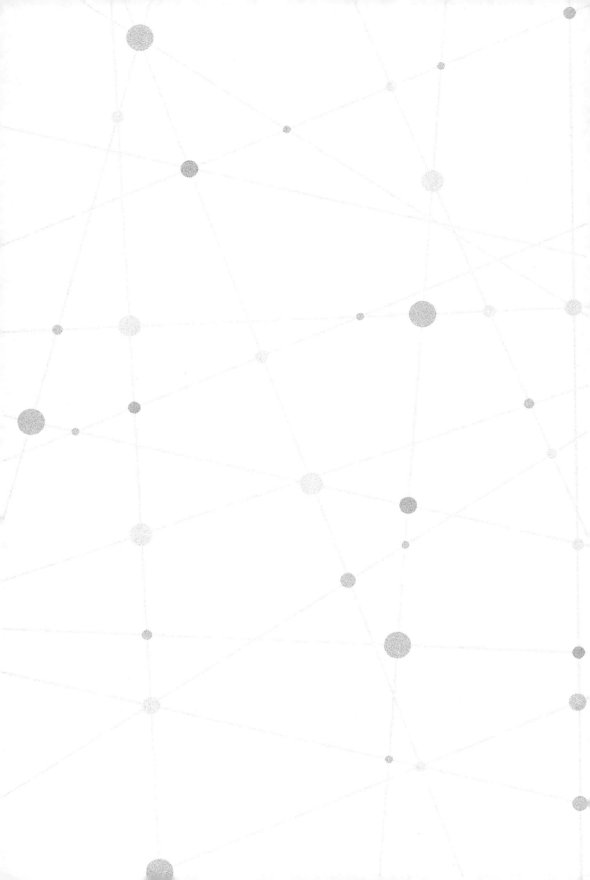

Burnout na Contramão da Saúde Mental

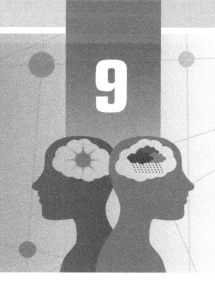

9

Roberta Rossi Grudtner
Hospital Psiquiátrico São Pedro

RESUMO

O objetivo deste estudo é ponderar sobre a influência do conceito de atenção integral relacionado à saúde mental, considerando a prevenção ampla da síndrome de esgotamento ocupacional como um elemento que elucida, em parte, a aplicabilidade desta proposta de linha de cuidado. O estado de saúde de um indivíduo reflete múltiplas rotas interativas: elementos biológicos, características psicológicas e fenômenos sociais. O balancear destes domínios, assim como a interação entre eles, resulta em destinos que influenciam a estética da existência. A saúde mental segue vários determinantes como neurodesenvolvimento, maturação cerebral, mecanismos epigenéticos, interação gene-ambiente. Além disso, fenômenos ecológicos, complexos e categóricos implicam significativamente na saúde dos indivíduos. A expressão de transtornos mentais e comportamentais sobrevém do intercâmbio destas variáveis, salientando-se o efeito destes relacionado com a singularidade pessoal e local. Enfermidades laborais específicas afetam sujeitos, devendo-se ter comprovado nexo causal.

> A síndrome de *burnout* é considerada uma doença ocupacional de natureza psicológica que decorre como resposta à vivência persistente de estressor interpessoal no trabalho. A correlação entre *burnout* e transtornos mentais tem sido amplamente estudada. Entretanto, a sobreposição de *burnout* e depressão parece ter sido subestimada. A concomitância de sintomas de depressão e síndrome de *burnout* mostra-se evidente na atualidade. Assim, considerar *burnout* uma forma de depressão implica manejo clinico especializado e enfoque decisivo na promoção de saúde mental no ambiente de trabalho. Ou seja, por estar na contramão da saúde mental, faz-se mandatória a prevenção ampla do mesmo a fim de promover e proteger a saúde, incluindo seu significado social abrangente.
>
> *"A arte de viver é simplesmente a arte de conviver...*
> *Simplesmente, disse eu? Mas como é difícil!"*
> Mario Quintana (1906-1994)

INTRODUÇÃO

O objetivo deste estudo é ponderar sobre a influência do conceito de atenção integral relacionado à saúde mental, considerando a prevenção ampla da síndrome de esgotamento ocupacional como um elemento que elucida, em parte, a aplicabilidade desta proposta de linha de cuidado. O estado de saúde de um indivíduo reflete múltiplas rotas interativas: elementos biológicos, características psicológicas e fenômenos sociais.

Ações que propendam à promoção e proteção da vida, prevenção e assistência têm impacto direto na saúde mental. Estabelecer estratégias que possibilitem a promoção da saúde, prevenção de agravos e doenças, diagnóstico precoce, tratamento adequado e reabilitação é medida prioritária que delineia o reconhecimento de diversos princípios como dignidade, segurança, bem-estar, cidadania e saúde (Starfield, 2002). De acordo com a Organização Mundial da Saúde, é possível considerar que saúde mental integral abrange um conceito ampliado de saúde caracterizado por acessível bem-estar físico, mental e social, além de ausência de doença. O balancear destes domínios, assim como a interação entre eles, resulta em destinos que influenciam a estética da existência (Eizirik & Bassols, 2013).

Destarte, a saúde mental segue vários determinantes como neurodesenvolvimento, maturação cerebral, mecanismos epigenéticos, interação gene-ambiente (Insel & Wang, 2010). Além disso, fenômenos ecológicos, complexos e categóricos implicam significativamente na saúde dos indivíduos. O *stress* persistente e excessivo versado em indivíduos em situação de vulnerabilidade e/ou ambientes desfavoráveis pode determinar doença e, inclusive, transtornos mentais e comportamentais. A expressão destes transtornos sobrevém do intercâmbio de fatores modificáveis ou não, salientando-se o efeito destes relacionado com a singularidade pessoal e local (Maslach & Leiter, 2016).

Consideram-se enfermidades laborais específicas aquelas que afetam indivíduos de forma lenta e gradual, adquirida ou desencadeada pelo exercício do trabalho peculiar, devendo-se ter comprovado seu nexo causal (Araujo Junior, 2013). A síndrome de *burnout* é considerada uma doença ocupacional de natureza psicológica que decorre como resposta à vivência persistente de *stress* no trabalho. Existem três dimensões de resposta: exaustão, despersonalização e diminuição do engajamento (Maslach, Jackson & Leiter, 1997).

Não há critérios diagnósticos estabelecidos na CID-10 (Classificação de Transtornos Mentais e de Comportamento) para *burnout*. A síndrome de *burnout* é referida no capítulo XXI, relacionada com a organização do modo de vida, descrita como Z73.0 Burn-out (Estado de Exaustão Vital). Segundo o DSM-5 (Manual Diagnóstico e Estatístico de Transtornos Mentais), critérios diagnósticos semelhantes fazem alusão ao *burnout* no capítulo de Transtornos Depressivos e Transtornos Relacionados a Trauma e a Estressores. O agente etiológico do *burnout* ou fator de risco de natureza ocupacional pode estar relacionado ao trabalho com características penosas ou a outras dificuldades físicas e mentais relacionadas à atividade laboral.

Sintomas de depressão e de *burnout* sobrepõem-se, dificultando o diagnóstico diferencial. Por muito tempo apresentaram construtos semelhantes mas, sendo consideradas doenças diferentes, a busca por tratamento especializado multidisciplinar mostrou-se prejudicada. Salienta-se a correlação entre depressão e *burnout*, deste modo, atentar para fatores de risco que as predispõem e para ações preventivas que sejam comprovadamente eficazes é fundamental (Bianchi, Schonfeld & Laurent, 2015).

SÍNDROME DE *BURNOUT*

A síndrome de *burnout* tem sido vastamente estudada nas últimas décadas. Observa-se que a saúde precária contribui para o estabelecimento do *burnout* e vice--versa (Maslach & Leiter, 2016). "Estou frito!" é uma expressão coloquial que elucida o modo de se sentir quando alguém está vivenciando uma situação de intensa pressão. Efeito semelhante observado naqueles que sofrem *burnout*: "estou queimado no trabalho", "colocaram o colega na fogueira", "o chefe queimou o funcionário" são jargões comuns em ambientes disfuncionais.

A síndrome de *burnout* surge como resposta a estressores persistentes incluindo sinais e sintomas caracterizando uma síndrome complexa, também chamada de transtorno de *stress*, disforia ocupacional ou síndrome do esgotamento profissional e neurose profissional, determinando intenso sofrimento individual e, muitas vezes, pode ser extremamente contagioso (Araujo Junior, 2013). Algumas profissões são consideradas de maior risco para o acometimento da síndrome de *burnout*, notadamente aquelas centradas no trato com outras pessoas, como profissionais da saúde, da educação e da segurança. Advogados, professores, policiais, enfermeiros, entre outros, também são acometidos por taxas elevadas deste quadro de esgotamento físico e emocional. Inúmeros estudos observaram altas taxas de *burnout* em profissionais da saúde variando entre 25 até 80% (Malik et al., 2016).

Biomarcadores são observados como, por exemplo, alterações dos níveis hormonais incluindo hormônios da tireoide, testosterona e cortisol. O hipocortisolismo está associado ao *burnout*, assim como a fibromialgia, vítimas de violência sexual na infância e síndrome da fadiga crônica. Alterações imunes também são observadas, aumentando a suscetibilidade para infecções e sintomas alérgicos. Nota-se, também, desregulação na temperatura corporal como um sinal que pode estar associado nestes casos.

SAÚDE MENTAL

A saúde mental segue vários determinantes como neurodesenvolvimento, maturação cerebral, mecanismos epigenéticos, interação gene-ambiente. O neurodesenvolvimento acontece paulatinamente e evolui em complexidade conforme: proliferação e migração neuronal, arborização sináptica e dendrítica, poda neuronal, mielinização sináptica, especialmente. Estes processos são determinados por expressão de genes específicos. Com a maturação cerebral funções mentais superiores são desenroladas, como cognição, sociabilidade, controle inibitório e motivação.

Experiências precoces positivas ou negativas influenciam o desenvolvimento cerebral, sistema endócrino e imune. A neuroplasticidade cerebral resulta em capacidade de adaptação, sendo mecanismos epigenéticos reguladores da expressão gênica ocasionando modificações persistentes no funcionamento do indivíduo. A interação gene-ambiente é observada quando determinada característica genética associada a fatores ambientais predisponentes resultando na variação do efeito, moderando sensivelmente a resposta em indivíduos vulneráveis. Observa-se a interação gene-ambiente na variabilidade de resposta dos indivíduos a eventos estressores e depressão (Eizirik & Bassols, 2013).

Os transtornos mentais e comportamentais são considerados como primeira causa de ausência ao trabalho e incapacidade laboral nos países desenvolvidos (Henderson, Harvey, Overland & Mykletun, 2011). A atenção integral à saúde mental tem mostrado que vários transtornos podem ser prevenidos com ações efetivas embasadas cientificamente, devendo ser uma prioridade global (Cuijpers, Beekman & Reynolds, 2012). Sintomas psicológicos e/ou característicos de quadros psiquiátricos são comuns, influenciando muito no desencadeamento de consequências individuais e sociais.

BURNOUT E TRANSTORNO MENTAL

O *burnout* está associado à diminuição do desempenho no trabalho e engajamento reduzido, predizendo problemas de saúde relacionados ao *stress* e insatisfação destes profissionais acometidos. Relacionar o trabalho com saúde mental dos profissionais médicos tem sido objetivo de estudos na atualidade. Observou-se a prevalência de 6 a 42% de transtornos mentais comuns na população de médicos em Amsterdã. Em médicos residentes, por exemplo, a incidência de *burnout* variou de 41 a 76% e depressão, 7 a 56% (Jong, Nieuwenhuijsen & Sluiter, 2016). Pode-se entender o *burnout* como um problema de saúde pública se forem consideradas as taxas alarmantes evidenciadas em pesquisas, como a realizada por Shanafelt *et al.* durante o período de 2011 a 2014, onde 80% dos médicos referiram apresentar exaustão emocional de intensidade moderada a grave, 61% relataram despersonalização moderada a grave e 44% expressaram desempenho reduzido (Shanafelt et al., 2015).

Em longo prazo, o *burnout* correlaciona-se com consequências negativas como humor persistentemente deprimido, doenças físicas crônicas, insatisfação profissional e aumento do uso de drogas. O esgotamento emocional caracterizado no *burnout* nas dimensões depressivas está relacionado ao aumento do risco de óbito por suicídio. Evidências científicas sugerem que a gravidade dos sintomas tem associação significativa com ideação suicida, duplicando ou triplicando o risco de comportamento autodestrutivo (Dyrbye & Shanafelt, 2011). Desfechos como comportamento autolesivo entre profissionais de enfermagem foram associados ao *burnout* (Silva et al., 2015).

Portanto, a associação de transtornos mentais e óbito por suicídio é notória, sendo a ocorrência da comorbidade depressão e uso de drogas responsável por mais da metade das mortes por este agravo. Esta alta incidência, observada em estudos que utilizam autópsia psicológica e estudos epidemiológicos contemporâneos, reflete a necessidade premente de intervir de forma precoce no caso da síndrome de esgotamento profissional por meio de estratégias efetivas de prevenção e manejo, possibilitando conscientização e promoção do bem-estar no ambiente laboral, pois representam fatores de risco modificáveis. Como exemplo, temos a possibilidade de implementar mudanças no ambiente laboral. De acordo com evidências recentes, o local de trabalho é pouco utilizado para estratégias de prevenção em saúde, apesar de ser um ambiente que possibilita atingir 60% da população adulta.

O suicídio é um agravo irreversível decorrente de transtornos mentais graves descompensados, sendo presentemente alvo de vigilância epidemiológica para redução da sua incidência. O óbito por suicídio é crível de ser prevenido, sendo fundamental a atenção clínica considerar a situação na qual ocorre através de uma linha de cuidado que considere a integração complexa dos determinantes do estado de saúde na gênese do comportamento suicida. A correlação de *burnout* e comportamento suicida é evidente, oferecendo risco direta ou indiretamente.

BURNOUT OU DEPRESSÃO

No que se refere à saúde mental, estratégias preventivas atuais esbarram em inúmeros obstáculos, incluindo a articulação entre políticas públicas, ambientes adequados, redefinição de saúde, empoderamento individual e social.

No modelo biomédico, o *burnout* é definido através de sinais e sintomas específicos desencadeados por processo laboral, mas não unicamente. O diagnóstico diferencial abrange a exclusão de transtornos mentais e comportamentais que melhor explicariam o quadro. Isto implica descartar o transtorno de humor ou transtorno de ansiedade generalizada, para exemplificar. Entretanto, a sobreposição de *burnout* e depressão parece ter sido subestimada. A concomitância de sintomas de depressão e síndrome de *burnout* mostra-se evidente na atualidade.

Cabe ressaltar que Schonfeld e Bianchi, em 2016, (Shhonfeld & Bianchi, 2016) observaram a sobreposição de depressão e *burnout*, postulando o *burnout* como parte do espectro do transtorno de humor depressivo. Esta premissa indica a necessidade de abordagem clínica interdisciplinar nestes casos, buscando-se o esbatimento de sintomas depressivos através do tratamento especializado em saúde mental como alternativa importante. O quadro sindrômico do *burnout* apresenta clínica compatível com critérios diagnósticos que ocorrem no transtorno depressivo, incluindo os especificadores graves como comportamento autodestrutivo (Bianchi, Schonfeld & Laurent, 2015).

O *stress* afeta emoções e comportamentos sendo, por vezes, positivo quando resulta em possibilidade de autoconhecimento, empoderamento, ampliação de habilidades e resiliência. Entretanto, *burnout* nos indivíduos em situação de vulnerabilidade e/ou em ambientes desfavoráveis pode determinar doenças, inclusive transtornos mentais e comportamentais potencialmente fatais. Desta maneira, *burnout* ou depressão são enfermidades virtualmente graves que ameaçam a saúde dos indivíduos que sofrem e, ainda, possuem repercussões na comunidade da qual estas pessoas fazem parte. Assim, considerar *burnout* uma forma de depressão implica manejo clínico especializado e enfoque decisivo na promoção de saúde mental no ambiente de trabalho.

Poder prevenir o *burnout* através do entendimento de elementos psicodinâmicos que influenciam na gênese desta afecção, possibilitando o desenvolvimento de intervenções que transformem os riscos psicossociais e estressores ocupacionais, diminuindo a incidência em todos os níveis de prevenção, é necessário. Urgem políticas de saúde que possam garantir tais ações. A atenção integral em saúde mental depende de esforços neste sentido, pois *burnout* ou depressão podem e devem ser amplamente prevenidos. Ou seja, por estar na contramão da saúde mental, faz-se mandatória a prevenção ampla dos mesmos, a fim de promoção e proteção da saúde, incluindo seu significado social abrangente.

REFERÊNCIAS

1. American Psychiatric Association. (2013). *Diagnostic and Statistical Manual of Mental Disorders.* 5th ed. Washington, DC: APA.
2. Araujo, Jr F. (2013). *Doença Ocupacional e Acidente de Trabalho - Analise Multidisciplinar.* São Paulo: LTR.
3. Bianchi, R., Schonfeld, I. S., & Laurent, E. (2015). Is burnout separable from depression in cluster analysis: a longitudinal study. *Soc Psychiatry Psychiatr Epidemiol,* 1005-1011.
4. Cuijpers, P., Beekman, A., & Reynolds, S. (2012). Preventing depression: a global priority. *JAMA, 307,* 1033-1103.
5. Dyrbye, L., & Shanafelt, T. (2011). Patterns of distress in US Medical students. *Med Teach, 33,* 834-839.
6. Eizirik, C. L., & Bassols, A. M. (2013). O ciclo da vida humana: uma perspectiva psicodinâmica. Porto Alegre: Artmed.
7. Henderson, M., Harvey, S., Overland, S., & Mykletun, A. (2011). Work and common psychiatric disorders. *J R Soc Med,* 198-207.
8. Insel, T. R., & Wang, P. S. (2010). Rethinking mental illness. *JAMA,* 1970-1971.
9. Jong, M., Nieuwenhuijsen, K., & Sluiter, J. (2016). Common mental disorders related to incidents and behaviour in physicians. *Occupational Medicine, 66,* 506-513.

10. Malik, A., Bhatti, S., Shafiq, A., Khan, R., Butt, U., Bilal, S., et al. (2016). Burnout among surgical residents in a lower-middle income country – Are we different. *Annals of Medicine and Surgery*, 28-32.
11. Maslach, C., & Leiter, M. (2016). Understanding the burnout experience recent research and its implications for psychiatry. *World Psychiatry*, 103-111.
12. Maslach, C., Jackson, S., Leiter, M. (1997). *Evaluating Stress: a book of resources*. Lanham: Rowman & Littlefield.
13. Shanafelt, T., Hasan, O., Dyrbye, L., Sinsky, C., Salete, D., Sloan, J., et al. (2015). Changes in burnout and satisfaction with worklife balance physicians and general US work population between 2011 and 2014. *Mayo Clin Proc, 90,* 1600-1613.
14. Schonfeld, I., Bianchi, R. (2016). Burnout and Depression: Two Entities or One? *Journal of Clinical Psychology, 72,* 1:22-37.
15. Silva, D., Silva, N., Alexandre, A. R., Freitas, D. A., Breda, M. Z., et al. (2015). Depressão e risco de suicídio entre profissionais de enfermagem: uma revisão interativa. *Revista da Escola de Enfermagem da USP*.
16. Starfield, B. (2002). Atenção Primária: equilíbrio entre a necessidades de saúde, serviços e tecnologia. Brasília: UNESCO Brasil.

Stress, Distúrbios do Sono e a Atividade Médica

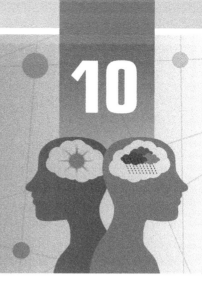

10

Elisabeth Araujo
Universidade Federal do Rio Grande do Sul

Mônica Aidar Menon Miyake
Hospital Sírio-Libanês – São Paulo

RESUMO

Médicos, residentes e estudantes de medicina vivenciam o *stress* inerente às atividades dos profissionais da área da saúde. Nem todos reconhecem os riscos ou lidam adequadamente com esta possibilidade. A privação do sono e a excessiva carga de trabalho são os principais determinantes das tantas consequências indesejáveis e danosas às relações pessoais e profissionais. Principalmente, existe um impacto na saúde física e mental do médico sob *stress*, como demonstram estudos oriundos de todas as partes do mundo. Os médicos também sofrem pelo fato de trabalharem em condições inadequadas, pressionados, sob emergência, em locais sabidamente estressantes como os hospitais, em geral não organizados para proteger ou gerar bem-estar ao médico. As consequências do *stress* profissional são ansiedade, depressão, insônia, e em muitos casos ocorre a síndrome de *burnout*.

Muitos médicos relutam em aceitar as próprias doenças. Podem incorrer no abuso ou vício de medicamentos psicoativos por acesso facilitado. Porém distúrbios do sono são os grandes responsáveis por boa parte dos sintomas de *stress* profissional na área da saúde, como indica a medicina do sono. Diagnóstico e tratamento individualizado são fundamentais. As autoras fazem uma revisão bibliográfica sobre os principais fatores de *stress* no treinamento e na prática médica, concluindo com a avaliação de soluções viáveis.

INTRODUÇÃO

Stress pode ser definido como o conjunto de reações do organismo a agressões de ordem física, psíquica, infecciosa, e outras capazes de perturbar a homeostase. Inclui-se o conceito de "sobrecarga" orgânica, mental e emocional. A Medicina pode ser definida como a sublime arte da cura, porém está dentre as atividades profissionais mais estressantes. A pressão aos profissionais se inicia nas fases admissionais e segue nos períodos de educação, residência e especialização. Na prática do médico, o *stress* tem sido motivo de estudo e gera preocupação quanto à qualidade da assistência prestada aos pacientes. As consequências mais frequentes são os distúrbios do sono e comprometimento das relações pessoais e profissionais, além da própria saúde do profissional, o que se confirma na literatura. Médicos, residentes e estudantes de medicina podem apresentar manifestações de *stress* com diferença de intensidade e com características peculiares a cada fase, como será descrito a seguir. As alterações por *stress* relacionadas ao sono merecem maior detalhamento.

Nem sempre é fácil ao médico que prescreve e orienta abordar e combater o próprio problema.

EDUCAÇÃO E RESIDÊNCIA MÉDICA

O curso médico exige a dedicação mais exclusiva e o período mais prolongado dentre as formações profissionais, em todos os países. Muito justo, frente às responsabilidades a serem assumidas. Quando finalmente apto a exercer a profissão, finalizado o período mínimo de especialização, o médico terá entre 30 e 35 anos de idade, época em que outros profissionais já estão plenamente estabelecidos. Os candidatos às vagas do ensino médico já conhecem as regras e sabem que irão abdicar de muitos privilégios e de lazer durante a vida universitária e ao longo da carreira.

Paralelamente, a vulnerabilidade psicológica dos estudantes, a responsabilidade do profissional da medicina, e a condição socioeconomica dos médicos estudantes e recém-formados preocupam: após uma formação tão cara, tão longa, o reconhecimento e a remuneração dos médicos nem sempre são compensadores e isso gera frustração.

Nos estudantes, fatores como insegurança e somatização decorrem da demora a se alcançar o objetivo em repetidas tentativas de cursar Medicina. Há ansiedade, nesta faixa etária de decisões voláteis, sobre o concurso vestibular tido como o mais concorrido e de mais altos escores, sobre qual faculdade estudar, qual cidade morar, dentre tantas incertezas. A nova geração de vestibulandos já nasceu e cresceu na era da informática. Mais imediatistas e superficiais, os jovens das gerações X e Y fazem mais coisas ao mesmo tempo e mudam de ideia mais rapidamente, estressando também seus chefes e preceptores.

O curso médico propriamente dito também inclui períodos de sobrecarga. O internato consiste na época de *stress* fisiológico mais notório e memorável na vida dos estudantes de medicina. A privação de sono, os plantões noturnos se somam à insegurança gerada pelas muitas dúvidas sobre a carreira. A maioria das boas faculdades regulamenta o descanso em casa dos estudantes no "período pós-plantão", porém muitos alunos, geralmente os mais dedicados ou os de famílias menos abastadas, habilitam-se a plantões acadêmicos, trocando seus horários de descanso por treinamento ou oportunidade profissional. Também sofrem uma pressão da sociedade ou do cônjuge pois, em sua faixa etária, os colegas que estudaram administração, direito e outros cursos estão em plena atividade profissional e provendo seu sustento.

Em termos físicos, pode-se observar nesta idade alta prevalência de distúrbios ortodônticos, disfunção da ATM (articulação temporomandibular), além dos distúrbios do sono, ansiedade e depressão. Os estudantes de medicina também apresentam piora de quadros alérgicos, respiratórios e digestivos, relacionados ao tempo dispendido em ambientes confinados em estudo, sem observação de hábitos alimentares adequados ou rotinas saudáveis. Abdicam de férias e da prática de esportes, o que também é contraproducente. No Brasil, Bassols *et al.* (2008), no Rio Grande do Sul, relatam 51,3% de prevalência de *stress* em alunos do curso de medicina, com predominância de sintomas físicos aos psíquicos.

Ao final do internato retorna o terror do vestibular, pois a aprovação na residência médica é fundamental. Estes alunos se desdobram entre plantões e aulas de cursos pré-residência, presenciais ou *online*.

Stress do Residente

Sobre a residência médica, é um programa que tem sido alvo de preocupação em vários países, como os Estados Unidos, por parte do governo e das entidades de classe, em função da privação do sono, da excessiva carga de trabalho e da pressão para cumpri-la, relacionando número de pacientes e qualidade da assistência, conforme relato de Nogueira-Martins e Jorge (1998). Além disso, há dilemas éticos e reduzido tempo para lazer e necessidades pessoais ou familiares.

Descrito por Small (1981), o quadro sindrômico dos médicos em treinamento, denominado *the house officer stress syndrome*, consiste de distúrbios cognitivos episódicos, raiva crônica, ceticismo, discórdia familiar, uso abusivo de drogas, depressão, ideação suicida e até suicídio. O autor atribui aos seguintes fatores etiológicos:

privação do sono, excessiva carga de trabalho, responsabilidade profissional, mudanças frequentes das condições de trabalho e a competição entre os residentes.

Numa fase plena de aprendizado e treinamento, preocupa a correlação entre distúrbios cognitivos e privação do sono. Em residentes, Friedman *et al.* (1973) estudaram os estados psicológicos e psicopatológicos que se associam à privação do sono, relacionando-a com dificuldade de concentração; depressão; irritabilidade; sentimentos de autorreferência com extrema sensibilidade a críticas; despersonalização e desrealização; inadequação afetiva usualmente associada a humor negro, e déficit da memória recente. Outros autores também descrevem aumento nos sentimentos de raiva e hostilidade após a privação do sono (Engel et al., 1987), além de alterações imunológicas (Boscolo, 2009) e endócrinas (Nogueira-Martins & Jorge, 1998). Essas alterações são descritas como frequentes em residentes do primeiro ano (Brant et al., 2010) e em mulheres, por enfrentarem pressão por parte da família (Adám, 2009).

Em 1979, a *American Medical Association* (AMA), preocupada com o desgaste físico e o sofrimento psíquico dos médicos residentes, publicou o livro *Beyond Survival — The challenge of impaired student and resident physician* (Tokarz et al., 1979). O livro salienta a importância e a gravidade do problema do desgaste físico e do sofrimento psíquico não só entre residentes, mas entre todos os médicos; e também estimula todo residente a reconhecer a importância da prevenção ao longo do treinamento e da prática médica. Afinal, conforme questionamento de Cousins em artigo do JAMA (1981): "... qual a competência científica esperada de um médico que não dorme há 32 horas? É certo deixar pacientes gravemente enfermos serem tratados por médicos que estão física e emocionalmente exaustos?".

A Residência Médica é um processo de desenvolvimento no qual o residente deve aprender a lidar com sua vulnerabilidade. Nogueira-Martins e Jorge (1998) relatam que o *stress* do médico se divide em três categorias. A primeira delas é o *stress* profissional, relacionado à responsabilidade profissional, aos pacientes difíceis e situações problemáticas, à supervisão de estudantes e residentes, ao gerenciamento do crescente volume de conhecimentos, ao planejamento da carreira. A segunda categoria é o *stress* situacional, devido a privação do sono, fadiga, excessiva carga de trabalho, excesso de trabalho administrativo, corpo auxiliar insuficiente. Finalmente, a terceira categoria é o *stress* pessoal, que inclui fatores determinados pelo sexo, características de personalidade, vulnerabilidades psicológicas, situação socioeconômica e problemas familiares.

A depressão e a privação do sono aparecem na literatura como as causas mais significativas de *stress* em residentes. Como distúrbios comportamentais dos residentes, Colford e McPhee (1989) descrevem abuso de álcool e drogas como comportamentos aditivos; sofrimento nas relações interpessoais (divórcio e ruptura de relações afetivas); manifestações psicopatológicas (ansiedade, depressão e suicídio); disfunção profissional (insatisfação no trabalho, afastamentos e licenças, erros, excesso ou falta de confiança, ceticismo, perda de compaixão).

Bentley *et al.* (2013) estabeleceram a prevalência de depressão, ansiedade e *stress* entre uma grande coorte de profissionais de saúde americanos na área da emergência e identificaram características demográficas e de vida profissional estatisticamente significativas que predizem aquelas condições. No bem conhecido e estressante ambiente hospitalar há também o risco por contaminantes biológicos (fluidos contaminados), exposição a radiação e substâncias químicas, como os inalantes anestésicos. Mas, ao contrário dos residentes e estudantes das áreas clínicas, os residentes das áreas cirúrgicas acreditam que têm mais possibilidades de aprender no trabalho (dentro do hospital, terapia intensiva ou centro cirúrgico), mas sabem que geralmente precisam tomar decisões sem ter informações suficientes (Chiapponi et al., 2016).

Herzog *et al.* (1984), utilizando uma escala de disforia, identificaram as relações mais frequentes frente às situações clínicas e reações psicológicas dos residentes, exemplificadas em sequência. Raiva (pacientes não aderentes ao tratamento, síndrome de Munchausen); tristeza (tetraplegia, câncer metastático); ansiedade (pacientes intubados, infarto do miocárdio, parada cardíaca); desamparo (demência); *stress* (infarto do miocárdio, parada cardíaca).

Stress do Profissional Médico

Os médicos já experientes também sofrem *stress* na atividade profissional (Lo & Schroeder, 1981; Nogueira-Martins, 1989; Nogueira-Martins, 1991; Nogueira-Martins et al., 1991). Certas situações da prática e certos tipos de pacientes geram angústia. Dilemas éticos, decisões sobre a manutenção ou descontinuidade de tratamento em casos graves, lidar com situações nas quais o paciente não aceita continuar um tratamento e/ou submeter-se a um procedimento, a comunicação de diagnósticos graves ou de morte para os familiares são os principais dilemas que ocorrem na prática assistencial com graus variáveis de angústia e desconforto para os médicos, mesmo os mais experientes. É importante também considerar as especialidades em que, por definição, o médico trabalha em horários incertos e atende emergências.

Elstad e Vabo (2008), Giæver *et al.* (2016) e Gustafsson *et al.* (2013) abordam um real contrassenso relacionado ao *stress* físico do médico: muitos deles comparecem normalmente ao trabalho quando ficam doentes. Os autores identificam que este presenteísmo aumenta particularmente onde há alto *stress* laboral. Obviamente há maior risco de erros médicos e perda de produtividade nesta situação. Fatores diversos concorrem para isto, como clima competitivo e mitos sobre um médico saudável, insuficiência de profissionais para substituição, permanência no emprego, comunicação inadequada com possíveis substitutos e problemas da coordenação da equipe médica. Os médicos do mundo todo parecem negligenciar ou esconder suas próprias doenças e têm dificuldade de submeter-se a tratamentos. Sabem que estão propensos a adoecer, mas não dominam por completo sua própria saúde. Os médicos correm riscos ao consultarem colegas fortuitamente solicitando medicação, sem fazerem a avaliação diagnóstica que propiciam e orientam aos seus pacientes (Nogueira-Martins, 1991). Também impactam a saúde por não observarem qualidade alimentar e regularidade nos horários de alimentação, quando se alimentam, sem realizar o *stress* físico gerado pela falta de rotinas saudáveis.

Com relação à prevalência de doenças nos profissionais médicos, estudos de todo o mundo demonstram tendências que se assemelham. Foram consultados os estudos estatísticos recentes de Taiwan. Apesar da árdua carga de trabalho, médicos cirurgiões e clínicos apresentaram menor risco de urolitíase do que a população geral e outros profissionais de saúde (Chen et al., 2016). E com relação à população geral, médicos têm uma maior prevalência de hipertensão e hiperlipidemia, porém menor risco de infarto do miocárdio se houver controle de comorbidades (Chen et al., 2015). Cargas de trabalho pesadas, longas horas de trabalho, *stress* no local de trabalho, plantões noturnos e enfrentamento podem explicar o maior risco para úlcera péptica em alguns trabalhadores de saúde. Dentre os médicos, cirurgiões, ginecologistas e especialistas em medicina de família, além dos internos, apresentaram maior risco de úlcera (Lin et al., 2015). Médicos e enfermeiras também têm risco aumentado de enxaqueca em relação à população (Kuo et al., 2015). O risco de câncer em médicos não foi significativamente associado com especialidades. Os médicos em Taiwan tiveram um menor risco de câncer em geral, porém maior risco para câncer de próstata e de mama do que a população geral. Esses novos achados epidemiológicos requerem estudos adicionais multicêntricos (Lee et al., 2015). Os médicos não são mais saudáveis mas, especialmente nos centros médicos, têm uma maior consciência da doença e um maior acesso aos cuidados médicos, o que permite um tratamento oportuno que pode prevenir, tratar ou reverter condições críticas, como o infarto (Chen et al., 2016).

No âmbito psiquiátrico, alto *stress* ocupacional e *burnout* entre os médicos podem levar a problemas de sono, ansiedade, depressão e até mesmo suicídio. Mesmo assim, o risco real para esses problemas de saúde comportamental em médicos tem sido pouco investigado. Médicos que trabalham em hospital têm menor probabilidade de depressão tratada do que a população em geral, apesar de terem mais insônia e ansiedade. A submedicação foi observada em alguns subgrupos de médicos, variando em idade e especialidade, de acordo com Huang *et al.* (2015). Na década de 1980 o psiquiatra canadense Isaac Sakinofsky relacionou o conhecimento farmacológico dos médicos como elemento determinante facilitador de suicídios. Ele também relatou o uso abusivo de drogas e álcool gerando cirrose (Correa, 2016).

Burnout é o *stress* ocupacional diretamente relacionado à dissonância entre as demandas de trabalho e os recursos disponíveis, sendo essa denominação criada por Herbert J. Freudenberg na década de 1970 (Correa, 2016). Fadiga de compaixão é angústia experimentada por cuidadores de contínuo contato com pacientes que estão sofrendo, como pode ocorrer em neonatologistas e intensivistas. Este último quadro é observado em vários profissionais da saúde e cuidadores, mas é pouco estudado entre os médicos (Weintraub et al., 2016). Já o *burnout* é mais conhecido e ocorre particularmente entre os médicos expostos a um alto nível de *stress*, sendo que há referências de até 40% de médicos americanos acometidos por *burnout* (Correa, 2016). Inclui exaustão emocional, despersonalização (tendência a tratar o paciente friamente) e baixa realização pessoal, com consequências sobre o aspecto pessoal e profissional (Romani & Ashkar, 2014).

DISTÚRBIOS DE SONO

Os problemas do sono são comuns na população em geral e aproximadamente 1/3 dos adultos relata alguma forma de insônia (Lim & Dinges, 2010).

O sono pode ser definido como um estado funcional, reversível e cíclico, com algumas manifestações comportamentais características, como uma imobilidade relativa e o aumento do limiar de resposta aos estímulos externos. Ocorrem variações orgânicas dos parâmetros biológicos acompanhadas por uma modificação da atividade mental (Roth & Roehrs, 2000). O sono cumpre papel restaurador das funções fisiológicas. As alterações deste padrão acarretarão desequilíbrio homeostático, com alterações nas funções do sistema imunológico, humor, irritabilidade, habilidade de adaptação, desempenho, resposta comportamental (Davis et al., 1999). As alterações do sono podem ser acompanhadas de insônia, ronco e apneia do sono. A insônia é a queixa mais frequente, por dificuldade de iniciar e manter o sono noturno, gerando como consequência a sonolência diurna.

O ronco e a apneia apresentam um quadro típico de dificuldade respiratória, com engasgos, ruído ao dormir, sensação de sufocamento, acordar com falta de ar, sonolência diurna, falta de concentração, dificuldade escolar e podem ocorrer em qualquer faixa etária. Sua etiologia varia de acordo com a idade e a sintomatologia, podendo ser desde uma hipertrofia adenoidiana e obesidade até doenças neurológicas.

O papel crucial do sono na manutenção da saúde mental, no aprendizado de alto nível e bem-estar geral tem recebido atenção considerável na última década, de acordo com Gumenyuk et al., 2014; Asarnow et al., 2014; Dewald et al., 2010; e Philibert, 2005. Os estudantes de medicina são considerados uma população particularmente propensa a problemas relacionados ao sono. Estudos de vários países têm documentado uma alta prevalência de distúrbios do sono entre estudantes de medicina, incluindo privação de sono, baixa qualidade do sono e sonolência diurna excessiva (EDS) (Giri et al., 2013).

A pesquisa sobre os distúrbios do sono em estudantes de medicina de graduação é de particular interesse por causa da relação conhecida entre sono e saúde mental. Um grande número de evidências suporta a noção de que o sono de boa qualidade é importante para um ótimo desempenho neurocognitivo e psicomotor e na manutenção da saúde física e mental (Giri et al., 2013). Uma pesquisa internacional em dez países mostrou 32,6% de prevalência de insônia entre os pacientes de cuidados primários. Em geral, quatro características fundamentais do sono influenciam no desempenho acadêmico: quantidade, qualidade, regularidade e estágios do sono (Dyrbye et al., 2006).

Huen et al. (2007) avaliaram estudantes de medicina chinesa e evidenciaram que cerca de 70% dos estudantes de medicina de Hong Kong relataram privação de sono, confirmada por gravações, sem diferenças significativas de gênero e idade. O período médio de sono noturno para todos os estudantes pesquisados foi de apenas 6,6 horas.

Um amplo estudo de estudantes de medicina da Malásia, conduzido por Zailinawati et al. (2009), revelou que a sonolência diurna ocorreu em 35,5% (como avaliado pelo *Epworth Sleepiness Score* [ESS] > 11) e a má qualidade do sono foi relatada em 16%. Em uma pesquisa com 150 estudantes de medicina indianos, 30,6% relataram ESS > 10, indicando sonolência diurna. A qualidade do sono nas mulheres foi melhor do que nos homens (Giri et al., 2013). Nos Estados Unidos, a qualidade do sono dos estudantes de medicina avaliada pelo Índice de Qualidade do sono de Pittsburgh (PSQI) foi significativamente pior do que uma amostra de adultos saudáveis (Brick et al., 2010). Em um estudo realizado no Brasil, 28,2% dos estudantes de medicina tiveram insônia. As mulheres tiveram mais dificuldade em manter o sono do que os homens, e os homens eram mais propensos a "adormecer mais tarde" (Loayza et al., 2001). Na Europa, um estudo realizado na Lituânia revelou que a qualidade do sono é baixa em 40% dos estudantes de medicina, conforme medido pelo PSQI, assim como as dificuldades relatadas para iniciar e manter o sono eram mais comuns nos estudantes de medicina do que nos adultos jovens que não eram estudantes (Veldi et al., 2005). Uma revisão sistemática de 40 estudos do Canadá e dos Estados Unidos mostrou um nível consistentemente maior de sofrimento psicológico entre os estudantes de medicina em comparação com a população em geral. Níveis elevados de exaustão emocional também foram associados com problemas de sono. No entanto, o relacionamento pode ser recíproco. Um estudo recente sobre problemas de *burnout* e sono em estudantes de medicina mostrou que níveis mais altos de exaustão emocional e EDS estavam correlacionados. (Dyrbye et al., 2006; Pagnin et al., 2014).

O desempenho acadêmico dos estudantes de medicina parece influenciar e ser influenciado pelo sono. Em um estudo qualitativo que abordou fatores que determinam o desempenho acadêmico dos estudantes de medicina, os alunos identificaram a gestão da privação do sono como crucial para o sucesso acadêmico. As horas de sono adquiridas pré-exames foram identificadas como fator preditivo de pontuações nos exames de estudantes de medicina. Do mesmo modo, a má qualidade do sono antes dos exames mostrou-se correlacionada com pior desempenho acadêmico. O efeito do sono sobre o desempenho cognitivo e psicomotor pode estar subjacente a essas associações (Dewald et al., 2010; e Philibert, 2005).

Por exemplo, uma metanálise de 24 estudos mostrou que adultos diagnosticados com insônia apresentaram maiores níveis de comprometimento da função cognitiva na memória em comparação com aqueles sem insônia. Além disso, o desempenho psicomotor de estudantes de medicina, particularmente na capacidade de julgamento, mostrou piorar com 24 horas de privação de sono (Dewald et al., 2010).

Os problemas do sono estão associados a fatores intrínsecos e ambientais. Fatores biológicos, como hiperestimulação do sistema nervoso autônomo e do eixo hipotálamo-hipófise-adrenal, podem ser predisponentes para insônia, assim como cognições pré-sono, isto é, pensamento ativo, preocupação, planejamento e análise à hora de dormir estão significativamente correlacionadas com a insônia, descrevem Suen *et al.* (2008).

Um estudo de estudantes lituanos que tentou abordar essa questão indicou que a atitude era o principal fator que diferenciava os estudantes de medicina de seus pares em outros programas universitários. Preisegolaviciute *et al.* (2010) demonstraram que os estudantes de medicina estudavam por um período mais longo, dormiam menos e apresentavam ansiedade em relação aos seus resultados. Além disso relataram menor tempo de lazer quando comparados aos estudantes de economia.

Problemas físicos podem ser fatores de risco para o distúrbio do sono. Pasha & Khan (2003) avaliaram fatores de risco para a apneia do sono entre estudantes de medicina paquistaneses e relataram que 27% dos homens e 12% das mulheres tinham ronco disruptivo.

As atitudes dos estudantes de medicina, escolhas de estilos de vida, carga acadêmica, uso de *internet* e potencialmente apneia do sono podem contribuir para distúrbios do sono, e alguns fatores são provavelmente inter-relacionados. Por exemplo, a insônia pode ser influenciada pelo estilo de vida, carga acadêmica e uso da *internet*, além dos ritmos biológicos subjacentes. Uma revisão de Curcio *et al.* (2006) sugeriu que a aprendizagem do aluno e o desempenho acadêmico estão intimamente ligados à qualidade e quantidade do sono.

O sono estabiliza e melhora os processos cognitivos. Competências cognitivas como a consolidação e codificação de memórias são muito importantes para o ensino superior, especialmente para a educação médica, porque os estudantes de medicina precisam reter uma quantidade substancial de conhecimento factual complexo dentro de curto período de tempo (Ahrberg et al., 2012).

Bahammam *et al.* (2012) avaliaram estudantes de medicina saudáveis da Universidade King Saud da Arábia Saudita, mostrando que os alunos com desempenho "médio" estavam subjetivamente mais sonolentos durante a aula e relataram maior ESS em comparação com "excelentes". Os "excelentes" relataram dormir mais cedo e também maior duração do sono durante a semana. Os autores concluíram que a diminuição do tempo de sono noturno, a hora de dormir tardia durante a semana e o aumento da sonolência diurna estavam negativamente associados ao desempenho acadêmico em estudantes de medicina.

Um trabalho sobre um grupo de estudantes de medicina brasileiros mostrou que a sonolência diurna excessiva afetou negativamente seu desempenho acadêmico. Medeiros *et al.* (2001) demonstraram uma correlação entre o início do sono, regularidade do sono e duração do sono com o desempenho acadêmico dos estudantes de medicina. Entre um grupo de estudantes de medicina de Hong Kong, houve correlações significativas entre os resultados do exame escrito e os tempos habituais de vigília, e também entre avaliação de habilidades clínicas e qualidade de sono. Esses resultados sugerem que os estudantes com privação do sono e pior qualidade de sono apresentam maior risco de prejudicar o desempenho acadêmico (Yeung et al., 2008). Interessantemente, um estudo na Universidade de Munique detectou que o hábito de sono-vigília era o preditor mais importante do desempenho da escola médica do que a qualidade do sono ou o tempo do sono (Genzel et al., 2013). Outro estudo na mesma universidade com o objetivo de descrever a inter-relação do desempenho acadêmico, sono e *stress* descobriu que o baixo desempenho acadêmico está correlacionado com baixa qualidade do sono e alto *stress* antes dos exames, levando a um ciclo vicioso (Onyper et al., 2012).

Embora seja claro que a interrupção do sono deve ser minimizada para todos os seres humanos que estão tentando otimizar seu potencial de aprendizagem, existem alguns efeitos muito específicos da privação de sono a considerar em estudantes de medicina. Durante a escola de medicina os alunos desenvolvem atitudes e hábitos profissionais que terão ao longo da vida. Mas a privação do sono tem mostrado ter grandes efeitos negativos sobre a inteligência emocional, incluindo a capacidade de demonstrar empatia, segundo Killgore *et al.*, 2008. Uma tendência perturbadora relatada por Chen *et al.* (2007) é que os estudantes de medicina realmente se tornam menos, ao invés de mais empáticos, à medida que progridem com anos de treinamento. Embora a causa subjacente desta tendência seja provavelmente multifatorial, é bem possível que os hábitos de sono dos estudantes de medicina diminuam a sua capacidade de serem empáticos tanto para com os doentes como para com os colegas. A consciência deste potencial é pelo menos um passo à frente na abordagem da qualidade dos profissionais de saúde que se formam.

Existe uma clara correlação entre os distúrbios do sono e várias doenças psiquiátricas, especialmente os transtornos do humor e ansiedade. A má qualidade do sono, que está associada a muitos transtornos do sono, pode predispor ao desenvolvimento ou exacerbação de sofrimento psicológico e doença mental. Do mesmo modo, a presença de doença psiquiátrica pode complicar o diagnóstico e o tratamento dos distúrbios do sono (Sateia, 2009).

Muitos estudos têm sido feitos para investigar a associação entre transtornos psiquiátricos e distúrbios do sono na população em geral. Esses estudos indicam que o distúrbio do sono pode ser uma comorbidade, uma causa ou um sintoma de transtornos psiquiátricos (Ford & Kamerow, 1989). Há evidências de que transtornos psiquiátricos como depressão e *stress* psicossocial podem ser causados por insônia, de acordo com Chang *et al.* (1997). Na verdade, a insônia aumenta o risco de desenvolvimento de depressão e também pode ser um marcador precoce para depressão, ansiedade e abuso de álcool (Ford & Kamerow, 1989). Dessa forma, continua sendo difícil determinar a importância relativa da insônia como precursora ou consequência da depressão (Ohayon et al., 1997).

A privação crônica do sono pode também conduzir às desordens do abuso de substâncias. Para regular o horário de sono/vigília os jovens podem usar álcool e drogas de balcão em maior frequência. A consequência final de tais comportamentos pode levar ao "ciclo estimulação-sedação", que é o uso de estimulantes para neutralizar a sonolência diurna e o uso subsequente de sedativos para neutralizar os efeitos do estimulante. A presença de tal relação entre privação de sono e abuso de substância entre médicos e alunos precisa ser mais bem explorada, como indicam Drennan *et al.* (1991). Poucos estudos têm sido feitos entre estudantes de medicina para detectar a relação entre problemas de sono e saúde mental.

O *Johns Hopkins Precursors Study*, um estudo prospectivo de longo prazo, foi realizado em 1.053 homens que forneceram informações sobre hábitos de sono durante a escola de medicina. Os dados coletados por Chang *et al.* (1997) estudaram a relação de distúrbios do sono e posterior depressão clínica e sofrimento psiquiátrico. Durante o período médio de seguimento de 34 anos o risco relativo de depressão clínica foi maior entre os que reportaram insônia durante o curso universitário. Este estudo defendeu que a insônia em homens jovens era indicativa de um maior risco de depressão clínica subsequente e sofrimento psiquiátrico.

Um estudo no Brasil encontrou uma razão de risco cumulativo de 5,47 para distúrbios psiquiátricos menores entre os estudantes de medicina que apresentaram sonolência, interrupção ocasional do sono, insônia ou sono < 7 h por dia (Hidalgo & Caumo, 2002). Em outro estudo brasileiro, Loayza *et al.* (2001) concluíram que a avaliação da insônia pode ser uma boa ferramenta para a identificação de estudantes de medicina que poderiam se beneficiar da avaliação psiquiátrica e medidas preventivas. Em um grupo de estudantes de medicina estonianos, a insônia inicial, pesadelos, hábitos alimentares noturnos, sonolência diurna e sono durante a aula estavam associados a depressão e ansiedade. As relações entre os sintomas do sono e os sintomas emocionais eram diferentes em estudantes de medicina masculinos e femininos (Eller et al., 2006). Um grupo de estudantes de medicina chineses mostrou correlação significativa entre a qualidade do sono e depressão ou ansiedade, segundo Feng *et al.* (2005).

A privação do sono gera distúrbios cognitivos, alteração do humor e fadiga, que podem comprometer o desempenho profissional dos médicos e fragilizar sua saúde.

PREVENÇÃO E CONSIDERAÇÕES FINAIS

Além dos profissionais médicos, os estudantes e residentes em especial são submetidos a diversos tipos de *stress* durante o treinamento, e isto pode gerar problemas à sua saúde física e mental, à vida pessoal e ao relacionamento médico-paciente, comprometendo a qualidade da assistência prestada.

Para ambos os grupos de estudantes ou profissionais médicos, pode ser benéfica a elaboração de políticas, mudanças estruturais nos padrões de trabalho e apoio psicológico. No Brasil, existem programas de apoio psicopedagógico nos cursinhos pré-vestibulares. Em programas de residência, o pioneiro é o Núcleo de Assistência e Pesquisa em Residência Médica (Napreme) da UNIFESP, São Paulo, Brasil. Os principais objetivos são reduzir o *stress* do treinamento, promover o crescimento profissional e pessoal, prevenir disfunções profissionais e distúrbios emocionais nos residentes (Correa, 2016).

A prática de esportes, atividades paralelas, *hobbies*, são excelentes válvulas de escape e devem ser estimuladas. Esportes coletivos são importante forma de fortalecimento de laços entre componentes de equipes. Hoje também se destacam atividades de voluntariado, que resultam no bem de todos os envolvidos. Além dos resultados positivos e da espiral virtuosa, o relato de uma atividade voluntária no *curriculum vitae* é considerado diferencial. Em São Paulo (Brazil), o projeto "Sorrir é Viver" (Faculdade de Medicina do ABC) enfatiza a humanização dos estudantes de medicina, fortalecendo a relação médico-paciente através da arte lúdica do *clown* (modalidade teatral), inspirado no trabalho de Patch Adams atuando junto aos pacientes do hospital-escola, envolvendo-os em ações sociais e promoção de saúde junto às comunidades carentes da área.

Na prevenção e no tratamento do *burnout* são importantes os programas de gerenciamento de *stress* que incluem técnicas de relaxamento, terapia cognitivo--comportamental ou terapia individual. A combinação de intervenções individuais e organizacionais pode ter um bom impacto na redução dos escores de *burnout* entre médicos. Exercícios físicos, observação de horários de sono e hábitos alimentares saudáveis, compatíveis com o ciclo circadiano, relacionam-se com a manutenção da saúde. São muito úteis iniciativas como a criação de escalas como a PhysDis (Pedrazza *et al.*, 2016) para mensuração objetiva da insatisfação no trabalho do médico, apropriadas para avaliação multicêntrica dos profissionais pela instituição e prevenindo o *burnout*.

A atividade médica exige ótimos reflexos e interações rápidas, daí ser importante o médico observar a utilização parcimoniosa de álcool e qualquer substância psicoativa, especialmente hipnoindutores, uma vez que os distúrbios de sono e disforias se tornam impeditivos de uma atividade profissional plena e saudável, como defendem Poyares *et al.* (2005).

REFERÊNCIAS

1. Adám, S. (2009). High prevalence of work-family conflict among female physicians: lack of social support as a potential antecedent. *Orv Hetil, 150,* 2274-81.
2. Ahrberg, K., Dresler, M., Niedermaier, S., Steiger, A., & Genzel, L. (2012). The interaction between sleep quality and academic performance. *J Psychiatr Res, 46,* 1618-22.
3. Asarnow, L.D., McGlinchey, E., Harvey, & A. G. (2014). The effects of bedtime and sleep duration on academic and emotional outcomes in a nationally representative sample of adolescents. *J Adolesc Health, 54,* 350-356.
4. Bahammam A. S., Alaseem, A. M., Alzakri, A. A., Almeneessier, A. S., & Sharif, M. M. (2012). The relationship between sleep and wake habits and academic performance in medical students: a cross-sectional study. *BMC Med Educ,* 12:61.

5. Bassols, A. M., Sordi, A. O., Eizirik, C. L., Seeger, G. M., Rodrigues, G. S., Reche, M. (2008). A prevalência de stress em uma amostra de estudantes do curso de Medicina da Universidade Federal do Rio Grande do Sul. *Rev HCPA, 28*, 153-7.
6. Bentley, M. A., Crawford, J. M., Wilkins, J. R., Fernandez, A. R., & Studnek, J. R. (2013). An assessment of depression, anxiety, and stress among nationally certified EMS professionals. *Prehosp Emerg Care, 17*, 330-8.
7. Boscolo, P. (2009). Effects of occupational stress and job insecurity on the immune response. *G Ital Med Lav Ergon, 31*, 277-80.
8. Brant, H., Wetherell, M. A., Lightman, S., Crown, A., & Vedhara, K. (2010). An exploration into physiological and self-report measures of stress in pre-registration doctors at the beginning and end of a clinical rotation. *Stress, 13*, 155-62.
9. Brick, C. A., Seely, D. L., Palermo, T. M. (2010). Association between sleep hygiene and sleep quality in medical students. *Behav Sleep Med, 8*, 113-21.
10. Chang, P. P., Ford, D. E., Mead, L. A., Cooper-Patrick, L., & Klag, M. J. (1997). Insomnia in young men and subsequent depression. The Johns Hopkins Precursors Study. *Am J Epidemiol, 146*, 105-14.
11. Chen, D., Lew, R., Hershman, W., & Orlander, J. (2007). A cross-sectional measurement of medical student empathy. *J Gen Intern Med, 22*, 1432-8.
12. Chen, M. H., Weng, S. F., Hsu, C. C., Lin, H. J., Su, S. B., Wang, J. J., et al. (2016). Urolithiasis risk: a comparison between healthcare providers and the general population. *BMC Health Serv Res, 16*, 273.
13. Chen, Y. T., Huang, C. C., Weng, S. F., Hsu, C. C., Wang, J. J., Lin, H. J., et al. (2015). Acute myocardial infarction: a comparison of the risk between physicians and the general population. *Biomed Res Int*, 904328.
14. Chiapponi, C., Meyer, C. Y., Heinemann, S., Meyer, F., Biberthaler, P., Bruns, C. J., et al. (2016). Stress-Related Job Analysis for Medical Students on Surgical Wards in Germany. *J Surg Educ, 2*, S1931-7204.
15. Colford, J. M., & McPhee, S. J. (1989). The ravelled sleeve of care – managing the stresses of residency training. *JAMA, 261*, 889-93.
16. Correa, V. (2016). The health of doctors in check. *DOC – Gestão em Saúde, 7*, 35-44.
17. Cousins, N. (1981). Internship: preparation or hazing? *JAMA, 245*, 377.
18. Curcio, G., Ferrara, M., & De Gennaro, L. (2006). Sleep loss, learning capacity and academic performance. *Sleep Med Rev, 10*, 323-37.
19. Davis, F. C., Frank, M. G., Heller, H. C. (1999). Ontogeny of sleep and circadian rhythms. In: Turek FW, Zee PC. Regulation of sleep and circadian rhythms. New York: Marcel Dekker, Inc, p. 19-79.

20. Dewald, J. F., Meijer, A. M, Oort, F. J., Kerkhof, G. A., & Bögels, S. M. (2010). The influence of sleep quality, sleep duration and sleepiness on school performance in children and adolescents: A meta-analytic review. *Sleep Med Rev, 14,* 179-189.

21. Drennan, M. D., Klauber, M. R., Kripke, D. F., & Goyette, L. M. (1991). The effects of depression and age on the Horne-Ostberg morningness-eveningness score. *J Affect Disord, 23,* 93-8.

22. Dyrbye, L. N., Thomas, M. R, & Shanafelt, T. D. (2006). Systematic review of depression, anxiety, and other indicators of psychological distress among U.S. and Canadian medical students. *Acad Med, 81,* 354-373.

23. Eller, T., Aluoja, A., Vasar, V., & Veldi, M. (2006). Symptoms of anxiety and depression in Estonian medical students with sleep problems. *Depress Anxiety, 23,* 250-6.

24. Elstad, J. I., Vabø, M. (2008). Job stress, sickness absence and sickness presenteeism in Nordic elderly care. Scand J Public Health, 36, 467-74.

25. Engel, W., Seime, R., Powell, V., & D'Alessandri, R. (1987). Clinical performance of interns after being on call. *South Med J, 80,* 761-3.

26. Feng, G., Chen, J., & Yang, X. (2005). Study on the status and quality of sleep-related influencing factors in medical college students. *Zhonghua Liu Xing Bing Xue Za Zhi, 26,* 328-31.

27. Ford, D. E., & Kamerow, D.B. (1989). Epidemiologic study of sleep disturbances and psychiatric disorders. An opportunity for prevention? *JAMA, 262,* 1479-84.

28. Friedman, R. C., Bigger, J. T., Kornfeld, D. S. (1973). Psychological problems associated with sleep deprivation in interns. *J Med Edu, 48,* 436-41.

29. Genzel, L., Ahrberg, K., Roselli, C. (2013). Sleep timing is more important than sleep length or quality for medical school performance. *Chronobiol Int, 30,* 766-71.

30. Giæver, F., Lohmann-Lafrenz, S., & Løvseth, L. T. (2016). Why hospital physicians attend work while ill? The spiralling effect of positive and negative factors. *BMC Health Serv Res, 5,* 548.

31. Giri, P., Baviskar, M., & Phalke, D. (2013). Study of sleep habits and sleep problems among medical students of Pravara Institute of medical sciences loni, Western maharashtra, India. *Ann Med Health Sci Res, 3,* 51-54.

32. Gumenyuk, V., Howard, R., Roth, T., Korzyukov, O., & Drake, C. L. (2014). Sleep loss, circadian mismatch, and abnormalities in reorienting of attention in night workers with shift work disorder. *Sleep, 37,* 545-556.

33. Gustafsson Sendén, M., Løvseth, L. T., Schenck-Gustafsson, K., & Fridner, A. (2013). What makes physicians go to work while sick: a comparative study of sickness presenteeism in four European countries. *HOUPE; Swiss Med Wkly, 143,* 13840.

34. Herzog, D. B., Wyshak, G., & Stern, T. A. (1984). Patient-generated dysphoria in house officers. *J Med Educ, 59,* 869-74.

35. Hidalgo, M. P., & Caumo, W. (2002). Sleep disturbances associated with minor psychiatric disorders in medical students. *Neurol Sci, 23,* 35-9.
36. Huang, C. L., Weng, S. F., Wang, J. J., Hsu, Y. W., & Wu, M. P. (2015). Risks of Treated Insomnia, Anxiety, and Depression in Health Care-Seeking Physicians: A Nationwide Population-Based Study. *Medicine (Baltimore), 94,* e1323.
37. Huen, L. L., Chan, T. W., Yu, W. M., Wing, Y. K. (2007). Do medical students in Hong Kong have enough sleep? *Sleep Biol Rhythms, 5,* 226.
38. Killgore, W. D., Kahn-Greene, E. T., Lipizzi, E. L., Newman, R. A., Kamimori, G. H., & Balkin, T. J. (2008). Sleep deprivation reduces perceived emotional intelligence and constructive thinking skills. *Sleep Med, 9,* 517-2.
39. Kuo, W. Y., Huang, C. C., Weng, S. F., Lin, H. J., Su, S. B., Wang, J. J., et al. (2015). Higher migraine risk in healthcare professionals than in general population: a nationwide population-based cohort study in Taiwan. *J Headache Pain, 16,* 102.
40. Lee, Y. S., Hsu, C. C., Weng, S. F., Lin, H. J., Wang, J. J., Su, S. B., et al. (2015). Cancer Incidence in Physicians: A Taiwan National Population-based Cohort Study. *Medicine (Baltimore), 94,* e2079.
41. Lim, J., & Dinges, D. F. (2010). A meta-analysis of the impact of short-term sleep deprivation on cognitive variables. *Psychol Bull, 136,* 375-389.
42. Lin, H. Y., Weng, S. F., Lin, H. J., Hsu, C. C., Wang, J. J., Su, S. B., et al. (2015). Peptic Ulcer Disease in Healthcare Workers: A Nationwide Population-Based Cohort Study. *PLoS One, 10,* e0135456.
43. Lo, B., & Schroeder, S. A. (1981). Frequency of ethical dilemmas in a medical inpatient service. *Arch Intern Med, 141,* 1062-4.
44. Loayza, H. M. P., Ponte, T. S., & Carvalho, C. G. (2001). Association between mental health screening by self-report questionnaire and insomnia in medical students. *Arq Neuropsiquiatr, 59,* 180-5.
45. Medeiros, A. L., Mendes, D. B., Lima, P. F., & Araujo, J. F. (2001). The relationships between sleep-wake cycle and academic performance in medical students. *Biol Rhythm Res, 32,* 263-70.
46. Nogueira-Martins, L. A. (1989). Consultoria psiquiátrica e psicológica no hospital geral: a experiência do Hospital São Paulo. *Rev ABP-APAL, 11,* 160-4.
47. Nogueira-Martins, L. A. (1991). Atividade médica: fatores de risco para a saúde mental do médico. *Rev Bras Clín Terap, 20,* 355-64.
48. Nogueira-Martins, L. A, De Marco, M. A., Manente, M. L. F., Noto, J. R. S., & Bianco, S. M. (1991). *Dilemas éticos no hospital geral. Bol de Psiq, 24,* 28-34.
49. Nogueira-Martins, L. A., & Jorge, M. R. (1998). Natureza e magnitude do stress na Residência Médica. *Rev Ass Med Brasil, 44,* 28-34.

50. Ohayon, M. M., Caulet, M., Priest, R. G., & Guilleminault, C. (1997). DSM-IV and ICSD-90 insomnia symptoms and sleep dissatisfaction. *Br J Psychiatry, 171,* 382-8.
51. Onyper, S. V., Thacher, P. V., Gilbert, J. W., & Gradess, S. G. (2012). Class start times, sleep, and academic performance in college: a path analysis. *Chronobiol Int, 29,* 318-35.
52. Pagnin, D., De Queiroz, V., Carvalho, Y. T., Dutra, A. S., Amaral, M. B., & Queiroz, T. T. (2014). The relation between burnout and sleep disorders in medical students. *Acad Psychiatry, 38,* 438-444.
53. Pasha, S. N., & Khan, U. A. (2003). Frequency of snoring and symptoms of sleep apnea among Pakistani medical students. *J Ayub Med Coll Abbottabad, 15,* 23-5.
54. Pedrazza, M., Berlanda, S., Trifiletti, E., Bressan, F. (2016). Exploring Physicians' Dissatisfaction and Work-Related Stress: Development of the PhyDis Scale. *Front Psychol, 18,* 1238.
55. Philibert, I. (2005). Sleep loss and performance in residents and nonphysicians: a meta-analytic examination. *Sleep, 28,* 1392-1402.
56. Poyares, D., Pinto, Jr. L. R., Tavares, S., & Barros-Vieira, S. (2005). Hipnoindutores e insônia. *Rev Bras Psiquiatr, 27,* s2-7.
57. Preisegolaviciute, E., Leskauskas, D., & Adomaitienė, V. (2010). Associations of quality of sleep with lifestyle factors and profile of studies among Lithuanian students Medicina (Kaunas), 46, 482-9.
58. Romani, M., & Ashkar, K. (2014). Burnout among physicians. *Libyan J Med, 17,* 23556.
59. Roth, T., & Roehrs, T. (2000). Sleep organization and regulation. *Neurology, 54,* S2-S7.
60. Sateia, M. J. (2009). Update on sleep and psychiatric disorders. *Chest, 135,* 1370-9.
61. Small, G. W. (1981). House officer *stress* syndrome. *Psychosomatics, 22,* 860-9.
62. Suen, L. K., Hon, K. L., & Tam, W. W. (2008). Association between sleep behavior and sleep-related factors among university students in Hong Kong. *Chronobiol Int, 25,* 760-7.
63. Tokarz, J. P., Bremerr, M., & Peters, K. (1979). *Beyond survival ¾ the challenge of the impaired student and resident physician.* Chicago: American Medical Association.
64. Veldi, M., Aluoja, A., & Vasar, V. (2005). Sleep quality and more common sleep-related problems in medical students. *Sleep Med, 6,* 269-75.
65. Weintraub, A. S., Geithner, E. M., Stroustrup, A., & Waldman, E. D. (2016). Compassion fatigue, burnout and compassion satisfaction in neonatologists in the US. J Perinatol, 36, 1021-6.
66. Yeung, W. F., Chung, K. F., & Cy Chan, T. (2008). Sleep-wake habits, excessive daytime sleepiness and academic performance among medical students in Hong Kong. *Biol Rhythm Res, 39,* 369-77.
67. Zailinawati, A. H., Teng, C. L., Chung, Y. C., Teow, T. L., Lee, P. N., & Jagmohni, K. S. (2009). Daytime sleepiness and sleep quality among Malaysian medical students. *Med J Malaysia, 64,* 108-10.

Ritmicidade e Valores de Cortisol Produzidos por Brasileiros sob Diferentes Condições Estressantes

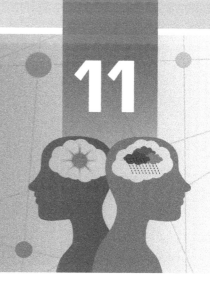

Dora Maria Grassi Kassisse
Instituto de Biologia da Universidade Estadual de Campinas

RESUMO

O termo *stress* psicossocial é utilizado para se referir a uma grande variedade de fatores psicológicos e sociais que se relacionam com a saúde e a doença mental. O acesso à informação pela sociedade tem contribuído de maneira relevante para prevenção de doenças e a longevidade da população. O *stress* psicossocial tem causado forte impacto na saúde da comunidade, que vem apresentando aumento no aparecimento se sintomas de distresse. O termo *stress* está intimamente associado ao hormônio cortisol e gera a interpretação errônea de que a presença deste hormônio é sinal de doença. O objetivo deste capítulo é apresentar as concentrações salivares e capilares de cortisol de brasileiros sob diferentes condições. Estes dados são provenientes de teses de doutorado, dissertações de mestrado e de iniciação científica orientadas ou co-orientadas por mim e de colaborações realizadas pelo Laboratório de Estudos do *Stress* na Unicamp, sob minha responsabilidade. Os valores foram quantificados em diferentes momentos ao longo do dia, e em dias de repouso e em atividade, objetivando identificar valores diários, bem como a sua ritmicidade.

INTRODUÇÃO

Breve Histórico

Claude Bernard, Walter B. Cannon e Hans Selye apresentaram conceitos-chave à ciência que são ainda atuais. Bernard introduziu a ideia do meio interno – o *milieu intérieur* – mantido por mudanças compensatórias contínuas das funções corporais. Cannon, por sua vez, cunhou a palavra homeostase, referindo-se a um conjunto de limites aceitáveis de valores para as variáveis internas. Ele avançou indicando que as ameaças à homeostase evocariam a ativação do sistema simpatoadrenal como uma unidade funcional. Selye, em seguida, definiu o termo *stress* como um estado caracterizado por um padrão de resposta uniforme, independentemente do agente estressor, e que este estado poderia conduzir a alterações patológicas em longo prazo. Alostase foi apresentado como um conceito em reconhecimento de que não existe um conjunto ideal único de condições de estado estacionário na vida; em vez disso, *set points* (pontos de ajustes), e que os critérios de resposta estão em constante mudança. Diferentes agentes desencadeadores da resposta de *stress* provocam diferentes padrões de ativação, principalmente no sistema nervoso simpático (SNS), nos hormônios adrenomedulares, no eixo hipotálamo-hipófise-adrenal (HPA) fechando a alça de *feedback* negativa. Os conceitos envolvidos no campo do *stress* são aplicáveis na fisiologia e a uma variedade de doenças agudas e crônicas (Goldstein & Kopin, 2007; McEwen & Gianaros, 2010, 2011; McEwen & Wingfield, 2003). Estes conceitos relacionados ao *stress* tiveram e ainda têm enorme impacto tanto na cultura popular como na neuroendocrinologia moderna. Esta última relacionando a epigenética com a regulação da vulnerabilidade e/ou a resiliência ao *stress* (Griffiths & Hunter, 2014; Hunter, 2012; Hunter & McEwen, 2013; Zannas & West, 2014).

Fisiologia da Reação ao *Stress*

A presença de cortisol em nosso organismo é rítmica e apresenta altos valores ao amanhecer e concentrações mínimas antes de dormir. Alguns pesquisadores indicam que um dos principais fatores envolvidos com esta ritmicidade é a necessidade da manutenção da glicemia matinal para a busca do alimento. Este comportamento foi mais relevante em nossa origem, quando necessitávamos disponibilizar energia, em jejum, para sair em busca do alimento no início do dia. A disponibilização de energia para pensar e agir está intimamente relacionada ao hormônio cortisol e aos eventos estressantes. A importância de valores elevados de cortisol pela manhã também está associada ao estímulo diário para enfrentar nossa rotina. Este estímulo ou energia para o enfrentamento é também conhecido como *eustress*. O cortisol colabora com a manutenção do equilíbrio em todo o organismo, auxiliando, por exemplo, o metabolismo, a atenção e a resposta imune (Miller & O'Callaghan, 2002).

Entretanto, alterações na quantidade de cortisol produzida, quer seja para mais ou para menos, bem como alterações na sua ritmicidade, são respostas do organismo ao *stress* crônico e as responsáveis pelo aparecimento de doenças cardiovasculares, respiratórias, metabólicas, reprodutivas, imunológicas, psicológicas e/ou psiquiátricas. O *stress* crônico que desencadeia doenças é denominado *distress*, *dis* de *disease*, doença na língua inglesa (Sapolsky, 2000).

Uma vez identificados como ameaça ao organismo, os estímulos são transmitidos por meio do tronco cerebral até o córtex e em seguida ao hipotálamo, que induzirá o aumento na liberação do hormônio liberador de corticotrofina (CRH). No hipotálamo também ocorre o estímulo do eixo HPA com consequente ativação do SNS. Em questão de segundos a minutos ocorre aumento nas concentrações circulantes de hormônio adrenocorticotrófico (ACTH), que desencadeia aumento na secreção na região cortical da glândula adrenal de hormônios esteroides como mineralocorticoides, glicocorticoides e androgênios (Charmandari, Tsigos & Chrousos, 2005). A ativação do SNS via ACTH na região medular da glândula adrenal, por sua vez, resulta em aumento nas concentrações circulantes de catecolaminas (Goldstein, 2003). A inter-relação entre hipotálamo, SNS, adeno-hipófise, córtex e medula da adrenal foi enfatizada por Axelrod e Reisine (Axelrod & Reisine, 1984), que classificaram como hormônios do *stress*, além do ACTH e dos glicocorticoides, a adrenalina e a noradrenalina. A combinação das secreções dos eixos hipófise-adrenal e simpático-adrenal constituiria a resposta neuroendócrina aos estímulos estressores (Goldstein, 2003; Sapolsky, Romero & Munck, 2000). No *stress* agudo há predomínio da ativação medular do SNS, e no *stress* crônico a via cortical é a mais prevalente, alterando assim as concentrações e ritmicidade na produção hormonal. Os efeitos do *stress* podem se manifestar em quatro domínios distintos: fisiológico, comportamental, experiência subjetiva e função cognitiva. Os efeitos fisiológicos incluem alterações no sistema neuroendócrino, sistema nervoso autonômico e sistema imunológico. Estes sistemas alterados evocam mudanças adaptativas em praticamente todo o organismo. Todas estas alterações resultam em diferentes respostas de ativação dos eixos HPA e SNS adrenomedular (Figura 11.1) (Steptoe, 2000; Zangerolamo et al., 2015).

Os hormônios glicocorticoides (GC) apresentam papel fundamental na adaptação do organismo. Os resultados de pesquisas de mais de 60 anos mostram que as ações dos hormônios GC em nível celular e molecular são altamente complexas, com múltiplos efeitos fisiológicos e comportamentais em longo prazo (De Kloet, De Kock, Schild & Veldhuis, 1988; De Kloet, Joëls & Holsboer, 2005; De Kloet &

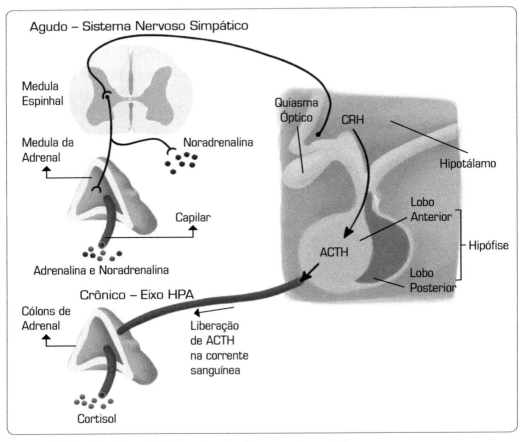

Figura 11.1. Eixo hipotálamo-hipófise-adrenal: *stress* agudo e crônico.

Reul, 1987; Hunter, 2012; McEwen, 2012a, 2012b; Reul et al., 2015). As propriedades ligantes do receptor do hormônio GC foram descritas há 30 anos (Reul & De Kloet, 1985). A corticosterona se liga a dois tipos de receptores, o receptor mineralocorticoide (MR), também chamado de Tipo 1, e o GR, também chamado de tipo 2 (Reul & De Kloet, 1985). A corticosterona se liga aos MRs com alta afinidade (0,1 a 0,5 nM) e aos GRs com baixa afinidade (2,5 a 5 nM) (Reul, van den Bosch & De Kloet, 1987). Com resultado destes conhecimentos, foi verificado que em condições basais os receptores MRs já mostram alta ocupação, e somente depois ocorrerá ocupação dos GRs. Por outro lado, no pico do ritmo circadiano e mais intensamente após condições de *stress* ambos os receptores mostram alto grau de ocupação pelo GC (Reul & De Kloet, 1985). Após a ocupação de seus receptores os hormônios esteroides se deslocam do plasma para o núcleo. A concentração intracelular de moléculas esteroides disponíveis para ligação com seu receptor vai depender das concentrações intracelulares de um mecanismo de controle (pré-receptor) constituído pelas enzimas 11 β-hidroxiesteroide desidrogenase tipo 1 e 2 (11β-HSD$_1$, 11β-HSD$_2$). Enquanto a 11β-HSD$_1$ age predominantemente como uma redutase que converte a cortisona 11-ceto-esteroide, sem afinidade para receptores GR ou MR, em cortisol 11β-hidroxi-glicocorticoide com alta afinidade para ambos receptores. A 11β-HSD$_2$, por sua vez, é uma oxidase que inativa o cortisol em cortisona. Essa característica da 11β-HSD$_2$ permite a proteção na expressão celular dos receptores MRs pela ligação cruzada do hormônio glicocorticoide, o cortisol (Frey, Odermatt & Frey, 2004).

As catecolaminas, também presentes na alostasia e na sobrecarga alostática, atuam na disponibilização de energia armazenada para ser utilizada nas situações de ameaça à integridade física. Suas ações, em receptores específicos (ARs), sofrem a modulação dos glicocorticoides. Assim, o aumento ou a diminuição na expressão de adrenorreceptores seguidos ao *stress* crônico ou agudo, estão diretamente ligados ou em algumas situações dependentes dos GCs (Uchoa et al., 2014).

As correlações diretas ou indiretas de distúrbios decorrentes de *stress* agudo e crônico são grandes desafios. Assim, o estudo de distúrbios relacionados à reação ao *stress* crônico e sobrecarga alostática em constante ascensão na sociedade atual, como metabólicos, cardiovasculares, autoimunes e na reprodução, é altamente relevante, e investigações que correlacionam dois ou mais destes sistemas são desafiadoras.

A manutenção da saúde física e mental envolve o organismo em todo o seu conceito biopsicossocial, o contexto social onde está inserido, assim como a fase de desenvolvimento em que se encontra. A saúde mental é um equilíbrio dinâmico que resulta da interação com o seu meio; seu meio interno e externo; as suas características orgânicas e suas relações pessoais e familiares (Hunter & McEwen, 2013; Karatsoreos & McEwen, 2013).

O termo *stress* psicossocial é utilizado para se referir a uma grande variedade de fatores psicológicos e sociais que se relacionam com a saúde e a doença física ou mental (Binik, 1985; Karatsoreos & McEwen, 2013). Considera-se que os fatores psicológicos conferem riscos para a manutenção da saúde mental, pelo comportamento e pela emoção. O *stress* no trabalho, a vulnerabilidade ao *stress*, a não satisfação do trabalho, a fadiga crônica, ansiedade, o neuroticismo e a extroversão, o autoconceito, parecem acompanhar de um desconforto emocional significativo e podem aumentar a probabilidade do indivíduo desenvolver alterações comportamentais. O *stress* psicossocial prejudica seletivamente o controle da atenção e interrompe a conectividade funcional dentro de uma rede frontoparietal que está envolvida com o desvio da atenção. Estudo realizado com imagem cerebral e instrumentos de avaliação de *stress* psicossocial com universitários, antes e após semanas de exames, demonstrou que os efeitos deletérios no eixo da atenção, causados pela semana de provas, foram reversíveis. Isto porque após um mês da semana de provas novas avaliações foram realizadas e não houve diferença em relação ao controle. Os autores deste estudo ressaltam a plasticidade das redes do córtex pré-frontal em seres humanos saudáveis e sugerem que alterações orgânicas que impeçam a plasticidade sejam os principais fatores que contribuem para o aparecimento de problemas cognitivos e neuropsiquiátricos relacionados com situações de *stress* em indivíduos suscetíveis (Karatsoreos & McEwen, 2013).

Cortisol e Valores no Organismo

O corpo humano produz aproximadamente 10 mg de cortisol diariamente. A quantificação do cortisol salivar é a mais indicada para se estudar o *stress* agudo. É uma técnica simples, eficaz e não invasiva. Como esta medida representa o componente livre de cortisol no plasma, é menos afetada pelas alterações nas concentrações de proteínas ligantes e também permanece estável na saliva por vários dias. As concentrações de cortisol podem ser avaliadas em diferentes momentos do dia, nos quais é analisada a curva de decaimento nas concentrações de cortisol ou mesmo a área sob a curva da produção diária desse hormônio. Alterações tanto nas concentrações de cortisol em determinados horários de coleta ou mesmo a falta da ritmicidade na produção deste hormônio sugerem alterações que podem predispor os indivíduos a doenças (Batista, Souza, Ferreira, Canova & Grassi-Kassisse, 2015; Bauer et al., 2000; Rocha, Martino, Grassi-Kassisse & Souza, 2013; Sapolsky, 2000).

Os resultados de cortisol salivar apresentados a seguir são decorrentes de estudos realizados no Labeest sob minha supervisão nos últimos dois anos. As coletas foram efetuadas pelo próprio voluntário em roletes de algodão (*salivettes*). As amostras foram armazenadas em geladeira enquanto presentes nos salivetes. Ao entregar no laboratório estes salivetes foram centrifugados e as amostras de saliva armazenadas a –20ºC até o momento da análise de cortisol. No dia da análise as amostras foram descongeladas antes do início dos ensaios. A análise da concentração de cortisol salivar foi realizada utilizando *kits* específicos, usando a técnica de ensaio imunoenzimático (EIA) com auxílio de leitor de Elisa (modelo Multiscan EX, marca Labsystems, Finlândia), a 450 nm (IBL – América® - Cortisol Saliva Kit; ou DBC Diagnostics Biochem Canada Inc.). Os valores de leitura foram utilizados para o cálculo da equação da reta e esta para converter os dados de absorbância em nanogramas de cortisol por mililitro de saliva (ng/mL).

No estudo de McFadden *et al.* (Mc Fadden et al., 2016) avaliamos o cortisol salivar em 62 graduandos ao longo de sua rotina de estudos. Outro estudo foi realizado pela Arquiteta Dra Ellen Priscila de Souza, em colaboração com o Labeest, cujo objetivo foi avaliar possível dessincronização do ritmo biológico de médicos residentes após os plantões médicos frente à qualidade do ambiente do Setor de Imaginologia do Hospital de Clínicas localizado na cidade de Campinas/SP/Brasil. Isto por que a alteração na ritmicidade diária de produção de cortisol pode ser um indicativo de sobrecarga alostática. O indicador utilizado foi a quantificação de cortisol salivar em diferentes momentos do dia e ao longo de uma semana, e em internos do primeiro ao terceiro ano. A qualidade do ambiente construído envolve características espaciais que afetam a percepção e o comportamento de seus usuários. Fatores como ventilação, temperatura, iluminação devem ser trabalhados de maneira a propiciar ambientes mais adequados e que levem a qualidade de vida desejável. Ambientes deficientes levam a alterações na alostasia. A sobrecarga alostática é desencadeada por inadequação nos níveis de iluminação, por fontes estressoras ambientais, pela rotina semanal ou pelas relações interpessoais e pode ser avaliada por alteração na ritmicidade do cortisol (Fidelis et al., 2016; Souza, 2015).

Os estudos de Batista e de Fidelis (2015) são decorrentes de investigações sobre a prática de estratégias de *coping* como *yoga* e ginástica laboral, cujas especificidades estão desenvolvidas nos trabalhos originais dos autores citados. Os dados apresentados aqui foram os oriundos dos dias controle ou dia antes do início da prática da *yoga* ou da ginástica laboral (Batista et al., 2015; Fidelis et al., 2015).

Os resultados obtidos estão apresentados em média e erro padrão. As análises estatísticas estão detalhadas em cada um dos estudos realizados, sendo que neste capítulo objetivamos comparar as diferentes populações e condições estudadas. Utilizamos o *software* Prisma para as análises comparativas e o valor de P menor que 5% como indicativo de diferença significativa.

A Tabela 11.1 apresenta os resultados recentes. Estes resultados mostram que os graduandos, os praticantes de *yoga*, os internos (em dias de repouso e atividade) e os funcionários apresentaram ritmicidade adequada, com valores de cortisol salivar decaindo ao longo do dia. Entretanto, os internos em dias de plantão e pós-plantão apresentaram ritmicidade alterada. Na coleta ao acordar observamos que a população de internos do segundo ano e a de graduandos antes e após a prática da *yoga* apresentou os menores valores de cortisol salivar.

O Setor de Imaginologia apresentou diversos problemas referentes à qualidade do ambiente construído. Não há luz e ventilação naturais, sendo este primeiro responsável pela sincronização do ritmo biológico humano. Tanto o sistema de iluminação artificial quanto o térmico não possuem ajustes progressivos, o que faz com que os médicos residentes trabalhem em situações não adequadas às estações durante todo o ano. Além disto, os ambientes não possuem mobiliários apropriados, são

Tabela 11.1. Valores de cortisol (ng/mL) em momentos do dia de diferentes populações estudadas. Os horários ao acordar, antes do almoço, antes de jantar e antes de dormir foram coletados por volta das 6, 12, 19 e 23 h. Alguns dados foram divulgados em µg/dL e padronizados para ng/mL para esta tabela. * Indica dados significativamente diferentes daqueles apresentados pela população controle, no mesmo estudo.

População	Ao Acordar	Antes do Almoço	Antes do Jantar	Antes de Dormir	Fonte
Graduandos	15,6 ± 7,9	-	-	7,1 ± 5,1	(McFadden et al., 2016)
Internos 1º Ano Repouso	11,7	7,76	2,26	4,09	(Fidelis et al., 2016)
Internos 1º Ano Atividade	25,9 ± 5,9	24,0 ± 9,5	8,2 ± 0,5	7,1 ± 0,9	
Internos 1º Ano Plantão	29,3 ± 8,9	20,4 ± 7,4	8,6 ± 0,1	30,9 ± 20,8	
Internos 1º Ano Pós-Plantão	24,6 ± 12,1	24,7 ± 0,0	17,6 ± 6,9	11,2 ± 2,4	
Internos 2º Ano Repouso	21,1 ± 3,6	23,3 ± 6,9	12,8 ± 3,2	13,4 ± 3,5	
Internos 2º Ano Atividade	18,9 ± 4,2	18,7 ± 3,6	11,0 ± 1,0	11,3 ± 3,9	
Internos 2º Ano Plantão	25,2 ± 5,8	14,1 ± 1,9	7,9 ± 1,5	13,5 ± 5,9	
Internos 2º Ano Pós-Plantão	8,9 ± 3,6	15,4 ± 4,2	12,6 ± 0,6	10,3 ± 3,4	
Internos 3º Ano Repouso	11,9 ± 2,7	13,5 ± 3,5	8,1 ± 1,6	3,7 ± 0,36	
Internos 3º Ano Atividade	11,1 ± 1,1	12,5 ± 1,2	8,6 ± 0,6	4,8 ± 0,6	
Internos 3º Ano Plantão	16,6 ± 2,0	9,8 ± 1,0	9,4 ± 1,4	5,5 ± 1,5	
Internos 3º Ano Pós-Plantão	12,9 ± 0,6	8,7 ± 1,2	9,6 ± 0,6	7,9 ± 3,5	
Graduandos antes *Yoga*	6,2 ± 1,5	2,10 ± 0,8	-	5,9 ± 0,4	(Batista et al., 2015)
Graduandos após *Yoga*	7,0 ± 4,0	3,7 ± 2,3		3,6 ± 2,7	
Funcionários Controle	20,1 ± 2,8	11,8 ± 2,2	9,4 ± 2,5	5,1 ± 2,5	(Fidelis et al., 2015)
Funcionários Ginástica Laboral	22,5 ± 7,2	9,5 ± 2,7	5,7 ± 0,7	6,2 ± 1,4	

em grande parte velhos e sucateados, fazendo com que a aparência seja desagradável e ultrapassada.

Os problemas apresentados podem induzir uma sobrecarga alostática. Isto foi evidenciado na ritmicidade pós-plantão. A ritmicidade foi preservada nas coletas dos dias Repouso, Atividade e Plantão, ou seja, houve queda significativa na concentração deste hormônio ao longo do dia. Por outro lado no dia de atividade pós-plantão os voluntários não apresentaram ritmicidade.

Nossos resultados corroboram os dados da literatura no tocante à quantidade de cortisol produzida em cada uma das coletas nesta população (Ford, Boch & McCarthy, 2016; Ouellet-Morin et al., 2016). E o montante de cortisol produzido na resposta do cortisol ao acordar também reflete aquele descrito na literatura para uma população saudável (Vreeburg et al., 2010), exceto para as populações com valores significativamente menores, como as de médicos no primeiro ano de internato e de graduandos praticantes de *yoga*. O ambiente construído do Setor de Imaginologia do Hospital de Clínicas de Campinas/SP/Brasil apresentou várias deficiências relacionadas à sua qualidade. Grande parte delas não compromete totalmente o desempenho de médicos residentes ao longo do dia, mas pode tornar-se fonte estressora ao longo do tempo e especialmente após longas horas de trabalho contínuo, como os plantões. A dessincronização do ritmo biológico evidencia a sobrecarga alostática a que estes voluntários estão submetidos, podendo causar doenças cardiovasculares, metabólicas, endócrinas e imunológicas. A adequação do ambiente de trabalho e a indicação de dia de folga após a realização de plantões podem evitar danos futuros.

As diferentes populações estudadas, mesmo vivendo distintos momentos de *stress* psicossocial, apresentaram a ritmicidade de produção de cortisol diária preservada e íntegra.

Agradecimentos

Aos alunos envolvidos nos projetos e a toda população de voluntários que dedicou seu tempo para contribuir com nossos estudos.

Apoio financeiro: Estes estudos foram financiados pela Fapesp, Faepex CNPq e SAE Unicamp.

REFERÊNCIAS

1. Axelrod, J., & Reisine, T. D. (1984). Stress hormones: their interaction and regulation. *Science, 224*, 4648:7.
2. Batista, J. C., Souza, A. L., Ferreira, H. A., Canova, F., & Grassi-Kassisse, D. M. (2015). Acute and Chronic Effects of Tantric Yoga Practice on Distress Index. *J Altern Complement Med*, doi: 10.1089/acm.2014.0383.
3. Bauer, M. E., Vedhara, K., Perks, P., Wilcock, G. K., Lightman, S. L., & Shanks, N. (2000). Chronic stress in caregivers of dementia patients is associated with reduced lymphocyte sensitivity to glucocorticoids. *J Neuroimmunol, 103*, 1:84-92.
4. Binik, Y. M. (1985). Psychosocial predictors of sudden death: a review and critique. *Soc Sci Med, 20*, 7:14.

5. Charmandari, E., Tsigos, C., & Chrousos, G. (2005). Endocrinology of the stress response. *Annu Rev Physiol, 67,* 259-284. doi: 10.1146/annurev.physiol.67.040403.120816.
6. De Kloet, E. R., De Kock, S., Schild, V., & Veldhuis, H. D. (1988). Antiglucocorticoid RU 38486 attenuates retention of a behaviour and disinhibits the hypothalamic-pituitary adrenal axis at different brain sites. *Neuroendocrinology, 47,* 2:109-115.
7. De Kloet, E. R., Joëls, M., & Holsboer, F. (2005). Stress and the brain: from adaptation to disease. *Nat Rev Neurosci, 6,* 6:463-475. doi: 10.1038/nrn1683.
8. De Kloet, E. R., & Reul, J. M. (1987). Feedback action and tonic influence of corticosteroids on brain function: a concept arising from the heterogeneity of brain receptor systems. *Psychoneuroendocrinology, 12,* 2:83-105.
9. Fidelis, P. H., Ricardo, P. T., Ferreira, H. A., Souza, L. S., Vieira, I. V., Canova, F., et al. (2015). *Salivary Cortisol from Employees Subjected or not to Labor Gymnastics.* Paper presented at the XXIII Congresso de Iniciação Científica da Unicamp, Campinas.
10. Fidelis, P. H., Souza, E. P. N., Souza, A. L., Camargo, E., Canova, F., Borghi, F., et al. (2016). *Statistical Analysis of Human Projects Developed in the Laboratory of Studies of Stress: Study on Interns.* Paper presented at the XXIV Congresso de Iniciação Científica da Unicamp, Campinas.
11. Ford, J. L., Boch, S. J., & McCarthy, D. O. (2016). Feasibility of Hair Collection for Cortisol Measurement in Population Research on Adolescent Health. *Nurs Res, 65,* 3:249-255. doi: 10.1097/NNR.0000000000000154.
12. Frey, F. J., Odermatt, A., & Frey, B. M. (2004). Glucocorticoid-mediated mineralocorticoid receptor activation and hypertension. *Curr Opin Nephrol Hypertens, 13,* 4:451-458.
13. Goldstein, D. S. (2003). Catecholamines and stress. *Endocr Regul, 37,* 2:69-80.
14. Goldstein, D. S., & Kopin, I. J. (2007). Evolution of concepts of stress. *Stress, 10,* 2:109-120. doi: 10.1080/10253890701288935.
15. Griffiths, B. B., & Hunter, R. G. (2014). Neuroepigenetics of stress. *Neuroscience, 275,* 420-435. doi: 10.1016/j.neuroscience.2014.06.041.
16. Hunter, R. G. (2012). Epigenetic effects of stress and corticosteroids in the brain. *Front Cell Neurosci, 6,* 18. doi: 10.3389/fncel.2012.00018.
17. Hunter, R. G., & McEwen, B. S. (2013). Stress and anxiety across the lifespan: structural plasticity and epigenetic regulation. *Epigenomics, 5,* 2:177-194. doi: 10.2217/epi.13.8.
18. Karatsoreos, I. N., & McEwen, B. S. (2013). Resilience and vulnerability: a neurobiological perspective. *F1000Prime Rep, 5,* 13. doi: 10.12703/P5-13.
19. McFadden, S., Camargo, E., Canova, F., Silva, P. C., Fidelis, P., Pires de Campos, M. S. M., et al. (2016). *Salivar cortisol from undergraduated students.* Paper presented at the XXIV Congresso de Iniciação Científica na Unicamp, Campinas.
20. McEwen, B. S. (2012a). Brain on stress: how the social environment gets under the skin. *Proc Natl Acad Sci USA, 109,* Suppl 2:17180-17185. doi: 10.1073/pnas.1121254109.

21. McEwen, B. S. (2012b). The ever-changing brain: cellular and molecular mechanisms for the effects of stressful experiences. *Dev Neurobiol, 72,* 6:878-890. doi: 10.1002/dneu.20968.
22. McEwen, B. S., & Gianaros, P. J. (2010). Central role of the brain in stress and adaptation: links to socioeconomic status, health, and disease. *Ann N Y Acad Sci, 1186,* 190-222. doi: 10.1111/j.1749-6632.2009.05331.x.
23. McEwen, B. S., & Gianaros, P. J. (2011). Stress – and allostasis-induced brain plasticity. *Annu Rev Med, 62,* 431-445. doi: 10.1146/annurev-med-052209-100430.
24. McEwen, B. S., Wingfield, J. C. (2003). The concept of allostasis in biology and biomedicine. *Horm Behav, 43,* 1:2-15.
25. Miller, D. B., & O'Callaghan, J. P. (2002). Neuroendocrine aspects of the response to stress. *Metabolism, 51,* 6 Suppl 1:5-10.
26. Ouellet-Morin, I., Laurin, M., Robitaille, M. P., Brendgen, M., Lupien, S. J., Boivin, M., et al. (2016). Validation of an adapted procedure to collect hair for cortisol determination in adolescents. *Psychoneuroendocrinology, 70,* 58-62. doi: 10.1016/j.psyneuen.2016.05.002.
27. Reul, J. M. H. M., Collins, A., Saliba, R. S., Mifsud, K. R., Carter, S. D., Gutierrez-Mecinas, M., et al. (2015). Glucocorticoids, epigenetic control and stress resilience. *Neurobiology of Stress, 1,* 15. doi: http://dx.doi.org/10.1016/j.ynstr.2014.10.001.
28. Reul, J. M., & de Kloet, E. R. (1985). Two receptor systems for corticosterone in rat brain: microdistribution and differential occupation. *Endocrinology, 117,* 6:2505-2511. doi: 10.1210/endo-117-6-2505.
29. Reul, J. M., van den Bosch, F. R., & de Kloet, E. R. (1987). Relative occupation of type-I and type-II corticosteroid receptors in rat brain following stress and dexamethasone treatment: functional implications. *J Endocrinol, 115,* 3:459-467.
30. Rocha, M. C. P., Martino, M. M. F., Grassi-Kassisse, D., & Souza, A. L. (2013). Stress among nurses: an examination of salivary cortisol levels on work and day off. *Revista da Escola de Enfermagem da USP, 47,* 5:1187-1194. doi: 10.1590/S0080-623420130000500025.
31. Sapolsky, R. M. (2000). Stress hormones: good and bad. *Neurobiol Dis, 7,* 5:540-542. doi: 10.1006/nbdi.2000.0350.
32. Sapolsky, R. M., Romero, L. M., & Munck, A. U. (2000). How do glucocorticoids influence stress responses? Integrating permissive, suppressive, stimulatory, and preparative actions. *Endocr Rev, 21,* 1:55-89. doi: 10.1210/edrv.21.1.0389.
33. Souza, E. P. N. (2015). *Quality and perception of the built environment: influence on the psychophysiological characteristics of users.* (PhD), University of Campinas, Campinas, 000951705.
34. Steptoe, A. (2000). Stress, social support and cardiovascular activity over the working day. *Int J Psychophysiol, 37,* 3:299-308.

35. Uchoa, E. T., Aguilera, G., Herman, J. P., Fiedler, J. L., Deak, T., & Sousa, M. B. (2014). Novel aspects of glucocorticoid actions. *J Neuroendocrinol, 26,* 9:557-572. doi: 10.1111/jne.12157.
36. Vreeburg, S. A., Hartman, C. A., Hoogendijk, W. J., van Dyck, R., Zitman, F. G., Ormel, J., *et al.* (2010). Parental history of depression or anxiety and the cortisol awakening response. *Br J Psychiatry, 197,* 3:180-185. doi: 10.1192/bjp.bp.109.076869.
37. Zangerolamo, L., Canova, F., Silva, P. C., Grassi-Kassisse, D. M., Zangerolamo, L., & Zangerolamo, L. (2015). *Analysis of acute and chronic stress by quantification of cortisol in saliva and hair, BDNF in saliva and analysis of Val66Met the BDNF polymorphism in graduating: announcement of a pilot study.* Paper presented at the XXIII Congresso de Iniciação Científica da Unicamp, Campinas.
38. Zannas, A. S., West, A. E. (2014). Epigenetics and the regulation of stress vulnerability and resilience. *Neuroscience, 264,* 157-170. doi: 10.1016/j.neuroscience.2013.12.003.

Avaliação do *Stress* no Local de Trabalho

12

Diagnóstico do problema

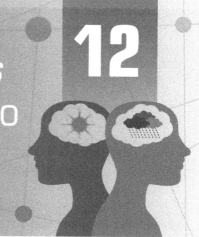

Dorothy A. Simpson
Kimberly E. O'Brien
Terry A. Beehr
Central Michigan University

RESUMO

Este capítulo destina-se a servir como um guia para o desenvolvimento e a implementação de uma pesquisa de diagnóstico do *stress* no local de trabalho. O objetivo principal da realização desse tipo de pesquisa é entender melhor como planejar e estruturar uma intervenção para o *stress* direcionada para estressores e tensões específicos presentes em uma empresa. Diagnosticar as necessidades da empresa relacionadas com o *stress* possibilitará que os profissionais desenvolvam a intervenção mais eficaz por meio da determinação das áreas específicas que precisam de maior aperfeiçoamento. O capítulo começa com uma explicação dos benefícios da condução da pesquisa, juntamente com diretrizes sobre como desenvolver uma pesquisa de diagnóstico. O capítulo continua com uma pesquisa exemplo, que inclui questionários sobre estressor, tensão e recursos. Cada questionário é acompanhado de informações sobre o que as perguntas medem, como elas são medidas, dados comparativos da literatura de pesquisa e relações que os resultados do questionário têm com outras variáveis. Os estressores ocorrem quando os funcionários precisam se adaptar às mudanças no ambiente de trabalho, e variam desde fusões que se transformam em empresas até frustrações com equipamentos diários comuns ou desentendimentos interpessoais. Os estressores podem levar a reações aversivas pelos funcionários, como aumento da rotatividade, absenteísmo e tensões, incluindo saúde e bem-estar dos funcionários (p. ex., Gupta & Beehr, 1979; Sliter & Sliter, 2014).

Felizmente, as empresas podem implementar intervenções de *stress* para reduzir esses efeitos prejudiciais e dispendiosos. Existem tipos diferentes de intervenções direcionadas a reduzir estressores específicos de tensões (p. ex., O'Brien & Beehr, 2016). Intervenções focadas na redução de estressores (p. ex., fornecimento de equipamentos úteis) são conhecidas como intervenções direcionadas à empresa, porque se concentram em mudar o ambiente de trabalho. As intervenções voltadas para o indivíduo, por outro lado, concentram-se na administração das reações dos funcionários aos estressores (p. ex., treinamento de relaxamento; Jex, Beehr & Roberts, 1992).

Para ilustrar, considere uma empresa na qual uma queixa comum entre os funcionários é a ambiguidade de funções (ou seja, os funcionários não têm certeza sobre o que exatamente o trabalho engloba e quais responsabilidades são deixadas para outro funcionário). O esclarecimento das expectativas seria uma intervenção orientada para a organização. Uma intervenção voltada para o indivíduo, por outro lado, pode ser projetada para ajudar os funcionários a administrar a ansiedade (uma forma de tensão) causada pela ambiguidade da função. Como existem muitos tipos diferentes de estressores, tensões e intervenções, é essencial que os profissionais determinem a intervenção mais apropriada, específica para as necessidades atuais de uma organização. Este capítulo demonstra como os profissionais podem desenvolver uma pesquisa com funcionários para avaliar ou diagnosticar potenciais problemas de *stress* ocupacional a fim de orientar o desenvolvimento de intervenções apropriadas e avaliar sua eficácia.

Assim, um passo inicial crucial para projetar uma intervenção eficaz contra o *stress* é diagnosticar as necessidades da empresa (Bowling, Beehr & Grebner, 2012). Uma intervenção sem uma avaliação adequada das necessidades geralmente resulta em recursos desperdiçados (Saari, Johnson, McLaughlin & Zimmerle, 1988). O diagnóstico consiste em um esforço colaborativo entre o profissional (p. ex., equipe do departamento de recursos humanos ou consultores externos) e funcionários para coletar e analisar informações importantes sobre estressores e tensões e usar essas informações para planejar uma intervenção (Cummings & Worley, 2009).

Essa etapa pode ser realizada, por exemplo, por grupos de concentração facilitados por terceiros para possibilitar que os funcionários expressem livremente suas opiniões honestas. Por outro lado, a realização de uma avaliação de levantamento bem planejada da prevalência de vários estressores e tensões entre os funcionários pode ser um método preciso, abrangente e custo-efetivo de diagnóstico do *stress* ocupacional (O'Brien & Beehr, 2016). A abordagem da pesquisa é ilustrada neste capítulo. Começamos com um guia sobre o desenvolvimento e uso de medidas de pesquisa sobre *stress* no trabalho, aprofundamos tópicos específicos relacionados com o *stress* e discutimos como esses problemas podem ser avaliados. Serão fornecidas informações detalhadas para cada medida de *stress*, incluindo a definição técnica de cada tópico da pesquisa, dados comparativos coletados por vários projetos relatados em fontes publicamente disponíveis e as relações entre estressores e respostas dos funcionários. Em suma, o objetivo deste capítulo é fornecer informações que demonstrem a aplicação e a utilidade de uma pesquisa destinada a diagnosticar o *stress* no local de trabalho.

AVALIAÇÃO DO *STRESS* NO LOCAL DE TRABALHO: VISÃO GERAL

Em primeiro lugar, descrevemos termos básicos para projetos de pesquisa, mas os profissionais iniciantes em tecnologias de pesquisa são encaminhados para Fowler (2013). Para os propósitos deste capítulo, uma variável ou construto é um termo para qualquer característica que varie entre pessoas, lugares ou tempo. Neste capítulo, o foco é especialmente nas características de uma pessoa ou ambiente que pode mudar de uma situação para outra ou ao longo do tempo. Há um número quase infinito de variáveis, como as variáveis pessoais de idade, inteligência, ética no trabalho, nível de satisfação no trabalho, conhecimento sobre computadores ou habilidade para digitar. Variáveis ambientais podem incluir indústria, temperatura no local de trabalho, quantidade de conflitos interpessoais, pressão de tempo no trabalho ou quantidade de trabalho. Uma medida é qualquer tipo de ferramenta (p. ex., termômetro, questionário) usada para avaliar a quantidade ou a força de uma variável. Os termos mensuração, escala, questionário e pesquisa são amplamente intercambiáveis para os objetivos deste capítulo.

CONSIDERAÇÕES SOBRE O DESENVOLVIMENTO DA PESQUISA

A decisão sobre o tipo e o número de perguntas a serem incluídas na pesquisa dependerá de vários fatores, como os objetivos da empresa e a natureza dos trabalhos que estão sendo considerados. Além disso, outras variáveis, como a quantidade de tempo e esforço que a pesquisa usará, também devem ser consideradas ao se desenvolver uma pesquisa. Embora possa parecer benéfico avaliar uma ampla variedade de estressores e tensões, isso provavelmente gerará a um longo questionário que levaria os funcionários a usar uma quantidade significativa de tempo para serem concluídos. Recomendamos não mais que 100 perguntas, o que tende a levar cerca de 10 minutos. Nos casos em que a empresa está interessada em uma avaliação mais extensa, a realização de entrevistas ou grupos de concentração como complementos para a pesquisa também pode ser usada para o diagnóstico (Kohler & Munz, 2006). O benefício de usar uma pesquisa, porém, é que uma avaliação idêntica pode ser usada várias vezes e com um grande número de funcionários, facilitando para a empresa rastrear melhorias ao longo do tempo (como antes e depois de uma intervenção) ou descobrir diferenças entre departamentos ou locais.

A pesquisa deve incluir questões que avaliem os estressores e as tensões, bem como os recursos potenciais que os funcionários têm para lidar com esses estressores ou tensões. Por exemplo, alta carga de trabalho, expectativas pouco claras (p. ex., ambiguidade de funções, conflito de funções), restrições organizacionais (p. ex., treinamento inadequado, papelada) e conflito interpessoal são tipos de estressores no local de trabalho que podem ser medidos em uma pesquisa. Ansiedade, esgotamento, frustração e sintomas físicos (p. ex., cefaleias) são exemplos de tensões que podem ser avaliadas. Além de estressores e tensões, é importante medir os recursos, pois eles são qualquer coisa que ajuda os funcionários a enfrentar estressores. Os recursos dos funcionários podem incluir uma grande variedade de coisas úteis, como habilidades sociais, apoio financeiro, controle sobre seu trabalho e colegas de trabalho úteis. Esses recursos podem influenciar a relação entre estressores e tensão, atuando como um amortecedor contra os danos que os estressores podem causar. Ter controle ou autonomia sobre a tomada de decisões no próprio trabalho, ou sentir-se apoiado por outras pessoas no local de trabalho são dois recursos que foram encontrados como auxiliares para ajudar os funcionários a lidar com estressores (p. ex., Semmer & Beehr, 2014; Thoits, 2011).

Um passo importante no desenvolvimento de uma pesquisa de diagnóstico é selecionar questionários apropriados para medir cada variável. Felizmente, existem muitas escalas preexistentes que foram desenvolvidas por psicólogos organizacionais. O uso de escalas preexistentesfacilita o processo de desenvolvimento da pesquisa porque essas escalas já foram testadas. Já se demonstrou que são úteis na previsão de resultados relevantes para a empresa, como a rotatividade de funcionários (p. ex., Gupta & Beehr, 1979; Sliter & Sliter, 2014). Além disso, muitas dessas escalas têm sido frequentemente utilizadas na literatura, e os resultados de projetos que usam essas escalas podem ser encontrados em periódicos acadêmicos. Assim, ao examinar resultados publicados anteriormente, podemos comparar como uma empresa específica pontua em relação a outras empresas e setores.

As escalas podem ser encontradas em livros de medição, em *sites* de psicólogos ou em bancos de dados computadorizados que podem ser encontrados em bibliotecas (p. ex., psycINFO, psycTESTS). Ao procurar por avaliações, como aquelas discutidas neste capítulo, é imperativo determinar direitos autorais e termos de uso para a escala. Enquanto muitos são livres para usar, alguns editores cobram uma taxa e alguns autores da pesquisa pedem aos usuários para compartilhar resultados (resultados anônimos, para que as pessoas não possam ser identificadas), enquanto outros só podem dar permissão para uso não acadêmico caso a caso. Cada escala tem diretrizes exclusivas; portanto, é importante determinar essas diretrizes antes de administrar a pesquisa. Ocasionalmente essa informação pode ser encontrada na própria escala ou em um *site* associado. Se essa informação não puder ser encontrada facilmente, é melhor entrar em contato com o(s) autor(es) sobre os termos de uso de sua escala.

USO DE UMA PESQUISA PARA AVALIAÇÃO DE NECESSIDADES

O principal uso do desenvolvimento de uma pesquisa diagnóstica é entender como planejar e estruturar uma intervenção para *stress*. Os resultados da pesquisa indicarão quais variáveis, se houver, têm pontuações altas que podem ser direcionadas em uma intervenção, bem como a maneira como os resultados variam entre os grupos de funcionários. Saber em quais áreas focar e se há grupos específicos de funcionários que devem ser alvos de ajuda (p. ex., recém-chegados, um departamento específico) ajudará a estabelecer diretrizes e metas para uma intervenção. Por exemplo, se a pesquisa revelou que havia altos níveis de ansiedade entre os funcionários, desenvolver uma intervenção direcionada a um indivíduo incorporando programas de aconselhamento, treinando gerentes para reconhecer a ansiedade nos funcionários ou treinando funcionários para lidar com a ansiedade pode ser apropriado. Sem essa informação o planejamento de uma intervenção eficaz seria um desafio; seria difícil determinar se a intervenção estava abordando o problema específico existente e se estava atendendo às necessidades da empresa. Uma pesquisa diagnóstica garantirá que os recursos da empresa sejam alocados para as áreas mais importantes, que os recursos não sejam desperdiçados e que a intervenção beneficiará os funcionários, reduzindo os estressores e a tensão. Na verdade, apenas 27% das empresas utilizam avaliações de necessidades antes de determinados tipos de treinamento (Saari, Johnson, McLaughlin & Zimmerle, 1988), desperdiçando tempo e dinheiro.

A pesquisa também pode servir como uma medida inicial com a qual as futuras avaliações podem ser comparadas. É importante avaliar periodicamente o *stress* no local de trabalho, usando a mesma pesquisa de maneira ideal, a fim de avaliar as melhorias e o sucesso de uma intervenção. Administrar a pesquisa logo após uma intervenção ter sido implementada, vários meses depois, ou a cada poucos anos são várias das estratégias usadas para avaliar o sucesso (p. ex., Chen, Westman e Eden, 2009; Crain, Schonert-Reichl & Roeser, 2016; Hahn, Binneweis, Sonnentag & Mojza, 2011; Ponce et al., 2008). Os resultados dessas avaliações de acompanhamento podem ser comparados aos achados iniciais para determinar mudanças ou melhorias.

Os resultados da pesquisa não apenas podem ser usados para avaliar diferenças ao longo do tempo, mas também podem indicar diferenças entre partes de uma organização. Os resultados podem ser divididos por departamento, local ou qualquer outro grupo categórico ou demográfico, que pode ser usado para comparar como o estressor ou níveis de tensão variam em toda a empresa. Pode ser o caso de diferentes departamentos apresentarem problemas únicos, e intervenções específicas seriam apropriadas dependendo das necessidades de cada departamento. Finalmente, os resultados da pesquisa podem ser comparados com resultados encontrados em outras empresas e indústrias. Como mencionado anteriormente, muitos artigos de pesquisa que já usaram a escala fornecem informações sobre os resultados, bem como a amostra usada no estudo. Esses artigos podem ser encontrados através da pesquisa de bancos de dados *online*.

PESQUISA EXEMPLO

Embora haja uma grande diversidade de variáveis que podem ser avaliadas em uma pesquisa de diagnóstico, este relatório mostra o que pode ser feito concentrando-se em dois estressores (estressores de função e carga de trabalho quantitativa), duas tensões (bem-estar e *burnout*) e dois recursos (apoio social e autonomia). As escalas escolhidas são apenas algumas das muitas avaliações diferentes existentes na literatura, e são incluídas apenas para servir como exemplos de estruturação de uma pesquisa diagnóstica. Os profissionais têm o poder de escolher medidas de outros estressores, tensões e recursos como acharem que se adequam para sua organização.

Para cada medida, são fornecidas informações sobre o construto, a estrutura da escala, os resultados publicados anteriormente e a relação que a escala tem com outras variáveis. Cinco projetos que utilizaram cada medida foram incluídos para servir como informações normativas iniciais ou de referência (ou seja, médias em várias empresas), o que inclui características de amostra: médias (médias aritméticas) e desvios-padrão (dispersão de pontuações em torno da média). Além disso, a média ponderada pelo tamanho da amostra nos cinco projetos também é incluída. Alguns projetos tiveram um tamanho de amostra grande, enquanto outros são comparativamente muito pequenos (p. ex., 1.905 pessoas em comparação com 62). As médias globais ponderadas do tamanho da amostra são simplesmente uma estimativa da média das médias. Esse valor é desenvolvido pegando a média de um estudo e multiplicando-o pelo tamanho da amostra do estudo; em seguida, esse número de cada estudo é somado e dividido pelo tamanho total da amostra entre os estudos.

ESTRESSORES DE FUNÇÃO

A ambiguidade de funções e o conflito de funções são dois estressores que impedem os funcionários de executar suas tarefas. A ambiguidade de funções refere-se a situações em que os funcionários não têm um entendimento claro ou direcionamento para suas responsabilidades de trabalho. Quando os funcionários não têm uma ideia clara do que eles deveriam estar fazendo em seu trabalho, isso pode ser estressante. O conflito de funções ocorre quando os funcionários recebem instruções conflitantes relacionadas com seus trabalhos, o que também pode resultar em tensões. Uma medida popular desses dois estressores é a versão abreviada do questionário sobre funções (Rizzo, House & Lirtzman, 1970). Esta medida é composta por 14 questões: seis para a ambiguidade da função e para o conflito de funções. As perguntas são apresentadas em uma escala que varia de 1, muito falso, a 7, muito verdadeiro, em que os participantes são solicitados a indicar o grau de precisão de cada afirmação como uma descrição de seu trabalho. Um item de exemplo que avalia a ambiguidade de funções é: "Sei quais são minhas responsabilidades"; e um exemplo de conflito de funções é: "Faço coisas que podem ser aceitas por uma pessoa e não aceitas por outras". Todos os itens de ambiguidade de funções devem ser recalculados (especificamente, com pontuação reversa), de modo que pontuações altas em ambos os estressores de função indiquem altas quantidades de estressores.

Essa medida de estressores de função tem sido usada em uma ampla variedade de ocupações e locais de trabalho. Os resultados de cinco projetos que usaram essa medida são mostrados na Figura 12.1. Destes projetos, a amostra com a maior ambiguidade de papel foi a de novas contratações (Spector, Chen & O'Connell, 2000); no entanto, uma amostra separada de novas contratações teve baixa ambiguidade de funções (Jaskyte, 2005). A amostra com maior conflito de funções foi a de estudantes de enfermagem (Barr, Spitzmüller & Stuebing, 2008). A amostra com os menores escores de estressor de função foi a de associados de vendas (Netemeyer, Johnston & Burton, 1990). Por fim, professores universitários e estudantes de enfermagem tinham níveis mais ou menos intermediários de ambiguidade de funções (Barr et al., 2008; Jex, Adams, Bachrach e Sorenson, 2003), ambos ligeiramente abaixo da média geral. Da mesma maneira, o corpo docente de uma universidade teve níveis médios de conflito de funções, juntamente com os novos contratados, que estavam bem acima da média entre as amostras.

Esses projetos (Figura 12.1) também relataram que esses estressores de função reduziram os comportamentos altruístas dos funcionários, o comprometimento organizacional e a satisfação no trabalho, mas aumentaram a ansiedade, a tensão e as intenções de desistir. Esses resultados mostram que os estressores de função podem levar a muitos efeitos prejudiciais que afetam tanto os funcionários quanto a empresa. Se esses questionários indicam que uma empresa é diagnosticada com altas pontuações na ambiguidade e conflito de funções, isso justificaria esforços para reduzi-los.

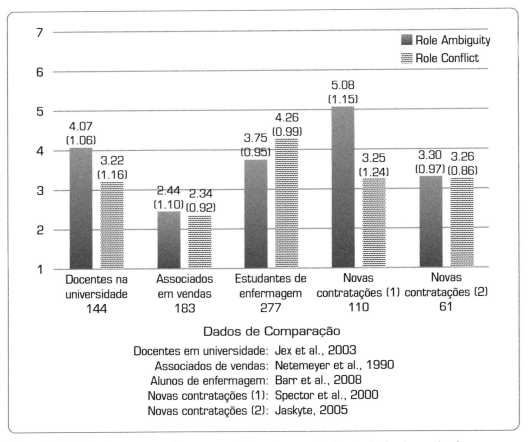

Figura 12.1. Média dos escores de comparação de estressor de função (e desvios-padrão).

CARGA QUANTITATIVA COMO ESTRESSOR

A carga de trabalho quantitativa é um estressor que leva em consideração a quantidade de trabalho de um funcionário e uma carga de trabalho excessivamente alta pode resultar em tensões. Uma medida popular da carga de trabalho quantitativa é o inventário quantitativo de carga de trabalho de cinco itens (QWI), desenvolvido por Spector e Jex (1998). Ele pede que os funcionários indiquem com que frequência vivenciam determinadas situações em seu trabalho, por exemplo, "Com que frequência seu trabalho deixa você com pouco tempo para fazer as coisas?" Todas as cinco perguntas são apresentadas em uma escala de frequência que varia de menos de uma vez por mês ou nunca até cinco, várias vezes por dia. Os autores dessa escala compilaram informações normativas com base em resultados de 15 amostras diferentes com milhares de funcionários. Essas informações, juntamente com outras informações sobre essa escala, podem ser encontradas no *site* de Paul Spector (1998) (http://shell.cas.usf.edu/~pspector/scales/qwipage.html).

Os resultados dos cinco artigos que utilizaram o QWI são mostrados na Figura 12.2. Enquanto um desses projetos usava uma amostra de estudantes (Ragsdale, Beehr, Grebner & Han, 2011), os quatro restantes incluíam indivíduos de uma variedade de profissões diferentes (p. ex., administradores de escritório, associados de vendas, profissionais de saúde, educadores, etc.), e sua pontuação média foi muito próxima da média normativa relatada por Spector e Jex (1998).

Esses projetos também mostraram que a carga de trabalho quantitativa aumentou o desempenho no trabalho, mas também aumentou a fadiga, a exaustão emocional, a tensão psicológica e a autoeficácia, que são tensões. Portanto, se os funcionários de uma empresa tiverem uma carga de trabalho excessivamente alta, isso poderá ajudá-los a encontrar maneiras de aliviá-la.

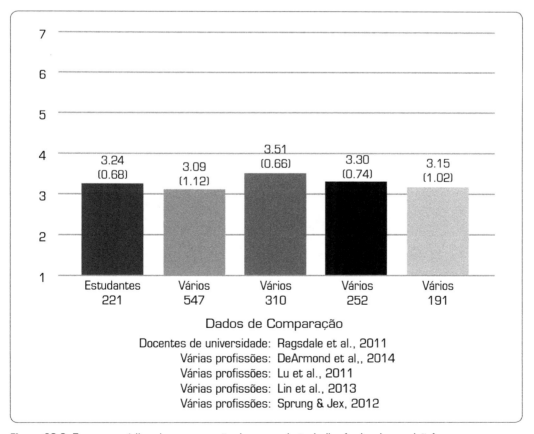

Figura 12.2. Escores médios de comparação de carga de trabalho (e desvios-padrão).

ESTADOS ANSIOSOS E DEPRIMIDOS COMO TENSÕES

Quando os funcionários se deparam com estressores, eles podem começar a sentir tensão, como um estado ansioso e deprimido. Os estados de humor negativos podem ter vários efeitos contraproducentes, como privação do sono e preocupações com a saúde.

Uma escala de 12 itens desenvolvida por Warr (1990) é uma medida útil de ansiedade e depressão no local de trabalho. Nessa escala, a depressão e a ansiedade são avaliadas, cada uma, por seis itens, mas são frequentemente combinadas para formar uma medida de tensão psicológica no trabalho.[1] Este questionário apresenta imagens de funcionários com palavras que representam estados emocionais, e pergunta-se aos trabalhadores com que frequência nas últimas semanas eles sentiram cada emoção, variando de 1, nunca a 6, o tempo todo.

Esta medida foi usada em vários países diferentes e para várias profissões. Cinco exemplos de projetos que usaram essa escala são citados na Figura 12.3. A maioria

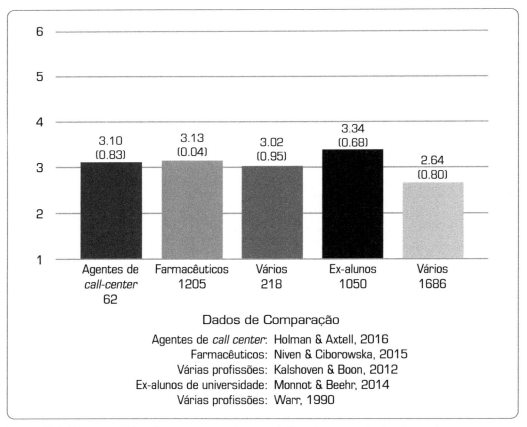

Figure 12.3. Escores médios de comparação de ansiedade e depressão (e desvios-padrão).

desses projetos combinou as duas facetas (isto é, ansiedade e depressão ou contentamento e entusiasmo) em um composto. A amostra com maior ansiedade e depressão é formada por ex-alunos de universidade (Monnot & Beehr, 2014). O manuscrito original que criou a escala encontrou os níveis mais baixos de ansiedade e depressão entre os cinco projetos (Warr, 1990). Agentes de *call center* (Holman & Axtell, 2016) e farmacêuticos (Niven & Ciborowska, 2015) apresentavam níveis intermediários de ansiedade e depressão, ambos próximos da média geral.

Esses cinco projetos mostrados na Figura 12.3 descobriram que a ansiedade e a depressão foram reduzidas por cumprimento de contrato, liderança ética e recebimento de *feedback* do trabalho. Se os funcionários de uma empresa estiverem sob nível alto dessas pressões, o *feedback* e o treinamento de liderança podem ser uma solução.

BURNOUT COMO TENSÃO

O *burnout* é uma tensão que é diferente de outras tensões, porque é tipicamente considerada crônica. Muitas vezes, desenvolve-se por meio da exposição a estressores do trabalho por um longo período de tempo. A medida de *burnout* Shirom-Melamed (SMBM; Shirom & Melamed, 2006) avalia o *burnout* em termos de fadiga física, cansaço cognitivo e exaustão emocional, mas as três facetas são frequentemente combinadas para formar uma medida de *burnout*.

Exemplos de itens são: "Não tenho energia para ir trabalhar de manhã", "Tenho dificuldade em me concentrar", e "Sinto que não sou capaz de investir emocionalmente em colegas e clientes". Esta escala consiste em 14 itens: Seis itens medem a fadiga física, quatro medem o cansaço cognitivo e três medem a exaustão emocional. Os entrevistados são solicitados a indicar com que frequência se sentem esgotados em uma escala de 1, nunca ou quase nunca, a 7, sempre ou quase sempre. Os autores dessa escala coletaram informações normativas com base em milhares de funcionários e mais informações podem ser encontradas no *site* da Shirom (2008) (http://www.shirom.org/arie/index.html).

Além da informação normativa listada pelos autores da escala, a informação foi compilada a partir de cinco outros projetos mostrados na Figura 12.4. Contudo, a pontuação média entre esses estudos foi substancialmente maior do que as relatadas pelos autores da escala. A maior média foi encontrada em uma amostra composta por professores (Schonfeld & Bianchi, 2016), e os funcionários com o menor *burnout* consistiram em funcionários saudáveis de várias indústrias (Armon, Melamed, Shirom & Shapira, 2010). Da mesma maneira, outro projeto usando funcionários saudáveis como amostra também encontrou baixos níveis de *burnout* entre esse grupo (Toker, Melamed, Berliner, Zeltser & Shapira, 2012). Um grupo de enfermeiros demonstrou níveis comparativamente altos de *burnout* (Sliter, Sinclar, Yuan & Mohr, 2014), e um projeto com uma amostra que consistia em indivíduos que trabalhavam em diferentes indústrias também encontrou uma quantidade de *burnout* acima da média (Barber & Santuzzi, 2015).

Nos cinco projetos listados na Figura 12.4, o *burnout* foi reduzido por meio de suporte no local de trabalho, mas foi aumentado pela carga de trabalho e por eventos de vida estressantes, indicando que se uma empresa tiver muitos funcionários esgotados, uma solução pode ser encontrada para fornecer mais suporte e encontrar maneiras de contornar cargas de trabalho pesadas.

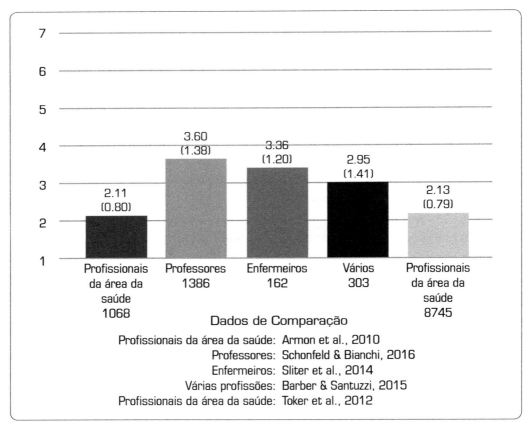

Figura 12.4. Escores médios de *burnout* de comparação (e desvios-padrão).

AUTONOMIA COMO RECURSO

Autonomia, ou controle de trabalho, é o quanto de liberdade um funcionário tem na tomada de decisões sobre seu trabalho. Em geral, a alta autonomia atua para proteger os funcionários contra a tensão quando enfrentam estressores. A pesquisa diagnóstica de trabalho revisada (JDS: Idaszak & Drasgow, 1987) é um exemplo de um questionário que avalia a autonomia, entre outros fatores do local de trabalho. Modificada a partir da JDS original desenvolvida por Hackman e Oldham (1974), essa medida consiste em três itens relacionados com a autonomia, sendo que todos são apresentados em uma escala Likert de 1 a 7. As opções de resposta para cada questão diferem com base na estrutura do item. Um exemplo dessa escala é, "O trabalho me dá uma oportunidade considerável de independência e liberdade em como faço o trabalho", que é respondido em escala de 1, discordo totalmente, a 7, concordo totalmente.

A JDS revisada é uma medida popular de autonomia e é usada por psicólogos para várias finalidades. Cinco projetos que usaram essa medida são citados na Figura 12.5, juntamente com os meios. Destes projetos, a amostra com menor autonomia foi de fabricantes (Qi, Li & Zhang, 2014).

A amostra com o maior controle foi de funcionários de universidade (Sakurai & Jex, 2012). Outro projeto de funcionários de universidade teve uma média no meio dos cinco (Spector & Jex, 1991). Por fim, dois projetos tiveram uma amostra composta por funcionários de várias profissões e indústrias, e os meios para esses grupos estavam acima da média geral de autonomia (Grandey, Fiske & Steiner, 2005; Littman-Ovadia, Oren & Lavy, 2013).

Esses cinco projetos (Figura 12.5) também forneceram informações sobre as relações que a autonomia, medida pela JDS revisada, teve com as reações dos funcionários. A autonomia aumentou a satisfação no trabalho, o comprometimento com a carreira e o engajamento dos funcionários, mas diminuiu a exaustão emocional e o desgaste emocional. Portanto, as empresas podem beneficiar os funcionários de várias maneiras, aumentando sua autonomia.

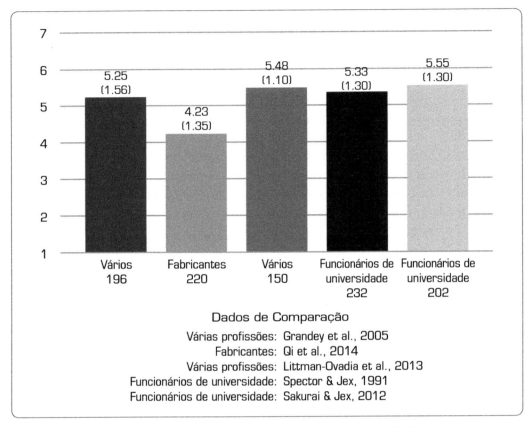

Figura 12.5. Média dos escores de comparação de autonomia (e desvios-padrão).

APOIO ORGANIZACIONAL COMO RECURSO

O apoio social de outros é outro recurso que pode influenciar a relação entre estressores e tensões. O apoio social pode vir de várias partes diferentes, incluindo família, colegas de trabalho, supervisores e da própria empresa. O suporte organizacional é a medida com que a organização como um todo valoriza e preocupa-se com o bem-estar dos funcionários. Se os funcionários percebem a empresa como atenciosa, ela pode ajudá-los a lidar com os estressores que podem enfrentar. Existem várias medidas de apoio organizacional, como uma versão encurtada de oito itens de uma escala de Eisenberger, Huntington, Hutchison e Sowa (1986). Esses oito itens são respondidos em uma escala que varia de 1, discordo totalmente, a 7, concordo totalmente. Uma declaração de exemplo dessa escala é: "Há ajuda disponível na minha empresa quando tenho um problema".

Uma lista de cinco projetos que usaram essa medida, juntamente com as informações descritivas associadas, é mostrada na Figura 12.6. Uma amostra de supervisores de loja teve o maior suporte organizacional em comparação com as outras quatro amostras (Erdogan e Enders, 2007). Oposto a isso, um projeto com funcionários de vários trabalhos teve o menor apoio (Lynch, Eisenberger & Armeli, 1999). Um projeto com associados de vendas obteve uma média próxima da média geral (Ambrose & Schminke, 2003). Dois dos projetos foram com ex-alunos de universidade. Uma dessas amostras tinha um nível de suporte organizacional abaixo da média geral (Eisenberger, Stinglhamber, Vandenberghe, Sucharski e Rhoades, 2002), e a outra era maior (Rhoades, Eisenberger & Armeli, 2001).

Esses cinco projetos, citados na Figura 12.6, fornecem informações sobre como o apoio organizacional está relacionado com as reações dos trabalhadores. O apoio organizacional diminuiu os sentimentos negativos, como a cautela, e aumentou o

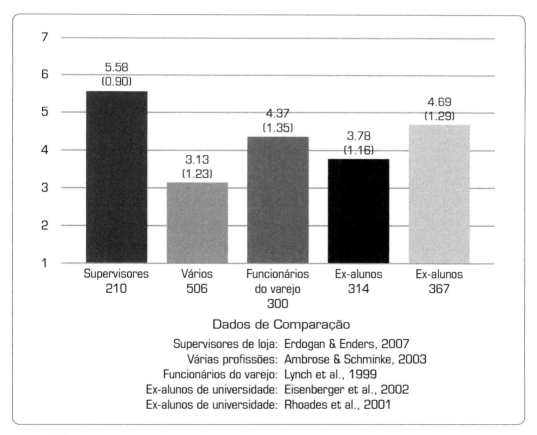

Figura 12.6. Média dos escores de comparação de suporte organizacional (e desvios-padrão).

comprometimento e a lealdade para com a empresa, os comportamentos de cidadania (ações benéficas que ajudam a empresa, mas não são exigidas na descrição do trabalho), e justiça processual. Assim como com a autonomia, as empresas que conseguem fazer o funcionário se sentir mais apoiado pode promover melhores respostas dele.

AVALIAÇÃO DOS DADOS DA PESQUISA

Após os construtos serem escolhidos e as medidas desenvolvidas em uma pesquisa, os funcionários podem (de preferência anonimamente) completar os questionários. Depois que as pesquisas forem compiladas e as estatísticas descritivas (p. ex., médias, desvios-padrão, correlações) computadas, você pode ter que tomar decisões sobre como direcionar sua intervenção. Aqui nós cobrimos quatro perspectivas sobre como interpretar os dados: normativamente, tensão, impacto e de modo prático.

A primeira opção é usar os dados normativos relatados em projetos anteriores (p. ex., o tipo de estatística nas tabelas acima) para determinar se sua empresa, ou alguma parte dela, vivencia mais *stress* que o normal. Todas as pessoas vivenciam algum *stress*; mas é tipicamente apenas problemático para algumas pessoas. Você pode decidir se está preocupado se seus funcionários estão na metade superior dos funcionários sob *stress*, ou se você preferiria usar dois cortes mais rigorosos. Da mesma maneira, você pode usar esse método para comparar departamentos ou outros grupos da empresa com o restante da empresa para determinar se algum grupo específico (p. ex., recém-chegados, teletrabalhadores) está tendo mais *stress* do que outros.

A abordagem normativa, no entanto, ignora o fato de que os funcionários podem vivenciar tensão mesmo quando seu nível de *stress* é menor que o de outras pessoas. Nesse caso, cada estressor poderia ser correlacionado com as tensões medidas na pesquisa, e quaisquer correlações altas abordadas. Por exemplo, se o conflito de funções está altamente correlacionado com humor deprimido e esgotamento, então ele recomendaria que o alvo fosse o conflito de funções, mesmo que a média não seja muito alta dentro de sua empresa.

Outra alternativa é usar uma abordagem prática. Se muitas queixas são recebidas sobre um estressor particular, então pode valer a pena abordar em uma intervenção. No entanto, os dados da pesquisa poderiam ser usados para determinar se é uma minoria focal que vivencia o estressor (p. ex., indicado por um alto desvio-padrão) ou se é um problema generalizado.

Finalmente, há a abordagem de que "você não precisa ficar doente para ficar melhor". Esta é uma abordagem preventiva, por vezes referida como prevenção primária

(p. ex., O'Brien & Beehr, 2016). Mesmo que os estressores e as tensões sejam baixos, você pode descobrir que a missão e os recursos organizacionais são tais que uma intervenção pode ser disponibilizada. Neste caso, mesmo que os estressores não atendam ao corte estatístico e não estejam sendo ativamente prejudicados pelos funcionários, você poderá usar os dados da pesquisa para determinar qual estressor é mais problemático, mesmo que isso não seja, em última instância, muito problemático, para evitar problemas futuros ou contribuir positivamente para a organização.

NOTA

1. Para esclarecer, essas escalas de ansiedade e depressão não podem diagnosticar a doença mental e, em vez disso, indicam quando os funcionários estão vivenciando estados negativos. No entanto, é importante observar que a ansiedade e a depressão clínicas são incapacidades protegidas, e os profissionais devem ser escrupulosos para usar essas avaliações quando o anonimato ou a confidencialidade estiverem assegurados.

REFERÊNCIAS

1. Ambrose, M. L., & Schminke, M. (2003). Organizational structure as a moderator of the relationship between procedural justice, interactional justice, perceived organizational support, and supervisory trust. *Journal of Applied Psychology, 88,* 295-305.
2. Armon, G., Melamed, S., Shirom, A., & Shapira, I. (2010). Elevated burnout predicts the onset of musculoskeletal pain among apparently healthy employees. *Journal of Occupational Health Psychology, 15,* 399-408.
3. Barber, L. K., & Santuzzi, A. M. (2015). Please respond ASAP: Workplace telepressure and employee recovery. *Journal of Occupational Healthy Psychology, 20,* 172-189.
4. Barr, C. D., Spitzmüller, C., & Stuebing, K. K. (2008). Too stressed out to participate? Examining the relation between stressors and survey response behavior. *Journal of Occupational Health Psychology, 13,* 232-243.
5. Bowling, N.A., Beehr, T.A., & Grebner, S. (2012). Combating stress in organizations. In G.P. Hodgkinson & J.K. Ford (Eds.), *International Review of Industrial and Organizational Psychology*, vol. 27 (pp. 65-87). Chichester, UK: Wiley-Blackwell.
6. Chen, S., Westman, M., & Eden, D. (2009). Impact of enhanced resources on anticipatory stress and adjustment to new information technology: A field-experimental test of conservation of resources theory. *Journal of Occupational Health Psychology,14,* 219-230.
7. Crain, T. L., Schonert-Reichl, K. A., & Roeser, R. W. (2017). Cultivating teacher mindfulness: Effects of a randomized controlled trial on work, home, and sleep outcomes. *Journal of Occupational Health Psychology. 22,* 138-152.

8. Cummings, T. G., & Worley, C. G. (2009). *Organization Development and Change* (9th edition). Cincinatti, OH: South-Western College Publishing.
9. Eisenberger, R., Huntington, R., Hutchison, S., & Sowa, D. (1986). Perceived organizational support. *Journal of Applied Psychology, 71,* 500-507.
10. Eisenberger, R., Stinglhamer, F., Vandenberghe, C., Sucharski, I. L., & Rhoades, L. (2002). Perceived supervisor support: contributions to perceived organizational support and employee retention. *Journal of Applied Psychology, 87,* 565-573.
11. Erdogan, B., & Enders, J. (2007). Support from the top: Supervisors' perceived organizational support as a moderator of leader-member exchange to satisfaction and performance relationships. *Journal of Applied Psychology, 92,* 321-330.
12. Fowler, F. J. Jr. (2013). *Survey Research Methods* (4th edition). Thousand Oaks, CA: SAGE.
13. Grandey, A. A., Fisk, G. M., & Steiner, D. D. (2005). Must "service with a smile" be stressful? The moderating role of personal control for American and French Employees. *Journal of Applied Psychology, 90,* 893-904.
14. Gupta, N., & Beehr, T. A. (1979). Job stress and employee behaviors. *Organizational Behavior and Human Performance, 23,* 373-387.
15. Hackman, J. R. & Oldham, G. R. (1974). The job diagnostic survey: An instrument for the diagnosis of jobs and the evaluation of job redesign projects. New Haven, CT: Yale University.
16. Hahn, V. C., Binnewies, C., Sonnentag, S., & Mojza, E. J. (2011). Learning how to recover from job stress: Effects of a recovery training program on recovery, recovery-related self-efficacy, and well-being. *Journal of Occupational Health Psychology, 16,* 202-216.
17. Holman, D., & Axtell, C. (2016). Can job redesign interventions influence a broad range of employee outcomes by changing multiple job characteristics? A quasi-experimental study. *Journal of Occupational Health Psychology, 21,* 284-295.
18. Idaszak, J. R., & Drasgow, F. (1987). A revision of the job diagnostic survey: Elimination of a measurement artifact. *Journal of Applied Psychology, 72,* 69–74.
19. Jaskyte, K. (2005). The impact of organizational socialization tactics on role ambiguity and role conflict of newly hired social workers, *Administration in Social Work, 29,* 69-87.
20. Jex, S. M., Adams, G. A., Bachrach, D. G., & Sorenson, S. (2003). The impact of situational constraints, role stressors, and commitment on employee altruism. *Journal of Occupational Health Psychology, 8,* 171-180.
21. Jex, S. M., Beehr, T. A., & Roberts, C. K. (1992). The meaning of occupational stress items to survey respondents. *Journal of Applied Psychology, 77,* 623-628.
22. Kalshoven, K., & Boon, C. T. (2012). Ethical leadership, employee well-being, and helping: The moderating role of human resource management. *Journal of Personnel Psychology, 11,* 60-68.

23. Kohler, J. M., & Munz, D. C. (2006). Combining individual and organizational stress interventions: An organizational development approach. *Consulting Psychology Journal: Practice and Research, 58*, 1-12.
24. Littman-Ovadia, H., Oren, L., & Lavy, S. (2013). Attachment and autonomy in the workplace. New insights. *Journal of Career Assessment, 4*, 502-518.
25. Lynch, P. D., Eisenberger, R., & Armeil, S. (1999). Perceived organizational support: Inferior versus superior performance by wary employees. *Journal of Applied Psychology, 84*, 467-483.
26. Monnot, M. J., & Beehr, T. A. (2014). Subjective well-being at work: Disentangling source effects of stress and support on enthusiasm, contentment, and meaningfulness. *Journal of Vocational Behavior, 85*, 204-218.
27. Netemeyer, R. G., Johnston, M. W., & Burton, S. (1990). Analysis of role conflict and role ambiguity in a structural equations framework. *Journal of Applied Psychology, 75*, 148-157.
28. Niven, K., & Ciborowska, N. (2015). The hidden dangers of attending work while unwell: A survey study of presenteeism among pharmacists. *International Journal of Stress Management, 22*, 207-221.
29. O'Brien, K. E., & Beehr, T. A. (2016). Managing employees' occupational stress. In A. M. Rossi, J. A. Meurs, & P. L. Perrewe (Eds.) *Stress and quality of working life: Interpersonal and occupation-based stress* (181-198). Charlotte, NC, US: IAP Information Age.
30. Ponce, A. N., Lorber, W., Jennifer, J. P., Esterlis, I, Barzvi, A., Allen, G. J., & Pescatello, L. S. (2008). Comparisons of varying dosages of relaxation in a corporate setting: Effects of stress reduction. *International Journal of Stress Management, 15*, 396-407.
31. Qi, J., Li, J., & Zhang, Q. (2014). How organizational embeddedness and affective commitment influence job crafting. *Social Behavior and Personality, 42*, 1629-1638.
32. Ragsdale, J. M., Beehr, T. A., Grebner, S., & Han, K. (2011). An integrated model of weekday stress and weekend recovery of students. *International Journal of Stress Management, 18*, 153-180.
33. Rhoades, L., Eisenberger, R., & Armeli, S. (2001). Affective commitment to the organization: The contribution of perceived organizational support. *Journal of Applied Psychology, 86*, 825-836.
34. Rizzo, J. R., House, R. J., & Lirtzman, S. I. (1970). Role conflict and ambiguity in complex organizations. *Administrative Science Quarterly, 15*, 150-163.
35. Saari. L. M., Johnson, T.R., McLaughlin, S. D., & Zimmerle, D. M. (1988). A survey of management training and education practices in U.S. companies. *Personnel Psychology, 41*, 731-743.
36. Sakurai, K., & Jex, S. M. (2012). Coworker incivility and incivility targets' work effort and counterproductive work behaviors: The moderating role of supervisor social support. *Journal of Occupational Health Psychology, 17*, 150-161.

37. Schonfeld, I. S., & Bianchi, R. (2016). Burnout and depression: Two entities or one? *Journal of Clinical Psychology, 72*, 22-37.
38. Semmer, N. K., & Beehr, T. A. (2014). Job control and social aspects of work. In M. C. W. Peeters, J. de Jong, & T. W. Taris (Eds.), *An introduction to contemporary work psychology* (pp. 171-195). Chichester, UK: John Wiley.
39. Shirom, A. (2008). Burnout and vigor scales (SMBM & SMVM). Retrieved from: http://www.shirom.org/arie/index.html.
40. Shirom, A., & Melamed, S. (2006). A comparison of the construct validity of two burnout measures in two groups of professionals. *International Journal of Stress Management, 13*, 176-200.
41. Sliter, K.A., & Sliter, M. T. (2014). The Concise Physical Activity Questionnaire (CPAQ): Its development, validation, and application to firefighter occupational health. *International Journal of Stress Management, 21*, 283-305.
42. Sliter, M. T., Sinclair, R. R., Yuan, Z., & Mohr, C. D. (2014). Don't fear the reaper: Trait death anxiety, mortality salience, and occupational health. *Journal of Applied Psychology, 4*, 759-769.
43. Spector, P.E. (1998, June 12). Norms for the ICAWS, OCS, QWI, and PSI. Retrieved from: http://shell.cas.usf.edu/~pspector/scales/sscalenorms.html
44. Spector, P. E., Chen, P. Y., & O'Connell, B. J. (2000). A longitudinal study of relations between job stressors and job strains while controlling for prior negative affectivity and strains. *Journal of Applied Psychology, 83*, 211-218.
45. Spector, P. E., & Jex, S. M. (1991). Relations of job characteristics from multiple data sources with employee affect, absence, turnover intentions, and health. *Journal of Applied Psychology, 76*, 46-53
46. Spector, P. E., & Jex, S. M. (1998). Development of four self-report measures of job stressors and strain: Interpersonal Conflict at Work Scale, Organizational Constraints Scale, Quantitative Workload Inventory, and Physical Symptoms Inventory. *Journal of Occupational Health Psychology, 3*, 356-367.
47. Sprung, J. M., & Jex, S. M. (2012). Work locus of control as a moderator of the relationship between work stressors and counterproductive work behavior. *International Journal of Stress Management, 19*, 272-291.
48. Thoits, P. A. (2011). Stress and health: Major findings and policy implications. *Journal of Health and Social Behavior, 51*, S42-S53.
49. Toker, S., Melamed, S., Berliner, S., Zeltser, D., & Shapira, I. (2012). Burnout and risk of coronary heart disease: A prospective study of 8838 employees. *Psychosomatic Medicine, 74*, 840-847.
50. Warr, P. (1990). The measurement of well-being and other aspects of mental health. *Journal of Occupational Psychology, 63*, 193-210.